無歯顎補綴治療の基本

編著　祇園白信仁
　　　大川　周治
　　　小正　　裕
　　　豊田　　實
　　　細川　隆司

一般財団法人 口腔保健協会

は じ め に

　無歯顎補綴治療は，損なわれた審美性や機能の回復を目的に行われますが，本書をご利用になる方は難しいとはお考えになっても，楽しいとはお考えにならないと推察致します．歯冠補綴治療あるいは部分床義歯による治療は，患者さんが保持している固有の口腔環境を無視して進めることはできませんが，無歯顎補綴治療は無から有を作り出す楽しさがあります．審美性の回復においては人工前歯の色調および大きさや垂直的顎間関係の設定等で患者さんの顔貌を変えることができ，咀嚼機能の面では垂直および水平的顎間関係の設定や人工臼歯の排列位置等で食べやすくも食べにくくもできます．このように，術者の技量や意図で患者さんをコントロールする楽しさをもっているのが無歯顎補綴治療です．

　8020運動の浸透に伴って，無歯顎補綴治療に対する需要がなくなることを心配する風潮がありますが，この流れとは逆に，高齢者が増加し高齢社会になることは余命が延長することを意味しており，現在全部床義歯を装着している無歯顎患者さんが，再製作を希望するという需要があります．さらに，余命の延長に伴って高齢となった後に歯周疾患や事故等で無歯顎となる患者さんが増加する可能性も考えられます．このような背景をもった無歯顎患者さんに全部床義歯を製作するケースは，難症例である可能性が高くなります．しかし，どのような難症例であっても全部床義歯製作過程の根幹をなす要素は，基本的知識と基本的術式であり，基本に立脚して検査から装着に至ることが肝要です．難症例だからこのようにすれば良好な予後に結びつくといった近道は，ありません．

　さらに，社会は患者さんに高質なＱＯＬをもたらすことを歯科医療に求めています．患者さんは，自身の口腔環境や全身的な要因が全部床義歯製作にどのような影響を及ぼしているかの知識をもたないことから，全部床義歯を装着すれば食事やコミュニケーションが不自由を感じることなく行えるものと期待しています．このような患者さんの要求に応えるためには，多くの基本的知識の中から個々の患者さんに相応した知識で患者さんを観察することと，多くの基本的術式の中から患者さんの背景に応じた術式を抽出しアレンジする能力が必要となります．

　本書は，前述のような背景から歯学部学生，臨床研修医あるいは卒後間もない歯科医師を対象として，要求される基本的知識と基本的術式を提供し，消化不良を招くことなくこれらを吸収することを目的に企画致しました．そのために図を多用し，図を観ることで内容の理解につながるよう工夫されています．また，"Key Point"を設けることで，学習目標を確認し知識や術式のチェックができるようにしました．

　最後に，本書を読み活用することで，基本の重要性を認識され，全部床義歯製作の難症例は存在しないとの観点に立ち，楽しく無歯顎補綴の臨床に望まれることを祈念致します．

2005年3月

祇園白信仁

目 次 # 無歯顎補綴治療の基本

第1章 無歯顎補綴の特徴

- **I 全部床義歯とは** ………………………………………………………… 2
  - 1. 全部床義歯学の定義／2　2. 全部床義歯学の特徴／2
  - 3. 全部床義歯の構成／2
- **II 全部床義歯の支持，維持，安定** ……………………………………… 4
  - 1. 支持／4　2. 維持／4　3. 安定／6
- **III 無歯顎者における顎口腔状態の把握** ………………………………… 8
  - 1. 解剖学的ランドマーク／8　2. 歯の喪失に伴う顎口腔の変化／10
  - 3. 加齢に伴う顎口腔の変化／10　4. 口腔粘膜の病態／14
  - 5. 顎骨の病態／16　6. 下顎運動と筋肉との関係／18
- **IV 全部床義歯完成までの治療手順** ……………………………………… 20

第2章 医療面接・診査・診断

- **I 問診と医療面接** ………………………………………………………… 26
- **II 基本情報の収集** ………………………………………………………… 28
  - 1. 主訴／28　2. 現病歴／28　3. 既往歴／28
- **III 口腔外診査** ……………………………………………………………… 29
  - 1. 全身状態／29　2. 局所的診査／30
- **IV 口腔内診査** ……………………………………………………………… 32
  - 1. 上顎の形態・組織性状・感覚／32　2. 下顎の形態・組織性状・感覚／34
  - 3. 唾液検査／37　4. 画像検査／37　5. 模型上の検査／38
- **V 診断と評価** ……………………………………………………………… 38
  - 1. プロブレムリストの作成／38
- **VI 治療計画とインフォームド・コンセント** …………………………… 39
  - 1. 治療計画の立案／39　2. インフォームド・コンセント／40
  - 3. カルテの書き方／40

第3章 前処置

- **I 口腔外科的前処置** ……………………………………………………… 42
  - 1. 硬組織／42　2. 軟組織／44
- **II 補綴学的前処置** ………………………………………………………… 44
  - 1. 粘膜調整／46　2. 治療用義歯／46
- **III 薬物学的前処置** ………………………………………………………… 48
  - 1. 義歯性口内炎／48　2. 褥瘡性潰瘍／48

第4章 印象採得・模型製作

- I 印象の意義・目的 …………………………………………… *50*
- II 無歯顎の印象採得に用いる印象材 ………………………… *50*
  - 1. インプレッションコンパウンド／*52*　2. アルジネート印象材／*52*
  - 3. シリコーンラバー印象材／*52*　4. ポリサルファイドラバー印象材／*52*
  - 5. 酸化亜鉛ユージノール印象材／*54*　6. 機能印象材／*54*
- III 印象採得法の種類 …………………………………………… *54*
  - 1. 目的による分類／*54*　2. 印象圧による分類／*56*
  - 3. 機能による分類／*56*　4. 印象材の組合せによる分類／*58*
- IV 概形印象採得 ………………………………………………… *58*
  - 1. 印象前準備／*58*　2. 上下顎概形印象の基本操作と材料／*60*
- V 研究用模型と個人トレー …………………………………… *64*
  - 1. 研究用模型／*64*　2. 研究用模型の製作／*64*　3. 個人トレーの製作／*64*
- VI 精密印象（precise impression） …………………………… *68*
  - 1. 筋圧形成／*68*　2. 精密（最終）印象採得／*72*　3. その他の印象法／*72*
- VII 作業用模型の製作
  - 1. ボクシング／*74*　2. 模型材の注入と模型のトリミング／*74*
  - 3. スピリットキャストの付与／*74*　4. 歯槽頂線の記入／*76*
  - 5. リリーフ／*76*　6. 後堤法／*76*

第5章 咬合採得

- I 意義・目的 …………………………………………………… *80*
- II 咬合床の製作 ………………………………………………… *82*
  - 1. 咬合床の要件／*82*　2. 咬合床の製作／*84*　3. 咬合床の試適／*86*
- III 仮想咬合平面の決定 ………………………………………… *86*
  - 1. 上顎咬合床による決定／*86*　2. その他の方法による決定／*86*
- IV 垂直的顎間関係の決定 ……………………………………… *88*
  - 1. 垂直的顎間関係決定の臨床的意義／*88*　2. 決定基準／*88*
- V 水平的顎間関係の決定 ……………………………………… *92*
  - 1. 水平的顎間関係決定の臨床的意義／*92*　2. 決定基準／*92*
- VI 標示線 ………………………………………………………… *96*

目 次　　無歯顎補綴治療の基本

第6章 作業用模型の咬合器への付着

I 咬合器付着の意義・目的 …………………………………………… 100
II 咬合器の選択基準 ………………………………………………… 100
1. 調節機構による分類／101　　2. 構造による分類／102
III 頭蓋に対する上顎の位置の採得 ………………………………… 104
IV 作業用模型の咬合器付着 ………………………………………… 105
V 咬合器の調節 ……………………………………………………… 106
1. 顆路の調節／108　　2. 切歯路の調節／108

第7章 全部床義歯の咬合

I 全部床義歯に必要な咬合の条件 ………………………………… 110
1. 中心性咬合平衡／110　　2. 前後的咬合平衡／110
3. 両側性咬合平衡／112　　4. 片側性咬合平衡／112
II 咬合様式の種類 …………………………………………………… 114
1. フルバランスド・オクルージョン／114
2. リンガライズド・オクルージョン／114
3. 交叉咬合／116　　4. モノプレーン・オクルージョン／116

第8章 人工歯選択

I 前歯部人工歯の選択 ……………………………………………… 118
1. 人工歯の分類／118　　2. 人工歯の選択／120
II 臼歯部人工歯の選択 ……………………………………………… 124
1. 人工歯の分類／124　　2. 人工歯の選択／124

第9章 人工歯の排列および削合

I 前歯部の排列・削合 ……………………………………………… 130
1. 前歯部の基本的排列法／130　　2. 前歯部の被蓋と咬合様式／132
3. 審美的排列／132
II 臼歯部の排列・削合 ……………………………………………… 136
1. フルバランスド・オクルージョン／136　　2. リンガライズド・オクルージョン／140
3. モノプレーン・オクルージョン／142　　4. 交叉咬合／142

第10章 歯肉形成

I 歯肉形成とは ……………………………………………………… 146
1. 唇・頬側研磨面／146　　2. 舌・口蓋側研磨面／146
3. 歯肉形成の実際／148

第11章 蠟義歯の試適

I 蠟義歯とは ………………………………………………………… 152
1. 咬合／152　　2. 義歯床縁および研磨面／152
3. 審美性／153　　4. 発音機能／156

第12章 埋没，重合

I 埋没，重合とは ………………………………………… 160
1. 歯型採得／160　2. フラスクの種類／160　3. 埋没材料／160
4. 埋没方法／160　5. 流蠟／162　6. レジン重合法／162
7. 掘り出しと研磨／163

第13章 咬合器再装着，削合

I 再装着方法 ……………………………………………… 170
1. テンチの歯型（コア）／170　2. スプリットキャスト法／170
3. フェイスボウトランスファー／172

II 削合 …………………………………………………… 172
1. 目的／172　2. 種類／172

第14章 全部床義歯装着後，術後教育

I 装着時の調整 …………………………………………… 182
1. 形態に関する調整／182　2. 機能に関する調整／184

II 術後教育―装着時の患者指導 ………………………… 186
1. 義歯の慣れ／186　2. 義歯および口腔内の清掃／186
3. 義歯の取り扱い／186　4. 摂食方法／187
5. リコール，メンテナンスの重要性／188

III 装着後の調整 ………………………………………… 188
1. 調整時期／188　2. 咬合調整と義歯床の調整／188

第15章 全部床義歯装着後のトラブルとその対応

I 全部床義歯装着後におけるトラブルの原因と症状 …… 190
1. 装着期間からみた原因の把握／190
2. トラブルの症状からみた原因の把握／192

II 全部床義歯装着後の長期管理とトラブルへの対応 …… 196
1. 義歯装着後の検査・評価／196　2. トラブルへの対応／196

第16章 特殊な全部床義歯

I 金属床義歯 ……………………………………………… 200
1. 意義と役割／200　2. 使用材料の種類／202　3. 金属床の設計／204

II 特殊な目的を持つ義歯 ………………………………… 204
1. 暫間義歯／204　2. 治療用義歯／206　3. 即時義歯／206

III オーバーデンチャー ………………………………… 206

IV 顎義歯 ………………………………………………… 208

V インプラント義歯 …………………………………… 210

索　引 …………………………………………………………… 212

著者一覧 ………………………………………………………… 218

第1章
無歯顎補綴の特徴

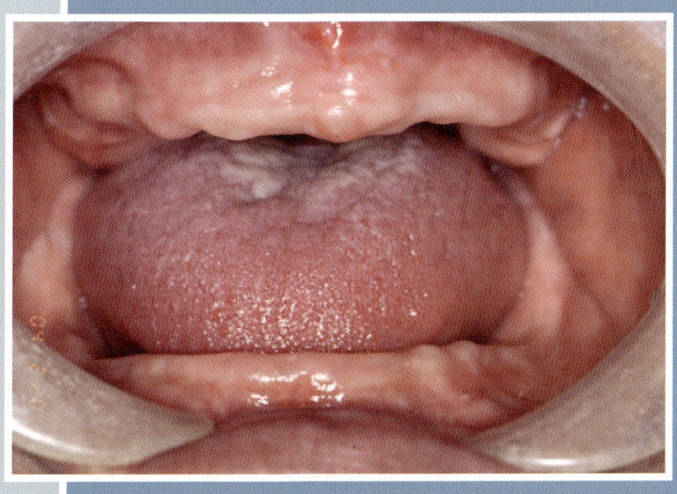

I 全部床義歯とは

KeyPoint

到達目標（可撤性義歯）
・目的と意義および具備条件を説明できる．
・特徴と適応症を説明できる．
・支持機構，把持機構および維持機構を説明できる．
・構成要素を説明できる．
・製作に必要な材料の特性を説明でき，各基本的操作を適切に行うことができる．
・製作過程を説明でき，基本的手技ができる．
・設計原理を理解し，口腔内診察，検査，診断模型およびX線写真等により適切に設計を行うことができる．

歯科補綴学で取り扱う症例
1. 1歯の歯冠部が比較的大きく欠損した症例
2. 1歯欠損から全歯欠損までの症例（全歯欠損が全部床義歯の適応となる．）
3. 顎欠損を伴う症例など

補綴装置の分類
1. クラウン（1歯の歯冠部が比較的大きく欠損した症例）
2. ブリッジ（1歯から数歯欠損の症例）
3. 部分床義歯（1歯欠損の症例から1歯残存の症例まで）
4. 全部床義歯（全歯欠損の症例）
5. インプラント義歯（1歯欠損から全歯欠損までの症例）
6. 顎義歯（顎欠損を伴う症例）

全部床義歯の分類
1. 使用目的による分類
1）本義歯
2）暫間義歯
3）即時義歯
4）治療用義歯
5）移行義歯
2. 義歯床用材料による分類
1）レジン床義歯
2）金属床義歯

1 全部床義歯学の定義

　全部床義歯学とは，片顎すべての歯，もしくは上下両顎のすべての歯を喪失した症例（無歯顎者）に対し，全部床義歯で補綴することにより人工歯列を再建し，失われた顎口腔の形態・機能，顔の外観，患者の心理的障害を改善するとともに，患者の全身的健康を保持，さらには増進させるために必要な理論と技術を考究する学問である[1〜5]．

2 全部床義歯学の特徴[2〜5]

1. 無歯顎のため，全部床義歯を口腔内に維持するための維持源は，顎堤を被覆する義歯床による維持力である．
2. 失われた咬頭嵌合位を全部床義歯により回復する必要がある．
3. 外力（咬合力，咀嚼力）に対して義歯が安定性を損なわないような，特殊な（有歯顎者とは異なった）咬合様式（均衡咬合＝平衡咬合）を付与する必要がある（図 1-1）．

3 全部床義歯の構成

　全部床義歯は人工歯と義歯床から構成される[2]（図 1-2）．

1. 人工歯
　天然歯に代わる，人工的に製作された歯である．材質により，陶歯，レジン歯，硬質レジン歯および金属歯に分類される．

2. 義歯床
1）義歯床各部の名称（図 1-3）
（1）義歯床粘膜面：顎堤粘膜に接している表面
（2）義歯床研磨面：唇・頰・舌に接している表面（唇側面，頰側面，舌側面）
（3）義歯床辺縁部：粘膜面と研磨面の境界部
（4）義歯床翼部：人工歯歯頸部から義歯床辺縁部までの部分（唇側床翼，頰側床翼，舌側床翼）
（5）口蓋床部：上顎義歯の口蓋を被覆する部分

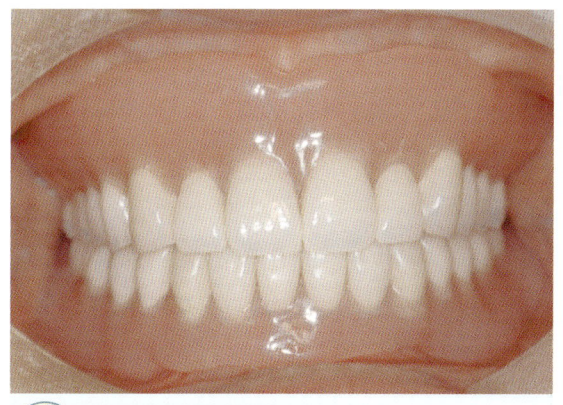

図1-1 **上下顎全部床義歯**
口腔内装着時の正面観

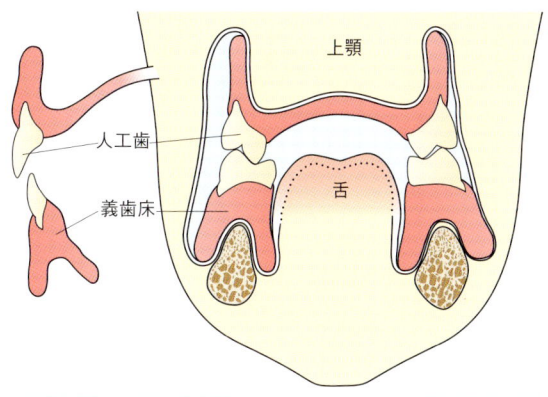

図1-2 **全部床義歯の構造**
全部床義歯は人工歯と義歯床から構成され，上顎義歯と下顎義歯は人工歯の咬合面同士で接触，咬合している

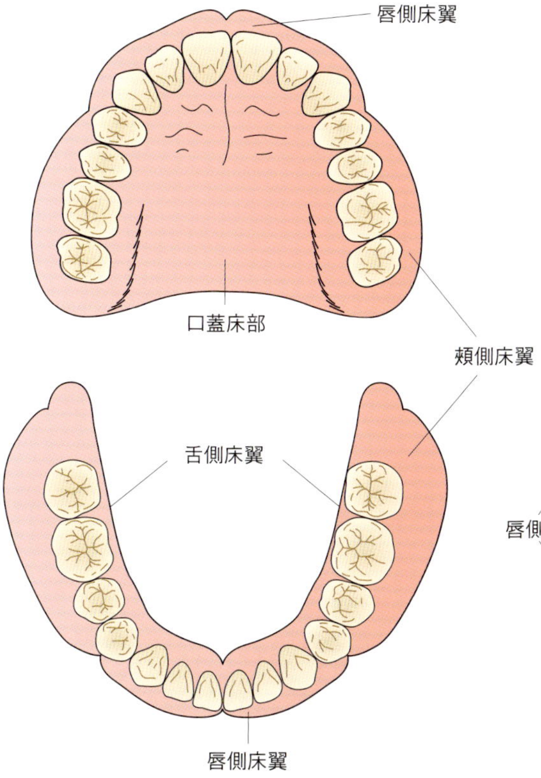

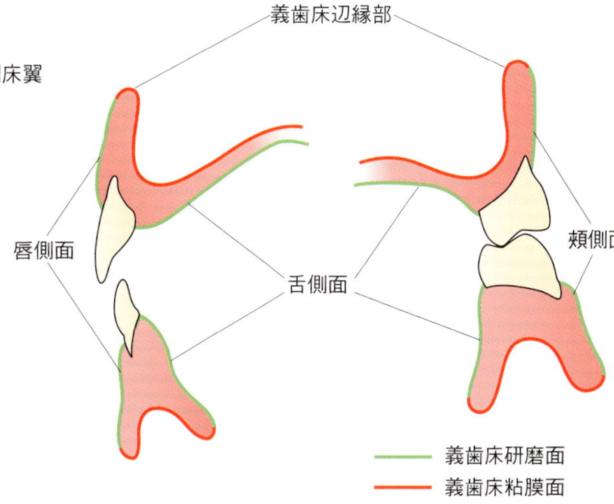

図1-3 **左：全部床義歯における各部の名称**
人工歯歯頸部から義歯床辺縁部までの部分を床翼という

図1-3 **右：全部床義歯表面の名称**
床下粘膜に接する義歯床の表面を義歯床粘膜面，この部分を除いた研磨仕上げされる表面を義歯床研磨面という

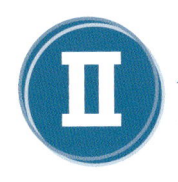

II 全部床義歯の支持, 維持, 安定[2〜8]

① 支持

全部床義歯では，咬合圧・咀嚼圧はすべて顎堤（粘膜，骨）に伝達される．したがって，支持，すなわち咬合力・咀嚼力に対する抵抗力を増大させるためには，口腔機能を阻害しない範囲内で，顎堤粘膜を可及的に広く被覆する必要がある．これにより，顎堤に加わる単位面積あたりの圧を可及的に小さくできる．

義歯床の役割
1. 歯の喪失とともに欠損した歯槽骨，歯槽粘膜，歯肉などを形態的に修復し，顔貌を改善する．
2. 咀嚼圧・咬合圧を顎堤粘膜に伝達する．
3. 人工歯を固定する．

② 維持

義歯の離脱に対する抵抗を維持という．

維持の要素としては，物理的および解剖的維持力，咬合力・咀嚼力，吸着力，筋圧などがある．

1. 物理的維持力―付着力（図1-4）

唾液の介在によって生ずる，義歯床と床下粘膜との間の付着力がその本体である．その作用から静的付着力と動的付着力が存在する．

1）静的付着力（義歯床を床下粘膜に向かって引き寄せる力：F_1）
（1）義歯床と床下粘膜との距離（h）

　　この距離が短いほど，すなわち義歯床と床下粘膜との適合性が良好（緊密）であるほど，付着力は大きくなる．

（2）義歯床の面積（a）

　　この面積が広いほど，付着力は大きくなる．

（3）唾液の性状―表面張力（γ），ぬれ（θ）など

　　唾液自体の物理的性質により発揮される付着力で，口腔乾燥症の患者では，維持力の低下を招くことになる．

2）動的付着力（義歯に外力が作用した際，義歯床の床下粘膜からの離脱に抵抗する力：F_2）

唾液の性状の一つである粘度（η）と，引っ張り速度が付着力を左右する因子となる．唾液の粘度が高く，引っ張り速度が速いほど，付着力は大きくなる．

2. 解剖的維持力（図1-5）

顎堤に関する解剖学的要素は，維持力を左右する因子となる．

解剖的維持力
1. 義歯床で被覆しうる顎堤の面積：広いほど大
2. 顎堤の高さ：高いほど大
3. 顎堤の幅：広いほど大
4. 上下顎堤の対向関係：正対しているほど大
5. 顎堤粘膜の性状：厚さ，硬軟の差が少ないほど大

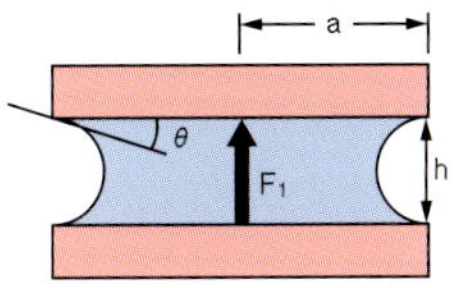

$$F_1 = \frac{2\pi a^2 \gamma \cos\theta}{h} \times 10^{-3} \text{ (gw)}$$

γ：表面張力
a：円板の半径
h：液層の厚さ
θ：後退接触角

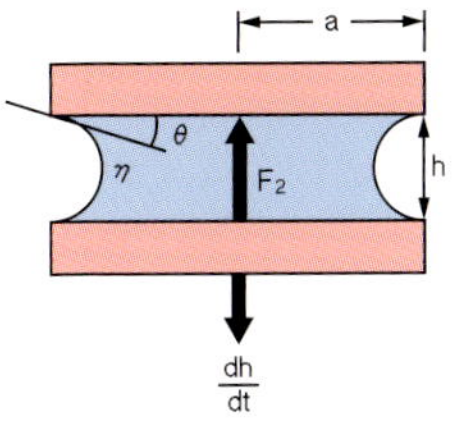

$$F_2 = \left(\frac{2\pi a^2 \gamma \cos\theta}{h} + \frac{3\eta\pi a^4}{2h^3} \cdot \frac{dh}{dt}\right) \times 10^{-3} \text{ (gw)}$$

η：粘度
$\frac{dh}{dt}$：引っ張り速度

図1-4 物理的維持力—静的付着力（F_1）と動的付着力（F_2）[2]

顎堤の状態		維持力 小	維持力 大
面積		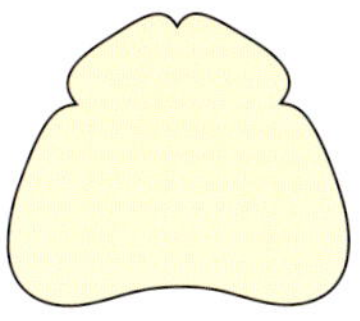 狭	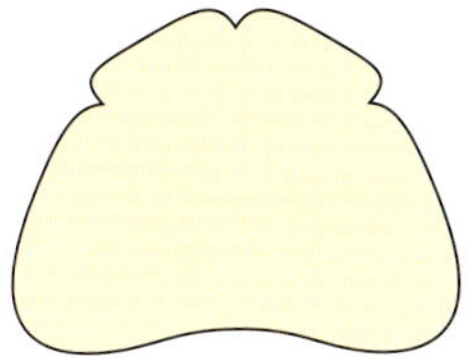 広
高さ		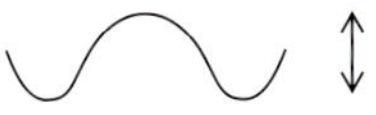 低	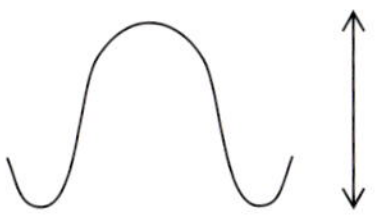 高
幅		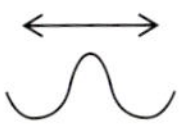 狭	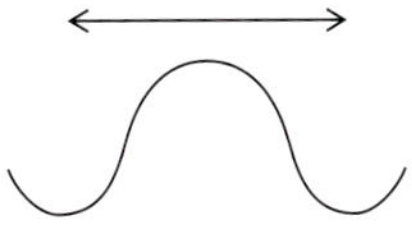 広
対向関係	矢状面（全顎）	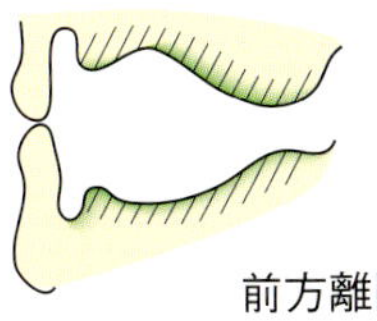 前方離開型	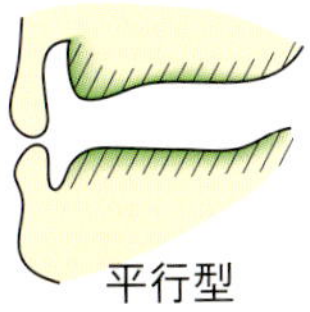 平行型
	矢状面（前歯部）	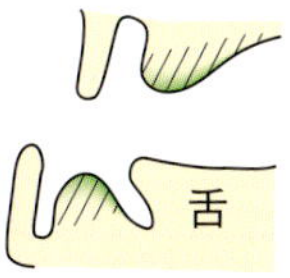 下顎前突／上顎前突 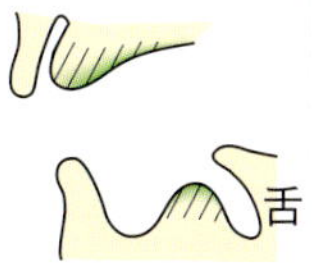	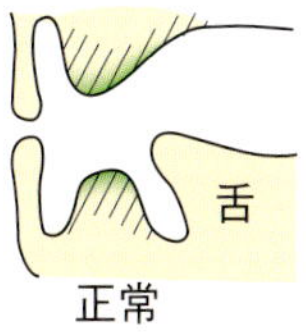 正常
	前頭面	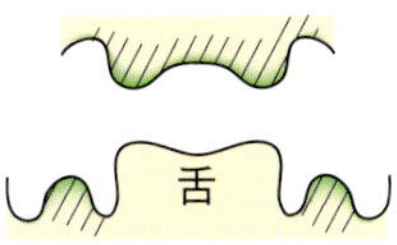 下顎の外側位	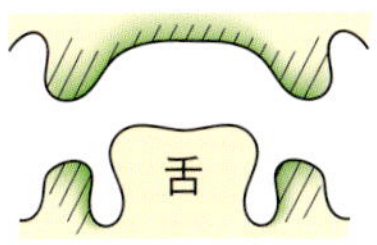 正常

図1-5 解剖的維持力—顎堤に関する解剖学的要素
顎堤の面積，高さ，幅，上下の対向関係および顎堤粘膜の性状などが維持力の大きさを左右する

第1章 無歯顎補綴の特徴

3. 咬合力・咀嚼力（図1-6）

　義歯の動揺を招くような，為害性のある咬合力・咀嚼力は，義歯を離脱させる力として作用する．的確な咬合採得および両側性平衡咬合の付与が不可欠となる．採得した中心咬合位が的確でかつ咬合均衡が保たれていれば，義歯床は床下粘膜に均等に圧接されるため，義歯の維持に効果的に作用する．

4. 吸着力─辺縁封鎖による陰圧（大気圧の作用）（図1-7）

　印象採得の際，筋圧形成を行い，顎堤粘膜と義歯床周縁部とを密に接触させ，辺縁封鎖を確立することが重要である．この結果，義歯床と顎堤粘膜との間に陰圧が生じ，義歯に吸着力が作用する．

5. 筋圧（図1-8）

　舌・頰・唇などを構成する顎堤周囲諸筋の筋圧に調和した形態を義歯に付与する必要がある．人工歯の排列位置，床翼の形態などが関与する．

　不適切な床形態は筋圧の負荷により義歯の動揺を招くが，適切な床形態は義歯の維持に効果的に作用する．

③ 安定

　的確な支持と維持を付与することが，全部床義歯を安定させるうえで不可欠である．全部床義歯安定のための原則を以下に示す．

1. 形態におけるポイント
1）義歯床面積の可及的な拡大
2）辺縁封鎖の確立
3）義歯床と床下粘膜との緊密な適合
4）筋圧を考慮した，人工歯排列と床翼形態の付与

2. 機能（咬合）におけるポイント
1）的確な中心咬合位の付与
2）両側性平衡咬合の付与

全部床義歯安定のための原則
的確な支持と維持の付与

形態と機能に分けてポイントを理解する．特に咬合は義歯の安定を大きく左右する．

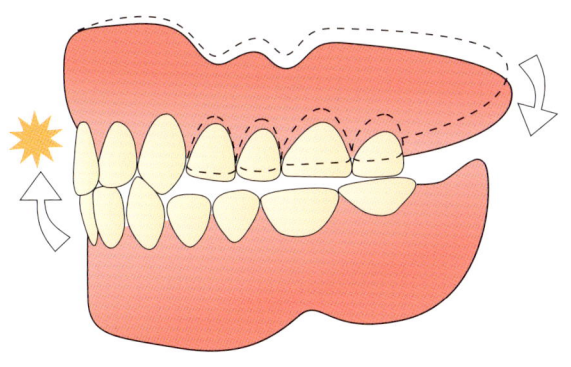

図1-6 咬合力・咀嚼力
咬合接触異常による義歯の動揺は維持力の低下を招く

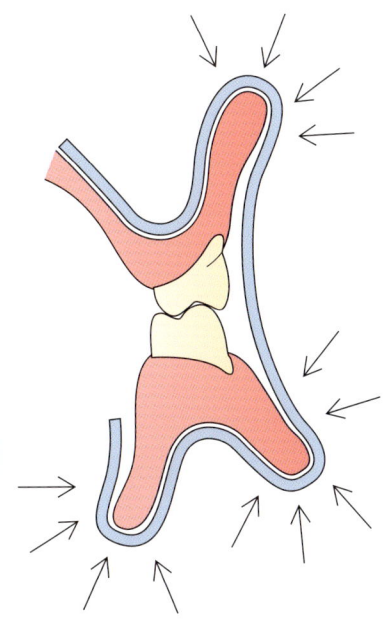

図1-7 吸着力（辺縁封鎖による陰圧）
義歯床辺縁部を口腔粘膜と密に接触させることにより，義歯床と顎堤粘膜との間に陰圧が生じる．この結果，義歯に吸着力が作用する

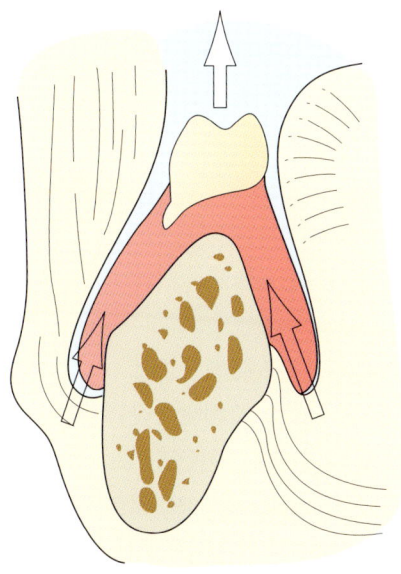
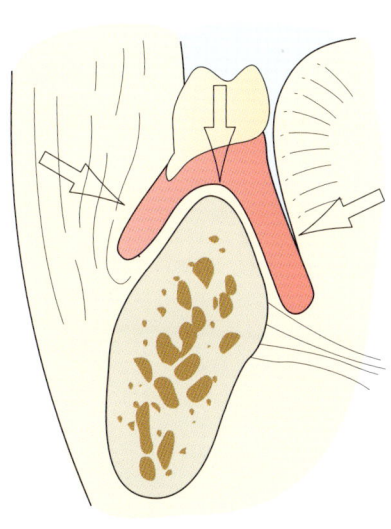

図1-8 筋圧による維持
左：床形態が不適切な場合（ここでは過長），筋圧の負荷により義歯は離脱する
右：適切な床形態は義歯の維持に効果的に作用する

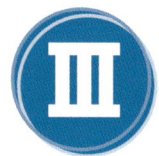

III 無歯顎者における顎口腔状態の把握

① 解剖学的ランドマーク [4, 5]

解剖学的ランドマークの補綴学的意義 [5, 6]

1. 上顎
1) 切歯乳頭
 リリーフが必要
2) 翼突上顎切痕
 （ハミュラーノッチ）
 床後縁決定の指標
3) 前振動線
 鼻腔閉鎖法を実施することで確認できる
4) 後振動線（アーライン）
 義歯床後縁の設定位置となる
5) 口蓋小窩
 振動線付近に存在するため、義歯床後縁決定の参考となる
6) 正中口蓋縫線
 リリーフが必要（同部の外骨腫が口蓋隆起である）
7) 口蓋皺襞
 発音機能、咀嚼機能を助ける
8) 上唇小帯、頬小帯
 筋圧形成が重要

2. 下顎
1) レトロモラーパッド
 下顎義歯後縁の設定、仮想咬合平面の設定、臼歯部人工歯排列位置の基準、翼突下顎ヒダと連続している
2) 咬筋切痕部
 回避する必要有り
3) 頬棚
 下顎義歯の支持域として最適な部位
4) 下顎隆起
 リリーフもしくは外科的切除が必要
5) 顎舌骨筋線後方窩
 維持力の増強に有効。長さ、形、厚さに注意
6) 下唇小帯、舌小帯、頬小帯
 筋圧形成が重要
7) 顎舌骨筋線
 鋭縁になっている場合はリリーフが必要

1. 上顎（図1-9, 11, 12）

1) 切歯乳頭：鼻口蓋神経や血管の出口である切歯孔（切歯管）がある．
2) 翼突上顎切痕（ハミュラーノッチ）：上顎結節の遠心と翼突鉤との間の切痕．
3) 前振動線：口蓋骨の後方下縁に相当する．後堤法（ポストダム）における対象領域の前方の限界線（図1-13）．
4) 後振動線（アーライン）：アー発音時には見られない．アー発音を止めて、口蓋帆が下がった際に一瞬だけ認められる境界線．後堤法（ポストダム）における対象領域の後方の限界線（図1-13）．
5) 口蓋小窩：粘液腺の開口部．軟硬口蓋の境界付近で、口蓋の正中に位置する、一対の小さなくぼみ．
6) 正中口蓋縫線：粘膜下組織ほとんどなし、骨吸収ほとんどなし．
7) 口蓋皺襞（口蓋ヒダ）：知覚が鋭敏．
8) 上唇小帯、頬小帯：口唇や頬の運動に伴って移動する．回避が小さい（被覆しすぎる）と離脱や疼痛、潰瘍形成の原因となる．回避が大きすぎると、辺縁封鎖が破られて離脱する．

2. 下顎（図1-10, 11, 12）

1) レトロモラーパッド：無歯顎になっても形態的変化が少ない．前1/3は線維性、後2/3は唾液腺（臼後腺）．
2) 咬筋切痕部：レトロモラーパッドから頬側へ移行する隅角部で咬筋の前縁に相当する．
3) 頬棚：下顎歯槽堤から外斜線にいたる間の平坦部．
4) 下顎隆起：粘膜は薄く、義歯床で慢性的刺激を受けやすい．
5) 顎舌骨筋線後方窩：レトロモラーパッドの舌側下方にある．
6) 下唇小帯、舌小帯、頬小帯：十分に回避する．ただし、舌下半月、舌下腺部のフレンジが短くならないように注意すべきである．
7) 顎舌骨筋線：顎舌骨筋の付着部位．

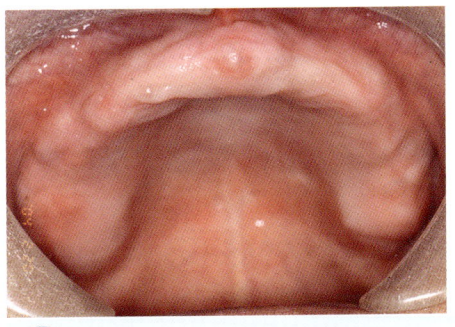
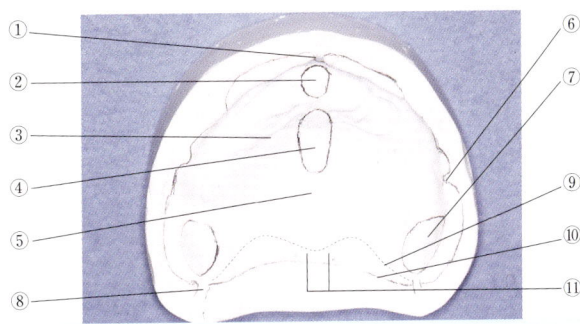

図1-9 解剖学的ランドマーク（上顎）

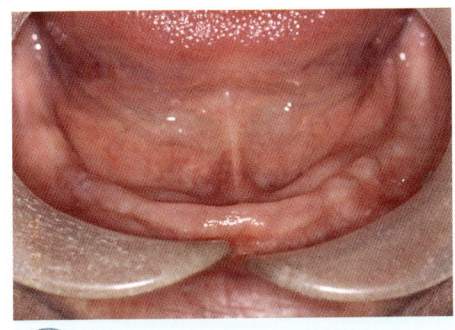
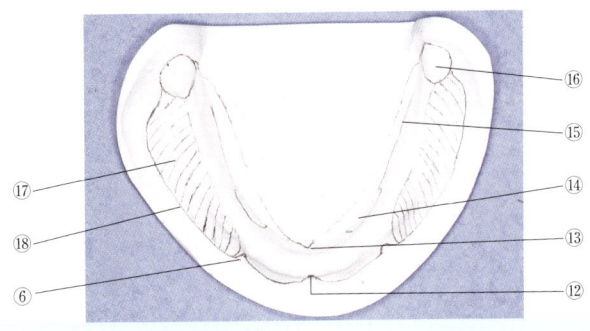

図1-10 解剖学的ランドマーク（下顎）

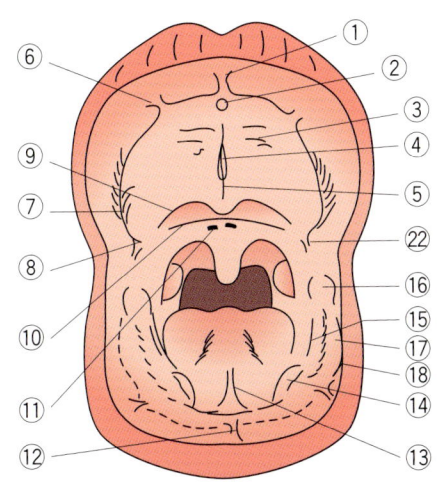
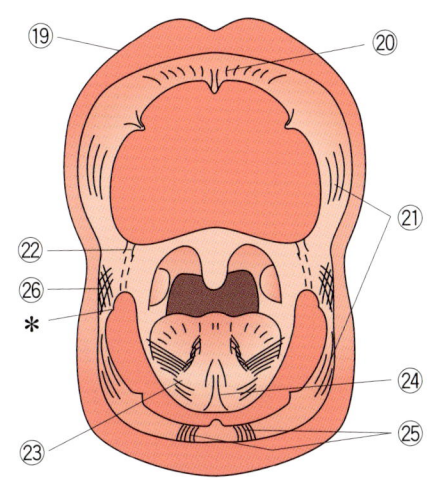

図1-11 口腔内の解剖学的ランドマーク

図1-12 口腔内に存在する筋群と義歯床との関連

①上唇小帯　②切歯乳頭　③口蓋皺襞　④口蓋隆起　⑤正中口蓋縫線　⑥頰小帯
⑦上顎結節　⑧翼突上顎切痕（ハミュラーノッチ）　⑨前振動線　⑩後振動線（アーライン）
⑪口蓋小窩　⑫下唇小帯　⑬舌小帯　⑭下顎隆起　⑮顎舌骨筋線
⑯レトロモラーパッド　⑰頰棚　⑱外斜線　⑲口輪筋　⑳上唇挙筋　㉑頰筋
㉒翼突下顎ヒダ　㉓顎舌骨筋　㉔オトガイ舌筋　㉕オトガイ筋　㉖咬筋（＊咬筋切痕部）

② 歯の喪失に伴う顎口腔の変化[5]

1. 形態的変化
1) 歯の喪失に伴う顎堤の変化―顎堤の吸収傾向（図1-14，15）
   (1) 口蓋中央部は抜歯・加齢に伴う，大きい変化は見られない．
   (2) 抜歯に伴い，上顎では主に唇頬側の歯槽骨が吸収される．
   (3) 抜歯に伴い，下顎では前歯部，小臼歯部の歯槽骨は垂直的に吸収される．下顎の大臼歯部は，舌側がより吸収される．
   (4) 下顎枝はあまり変化しない．
   (5) 適合不良の義歯は歯槽骨吸収を促進する．
   (6) 適合が良好な義歯においても，歯槽骨の吸収は生じる．
2) 顎関節の変化：歯の喪失に伴い，咬合高径が低下する（図1-16）．
   (1) 下顎窩前面の関節結節が下顎運動時に圧迫される形となり，関節結節に吸収が生じる．→下顎窩が浅くなる（下顎窩の平坦化）．→顆路は緩くなる．
   (2) 下顎頭が有歯顎時に比較して，下顎窩の後方へ偏位する．
3) 顔貌の変化（老人様顔貌）：歯の喪失に伴い，咬合高径が低下する（図1-17）．
   (1) 紅唇部は薄く直線的になる．
   (2) 皮膚の緊張がなくなり，頬部は内方に落ち込む．
   (3) 口角部は下行し，鼻唇溝は深さを増す．

2. 機能的変化
1) 咀嚼機能の低下（有歯顎者を100とすると，全部床義歯装着者は平均25となる）
2) 神経筋機構の変化（歯根膜の感覚受容器を欠いた状態となる）
3) 咬合高径の低下―顎口腔機能異常を生じやすくなる．
4) 嚥下機能・咀嚼機能・発音機能の低下―社会生活が制約を受けるようになる（外食を嫌う，など）．

補綴処置により改善可能な変化
- 下顎運動機能の低下
- 歯および歯列の欠損により生じる咀嚼機能の低下
- 鼻咽腔閉鎖機能の低下

補綴処置により改善できない変化
- 感覚機能の低下
- 唾液分泌量の低下
- 開・閉口反射の鈍化
- 顎堤粘膜の萎縮
- 関節円板の弾性低下
- 義歯への適応能力の低下

③ 加齢に伴う顎口腔の変化

1. 形態的変化
1) 咬耗の進行（機能咬頭の咬耗により，アンチモンソンカーブを呈するようになる，図1-18）
2) 老人様顔貌（顔面皮膚の緊張度低下）
3) 顎関節の変化（下顎窩が浅くなり，顆路が緩くなる）

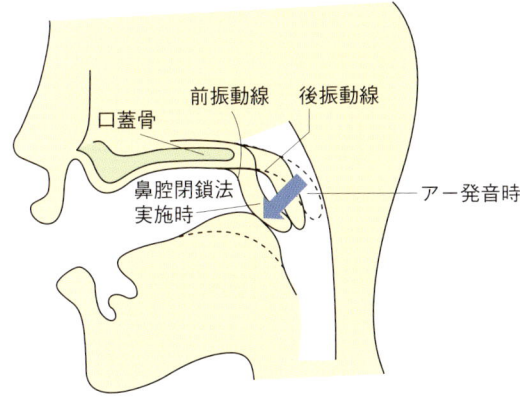

図1-13 前振動線と後振動線
前振動線：鼻腔閉鎖法（鼻孔を塞ぎ，鼻腔に呼気を吹き込むことにより，軟口蓋のほぼ全域が全下方に押し出される）により認められる，可動部と不動部の境界線である．軟口蓋と硬口蓋の境界線であり，口蓋骨後縁である

後振動線：アー発音を止めた際に口蓋帆が下がって，軟口蓋上に一瞬認められる可動部と不動部の境界線である．義歯床後縁の設定位置となる

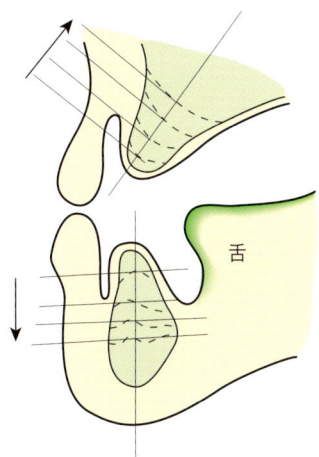

図1-14 歯の喪失に伴う顎堤の変化（前歯部）
上顎：主に唇頬側の歯槽骨が吸収される
下顎：前歯部，小臼歯部の歯槽骨は垂直的に吸収される

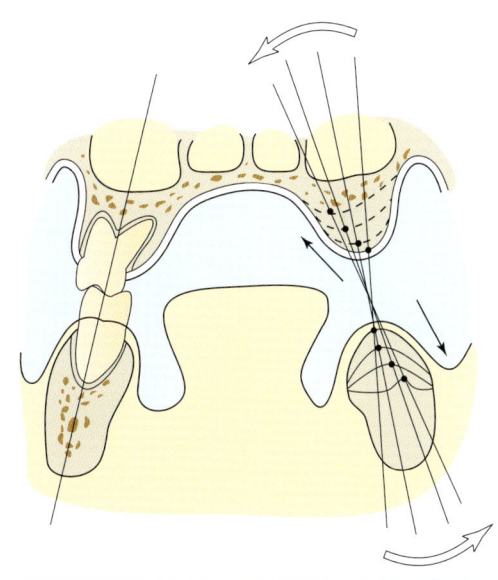

図1-15 歯の喪失に伴う顎堤の変化（大臼歯部）
上顎は頬側，下顎は舌側の歯槽骨がより吸収される．吸収の進行に伴い歯槽頂の位置は変化し，歯槽頂間線が咬合平面となす角度は小さくなっていく

4) 顎堤粘膜の変化（粘膜の萎縮，被圧変位性の減少，骨粗鬆症などによる歯槽骨吸収促進）
5) 舌の変化（義歯を装着しない患者は舌の肥大傾向がある）

2. 機能的変化
1) 感覚機能の低下（味覚鈍麻，義歯への慣れが遅くなる）
2) 唾液分泌機能の低下（口腔乾燥症，創傷治癒遅延，嚥下障害）
3) 筋機能の低下（下顎運動機能の衰え，嚥下障害，発音障害）

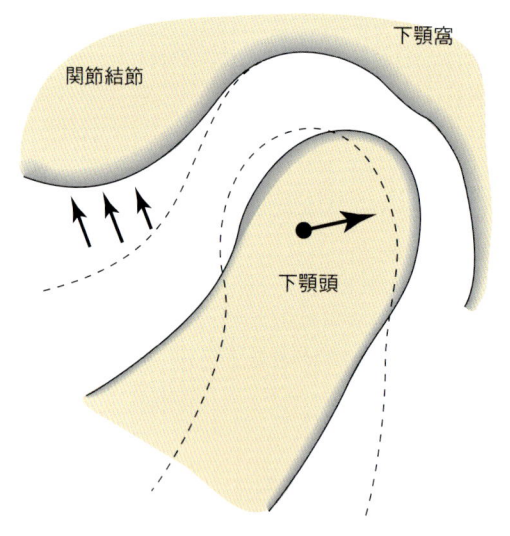

図I-16 顎関節の変化
歯の喪失ないし加齢に伴い，咬合高径は低下する傾向を示す．その結果，関節結節の吸収，下顎窩の平坦化，下顎頭の下顎窩内における後方偏位を生じる

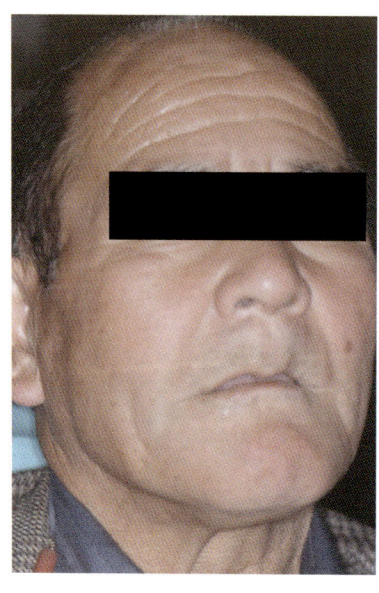

図I-17 顔貌の変化
歯の喪失ないし加齢に伴い，老人様顔貌を呈するようになる．（紅唇部の菲薄化，頰部の内方への落ち込みなど）

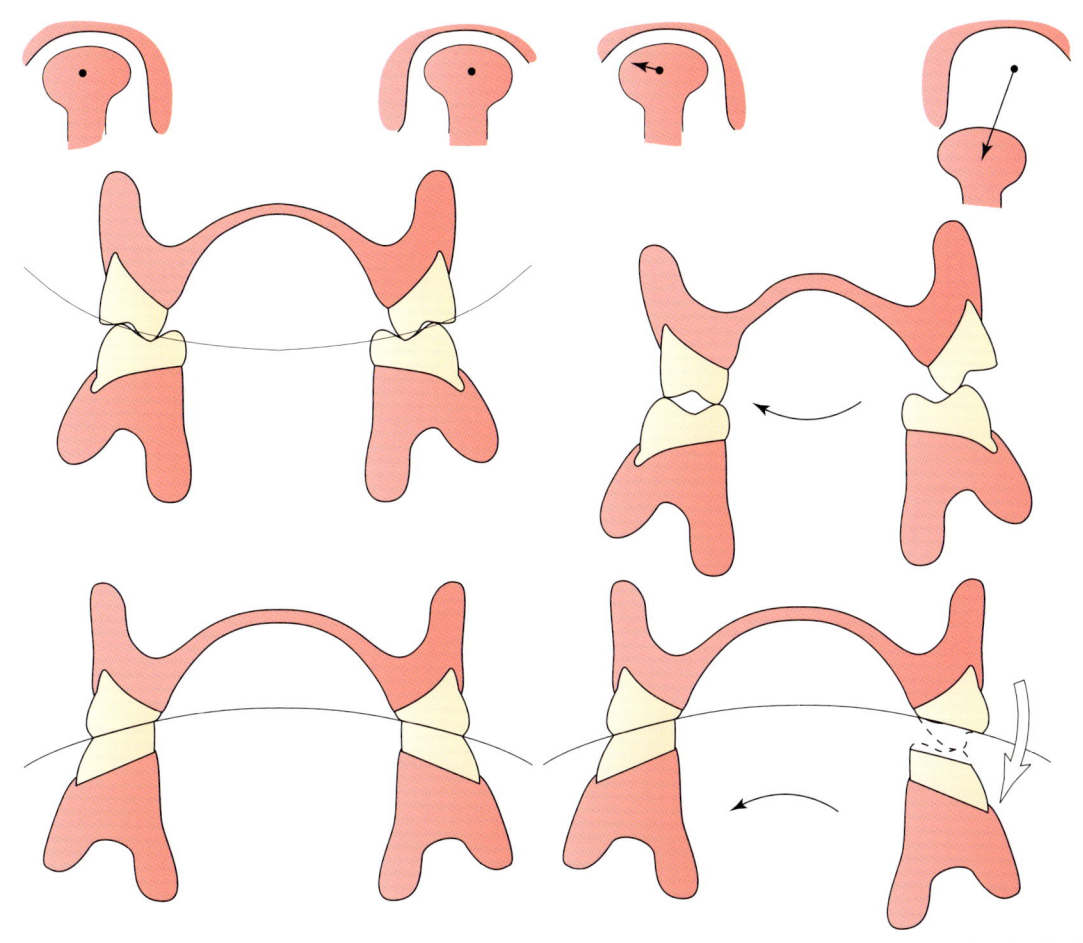

図1-18 咬合の変化─咬耗の進行
　全部床義歯では機能咬頭の咬耗により，下方に凸の調節湾曲が，上方に凸のアンチモンソンカーブを呈するようになる．その結果，上顎義歯は不安定になり，離脱しやすくなる

④ 口腔粘膜の病態

1) フラビーガム（コンニャク状顎堤）（図1-19）
2) 義歯性線維症（義歯性線維腫）（図1-20）
3) 乳頭過形成（図1-21）
4) 褥瘡性潰瘍（Dul）（図1-22）

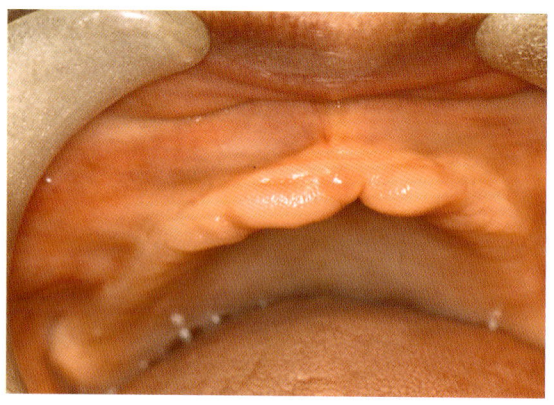

図1-19 フラビーガム（コンニャク状顎堤）
①病態：a. 顎堤に発現する可動性の大きい粘膜組織　b. 歯槽骨の吸収，粘膜の肥厚，粘膜下組織の線維性増生
②原因：a. 不適切な義歯の長期使用による慢性的な機械的刺激　b. 下顎前歯による上顎義歯の突き上げ
③好発部位：a. 上顎前歯相当部　b. ナイフエッジ状の下顎歯槽堤
④前処置（治療法）：a. 咬合関係の改善（上顎前歯部への突き上げをなくす）　b. 粘膜調整　c. 外科的切除（無歯顎者は高齢であることが多いので極力避ける）　d. 可及的に無圧での印象採得

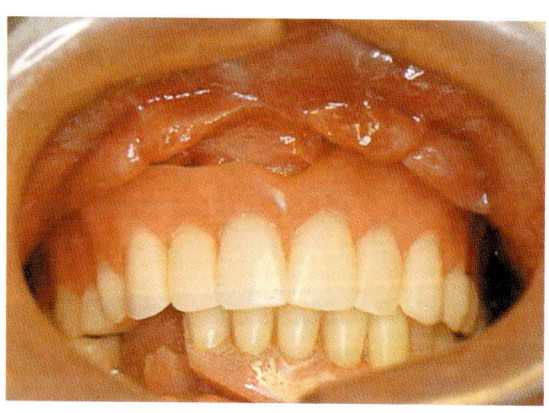

図1-20 義歯性線維症（義歯性線維腫）[9]
①病態：a. 義歯床の機械的慢性刺激による粘膜の炎症反応性の増生物　b. 義歯床辺縁部の削合，調整により縮小はするが，消失はしない
②原因：適合不良な義歯床の辺縁部が口腔前庭部に陥入（食い込む）するため
③好発部位：歯肉唇移行部，歯肉頬移行部（いわゆる義歯床辺縁部），口蓋部にも生じることがある
④前処置（治療法）：a. 義歯の除去，義歯床辺縁部の削除，粘膜調整材の使用により，同部組織の安静化を図る　b. 上記処置で補綴可能な大きさまで消退しない場合には，外科的に切除となる

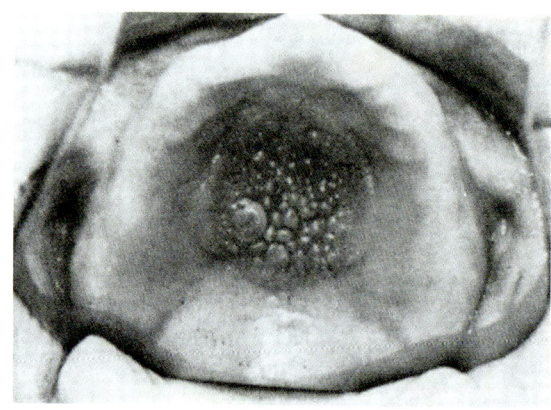

図1-21 乳頭過形成[10]
①病態：口蓋に発現する多数または少数の乳頭状の突起物
②原因：局所刺激，口腔衛生不良による軽度の感染
③好発部位：口蓋部（義歯のリリーフ空室）
④前処置（治療法）：a. 刺激除去，清掃の徹底，粘膜調整　b. 慢性化した場合には，外科的に切除

5）小帯の異常（図1-23）
6）義歯性口内炎（図1-24）
7）その他
　　金属アレルギー：扁平苔癬，掌蹠膿疱を呈することがある．
　　レジンアレルギー：残留モノマーによる刺激

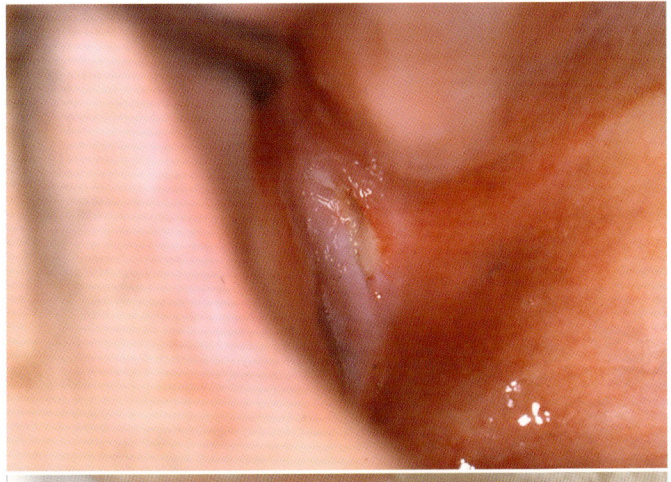

図1-22 褥瘡性潰瘍（Dul）
①病態：該当部位に痛みを伴う潰瘍
②原因：a．不適合義歯などによる過剰な圧迫や摩擦
b．上記の機械的刺激により，循環障害や上皮剥離が生じる
③好発部位：リリーフすべき部位に生じやすいが，床下粘膜であれば生じうる
④治療法：原因除去（咬合調整，当該義歯床の削除，粘膜調整など）

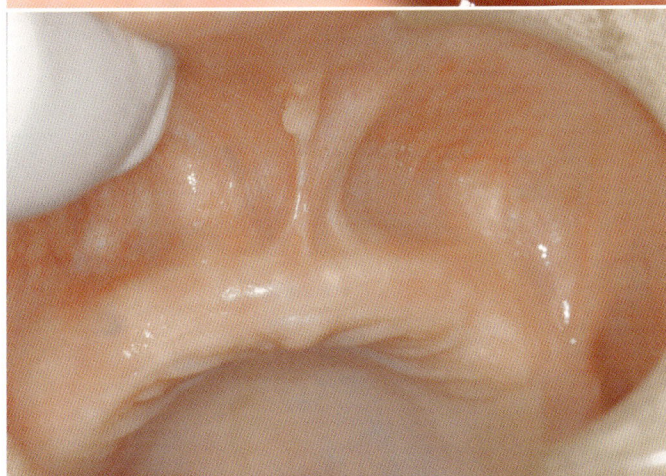

図1-23 小帯の異常
①病態：a．上唇小帯高位付着（上唇小帯過短症），舌小帯強直症，舌小帯短縮症
b．小帯が歯槽頂，ないし舌尖近くまで付着している
②原因：小帯奇形
③治療法：吸着に影響しないように避けるか，外科的に切除

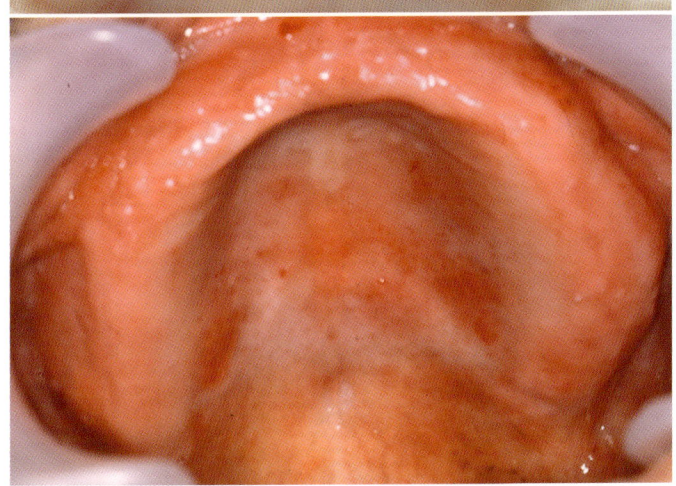

図1-24 義歯性口内炎
①病態：a．床下粘膜の発赤や腫脹
b．無症状のことが多い
②原因：Candida albicans やデンチャープラークに起因する
③好発部位：口蓋部
④治療法：a．義歯洗浄剤の使用　b．夜間は義歯を外しておくように指導する

5 顎骨の病態

1) 歯槽堤のアンダーカット（図1-25）　　2) 突出した顎舌骨筋線および内斜線（図1-26）

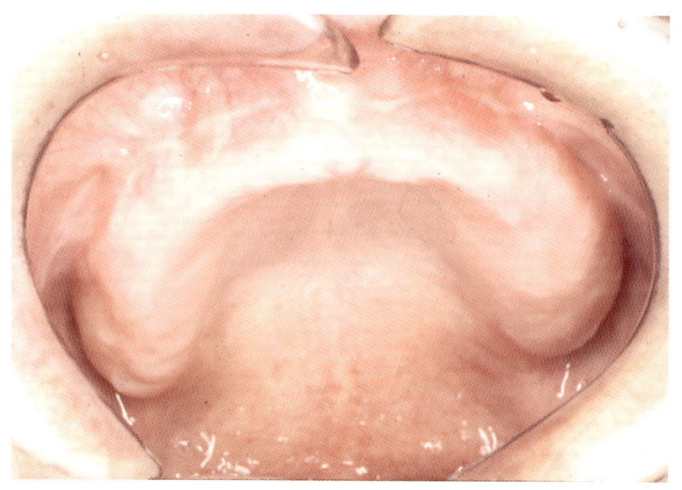

図1-25　歯槽堤のアンダーカット
①病態：歯槽堤のアンダーカットが義歯の着脱の支障となる
②原因：上顎結節，外骨症などが著しい場合など
③治療法：a．一般的にはリリーフで対応．ただし，過度のリリーフは義歯床の維持，安定を損なうので，注意を要する　b．前歯部唇側のみのアンダーカットは，逆に利用する　c．著しい場合には，外科的に切除する．上顎結節部に両側性の骨性隆起がある場合には一方のみを外科的に切除する

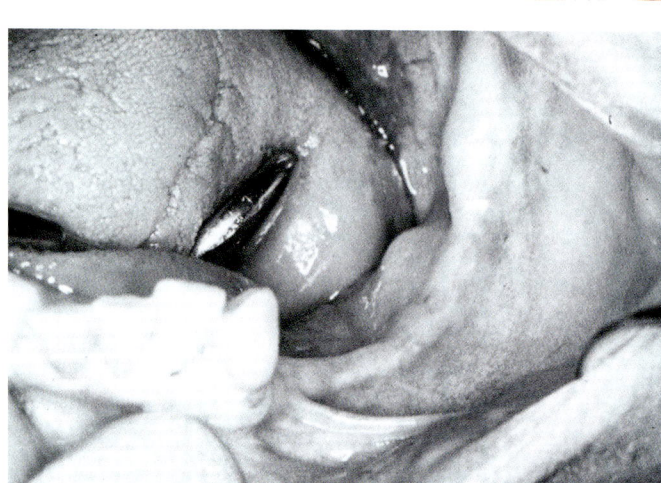

図1-26　突出した顎舌骨筋線および内斜線[11]
①病態：顎堤の高さより，顎舌骨筋線および内斜線が高くなり，慢性的刺激を受けやすくなる
②原因：著しい歯槽堤の吸収
③治療法：a．一般的にはリリーフ　b．外科的に修正することもある

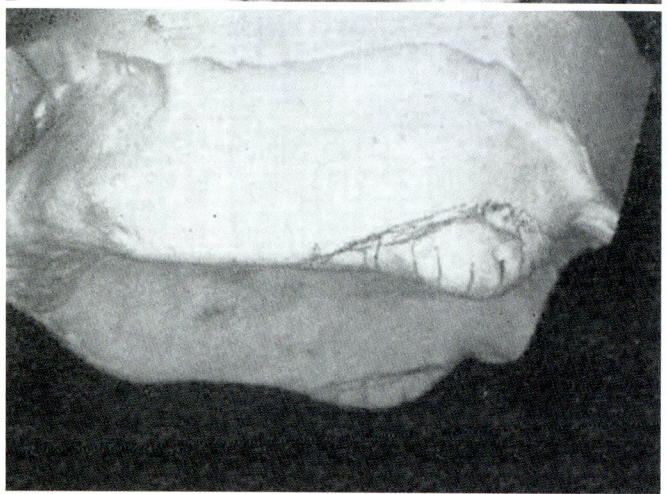

図1-27　骨性上顎結節による妨害[10]
①病態：a．上顎結節が下方へ突出し，人工歯の排列スペースがない　b．上顎結節が外方へ突出し，下顎運動（開口や側方運動）が妨害される（アンダーカットが著しい場合に関しては「歯槽堤のアンダーカット」を参照）
②原因：a．上顎臼歯の挺出に伴う歯槽骨の突出　b．上顎結節がもともと発達している．もしくは外骨症の併発
③治療法：外科的切除．ただし，上顎洞底の位置によって削除量は制約される

3）骨性上顎結節による妨害（図1-27）
4）歯槽骨鋭縁（図1-28）
5）骨隆起（外骨症）（図1-29）
6）埋伏歯，残存歯根（図1-30）

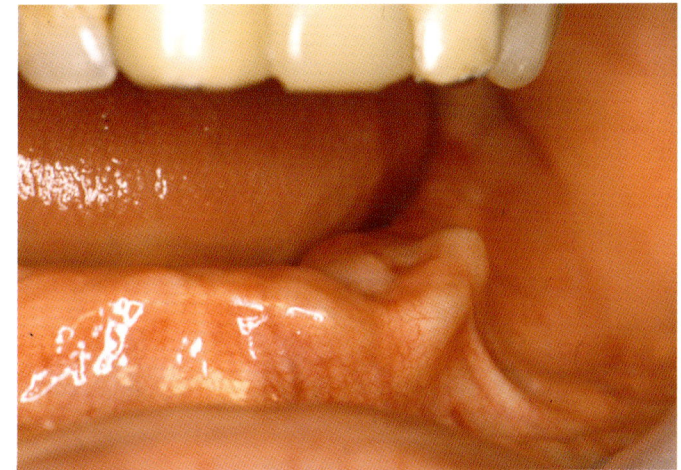

図1-28 歯槽骨鋭縁
①病態：ナイフエッジ状の骨の突起
②原因：a．唇側（頬側）と舌側からの急速な骨吸収　b．抜歯後の歯槽骨整形不足
③治療法：リリーフもしくは歯槽骨整形

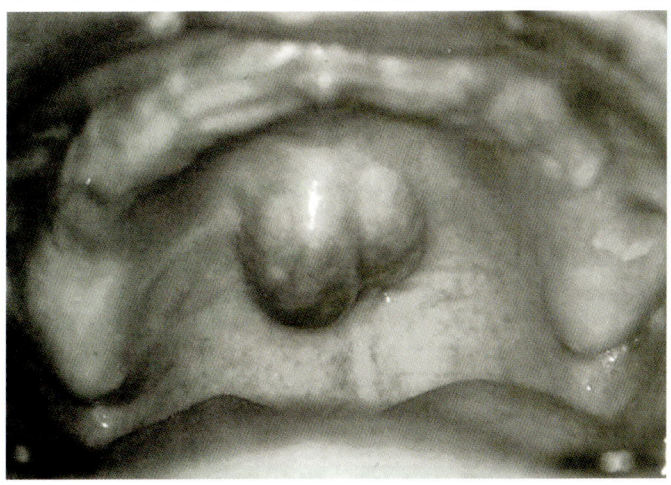

図1-29 骨隆起（外骨症）[8]
①病態：a．良性で緩慢に成長する外骨症　b．硬口蓋の正中にあるものを口蓋隆起と呼ぶ　c．下顎の舌側（犬歯から小臼歯部）にあるものを下顎隆起と呼ぶ
②原因：不明だが，ブラキサーに好発することから，持続的に負荷される咬合力が機械的刺激となって骨の発育を促している可能性がある
③治療法：a．小さい場合にはリリーフ　b．大きい場合には，外科的に削除する

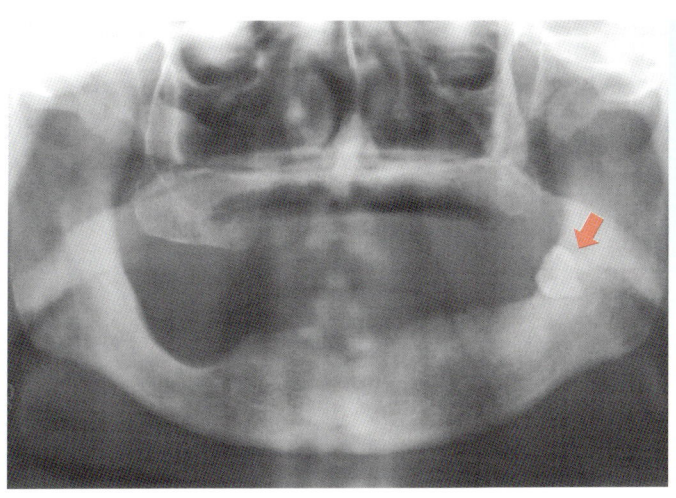

図1-30 埋伏歯，残存歯根
①病態：a．埋伏歯（矢印）—顎骨内に未萌出のまま埋入している歯　b．残存歯根—抜去されないまま顎骨内に残された歯根
②原因：過剰歯，含歯性嚢胞，カリエスの放置，抜去時の歯根破折など
③治療法：a．放置により，病的状態の進行や悪化が考えられる場合には外科的に除去する．ただし，年齢や骨喪失量も考慮すべきである　b．無症状であったり，病的状態がない場合には放置する

⑥ 下顎運動と筋肉との関係[2]

下顎運動の種類と主働筋
1. 開口運動
   舌骨上筋群，外側翼突筋（大きく開口）
2. 閉口運動
   咬筋，側頭筋，内側翼突筋
3. 前方運動
   両側の外側翼突筋
4. 後方運動（主に咬頭嵌合位への復帰）
   側頭筋（後部筋束）
5. 側方運動（左右）
   平衡側外側翼突筋
6. 正中への復帰
   閉口筋群，平衡側側頭筋（後部筋束）

1. 開口運動を行う筋肉（図1-31）
1) 舌骨上筋群：下顎骨を引き下げる．
   顎舌骨筋，オトガイ舌骨筋，茎突舌骨筋，顎二腹筋
2) 舌骨下筋群：舌骨を固定する．
   胸骨舌骨筋，肩甲舌骨筋，甲状舌骨筋，胸骨甲状筋
3) 外側翼突筋：大きく開口する時に作用する．

2. 閉口運動を行う筋肉（図1-32）
下顎を上顎に対して垂直に挙上する．
1) 咬筋，側頭筋（中部筋束），内側翼突筋
2) 補助作用：側頭筋後部筋束

3. 前方運動を行う筋肉（図1-33）
顆頭を前方へ出す→顆頭を頭蓋（蝶形骨他）へ引き寄せる．
1) 左右の外側翼突筋が同時に作用する．
2) 咬合接触を保ちながら前方へ滑走させる→軽く咬んだ状態で前方運動している．すなわち，開口筋群と閉口筋群が同時に補助的に作用している．

4. 後方運動を行う筋肉（図1-34）
下顎を後方へ引き戻す→筋突起を頭蓋へ引き寄せる
1) 側頭筋（後部筋束）
2) 前方運動と同様，軽く咬んだ状態．開口筋群と閉口筋群が同時に補助的に作用している．

5. 側方運動を行う筋肉（図1-35）
側方へ下顎を移動させる→平衡側の顆頭を頭蓋へ引き寄せる→作業側の顆頭を関節窩後壁に固定する．
1) 平衡側外側翼突筋，作業側側頭筋（後部筋束）
2) 補助的に平衡側顎舌骨筋が作用（下顎骨体を正中へ引き寄せる）
3) 軽く咬んだ状態．開口筋群と閉口筋群も同時に補助的に作用している．

6. 側方位から下顎を正中へ復帰させる筋肉（図1-36）
閉口運動を行う筋肉が作用する．
1) 閉口筋群（作業側），平衡側側頭筋（後部筋束）
2) 補助的に，作業側外側翼突筋，作業側顎舌骨筋

○咬筋
○側頭筋（中部筋束）
　　　　（後部筋束）
○外側翼突筋
○内側翼突筋
○顎舌骨筋（舌骨上筋群）
○舌骨下筋群

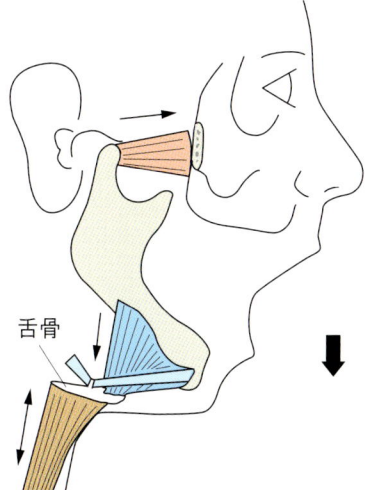

図1-31 開口運動を行う筋肉

①舌骨上筋群：下顎骨を引き下げる
②舌骨下筋群：舌骨を固定する
③外側翼突筋：大きく開口する時に作用する

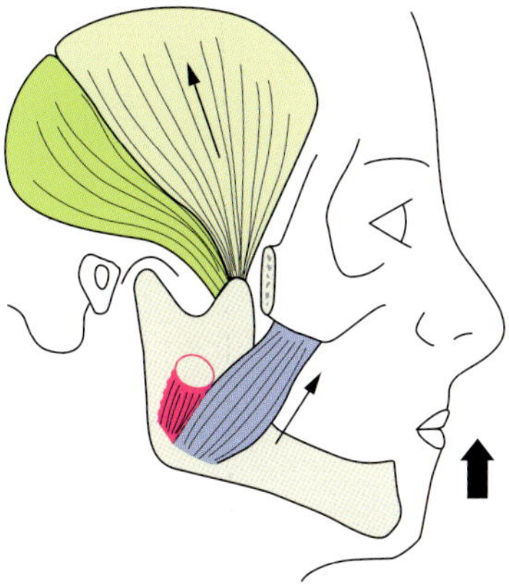

図1-32 閉口運動を行う筋肉―下顎を上顎に対して垂直に挙上する

①咬筋，側頭筋（中部筋束），内側翼突筋
②補助作用：側頭筋後部筋束

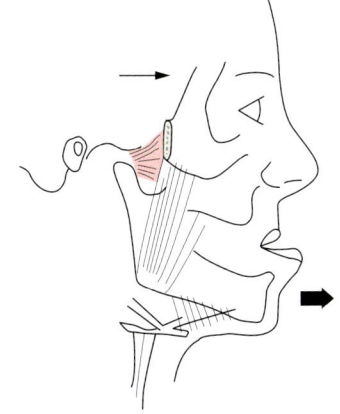

図1-33 前方運動を行う筋肉―顆頭を前方へ出す

①左右の外側翼突筋が同時に作用する
②補助作用：閉口運動と開口運動を行う筋肉（軽く咬んだ状態）

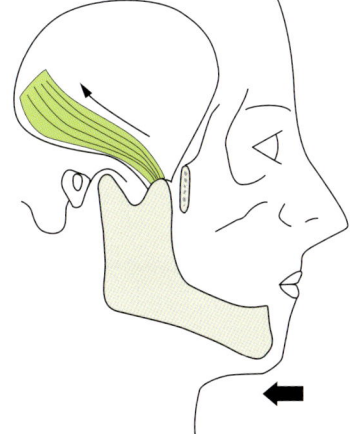

図1-34 後方運動を行う筋肉―下顎を後方へ引き戻す

① 側頭筋（後部筋束）
②補助作用：閉口運動と開口運動を行う筋肉（前方運動と同様）

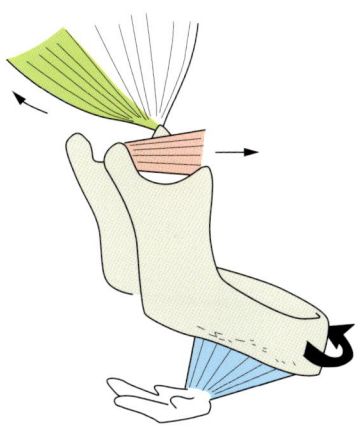

図1-35 側方運動を行う筋肉―平衡側の顆頭を頭蓋へ引き寄せる

①平衡側外側翼突筋，作業側側頭筋（後部筋束）
②補助的に平衡側顎舌骨筋が作用（下顎骨体を正中へ引き寄せる）

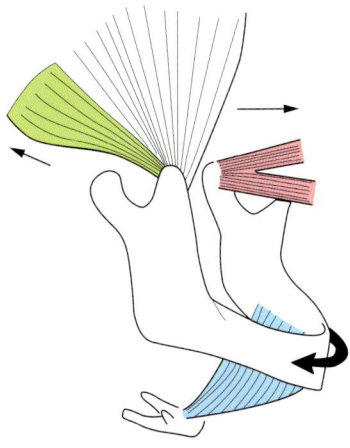

図1-36 側方位から正中へ復帰させる筋肉―閉口運動を行う筋肉が作用する

①閉口筋群（作業側），平衡側側頭筋（後部筋束）
②補助的に，作業側外側翼突筋，作業側顎舌骨筋

Ⅳ 全部床義歯完成までの治療手順

診療室サイド：初診時診査、診断 → 旧義歯の調整、修理 → 前処置 口腔外科的前処置 補綴学的前処置 → 概形印象 → 最終印象（精密印象）→ 咬合採得 トランスファー フェイスボウ → ゴシックアーチ描記法 チェックバイト採得法 → 人工歯選択 → パラトグラム 蠟義歯試適 → 口腔内装着 術後教育 → 修理、裏装 定期検診（リコール）

技工室サイド：研究用模型 → 個人トレーの製作 → 作業用模型の製作 咬合床の製作 → 咬合器装着 トレーサーの装着 ゴシックアーチ → 歯肉形成 人工歯排列 → 蠟義歯完成 → 埋没、重合 咬合器再装着 削合、研磨

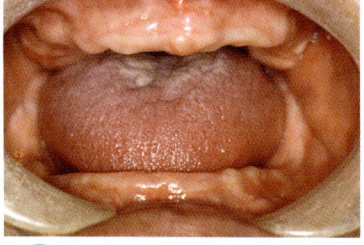
図I-37 無歯顎の口腔内

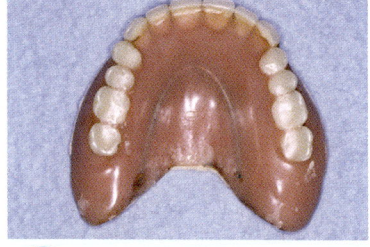
図I-38 旧義歯の検査（床後縁の設定位置不良）

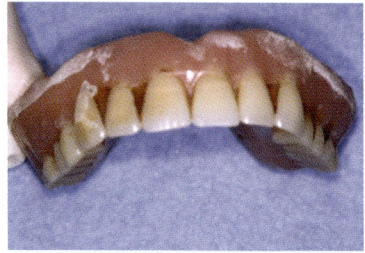
図I-39 旧義歯の検査（著しい咬耗）

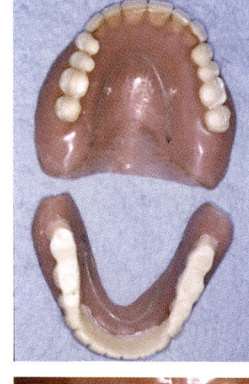
図I-40 旧義歯の修理（咬合面再構成と床後縁部の改善）

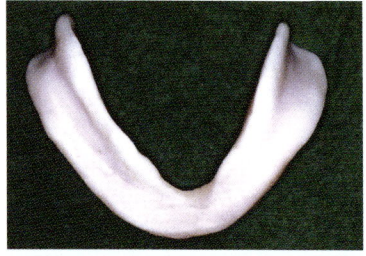
図I-41 補綴学的前処置（粘膜調整：義歯床粘膜面観）

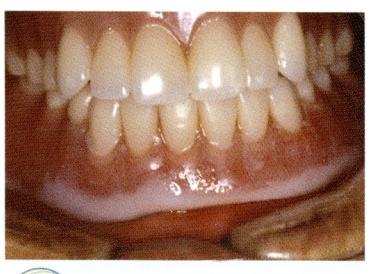
図I-42 補綴学的前処置（粘膜調整：口腔内装着）

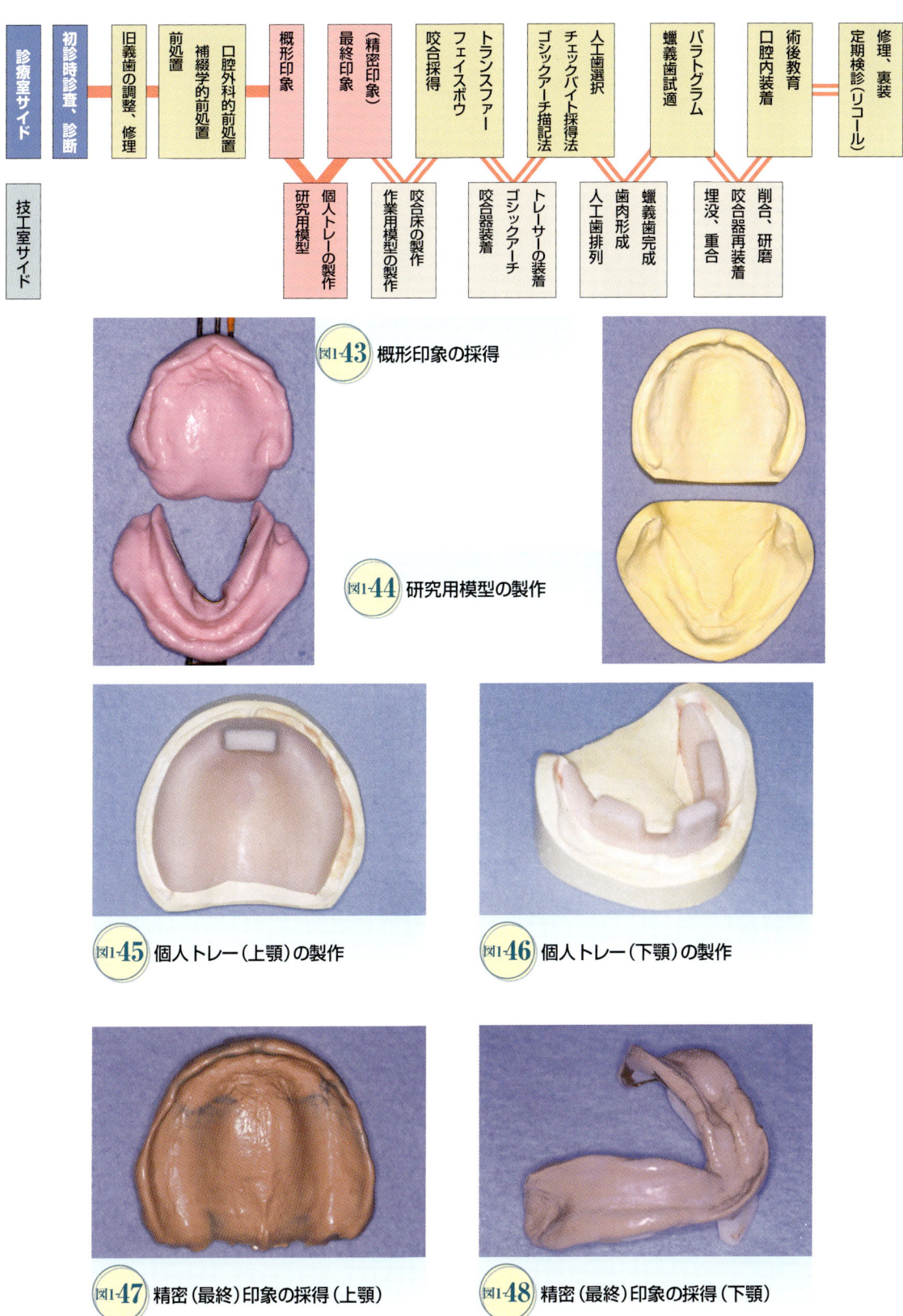

図1-43 概形印象の採得
図1-44 研究用模型の製作
図1-45 個人トレー（上顎）の製作
図1-46 個人トレー（下顎）の製作
図1-47 精密（最終）印象の採得（上顎）
図1-48 精密（最終）印象の採得（下顎）

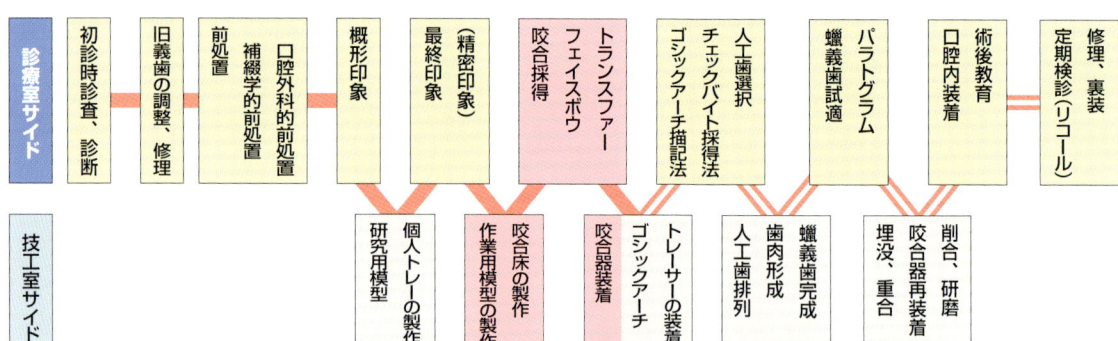

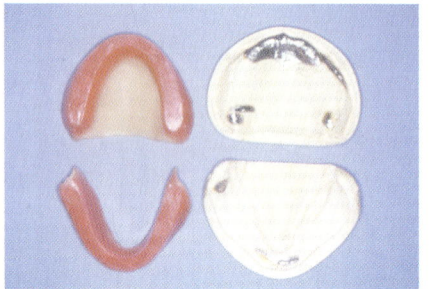

図1-49 作業用模型および咬合床の製作（上下顎）

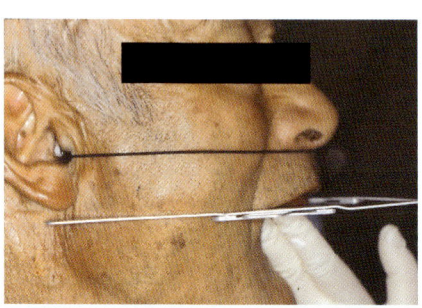

図1-50 仮想咬合平面の設定

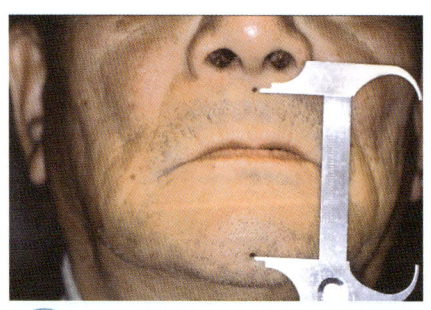

図1-51 咬合採得（垂直的顎間関係の決定）

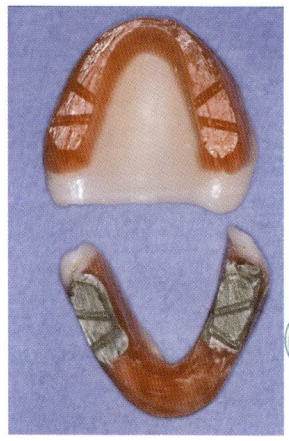

図1-52 咬合採得（咬合記録）

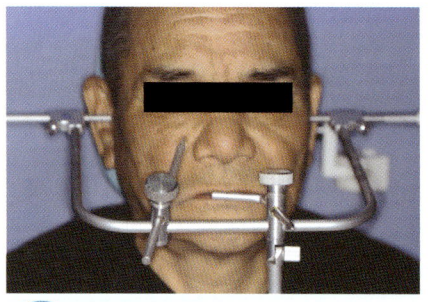

図1-53 フェイスボウトランスファー

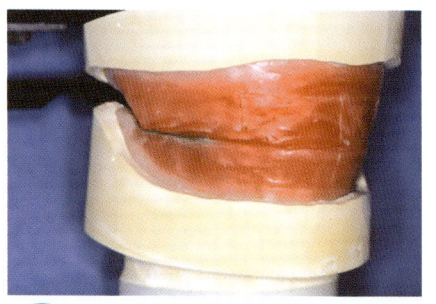

図1-54 作業用模型の咬合器装着

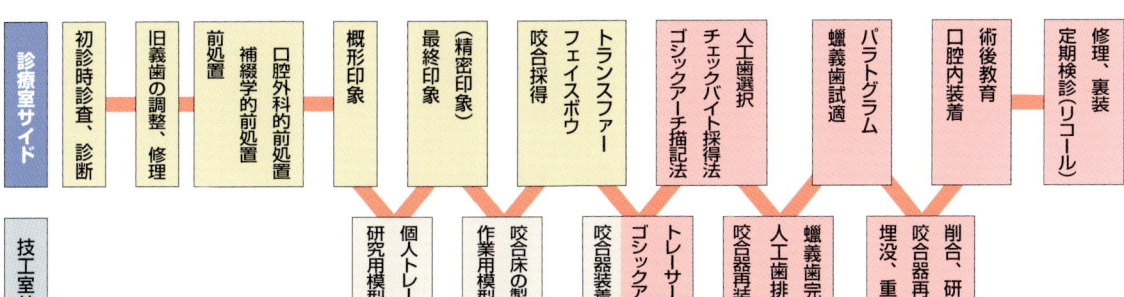

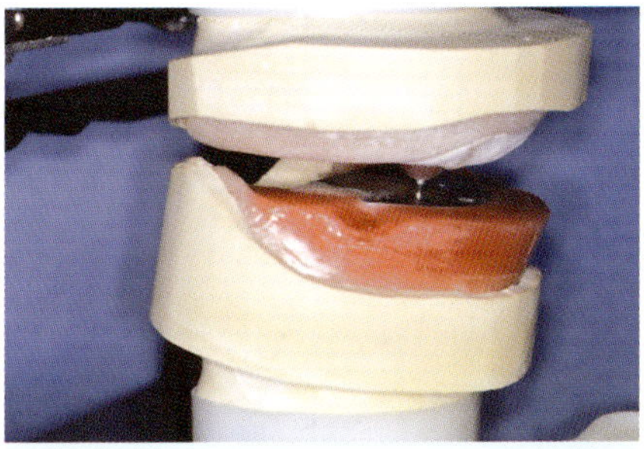

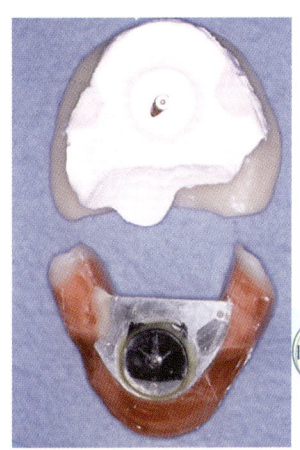

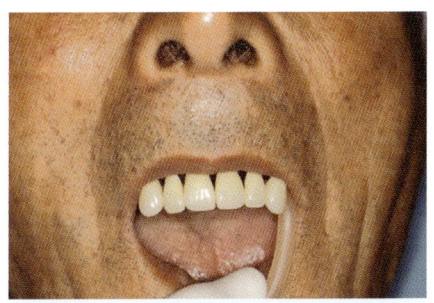

図1-55 ゴシックアーチトレーサーの装着

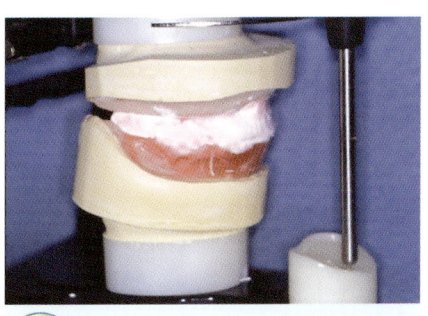

図1-56 ゴシックアーチ描記法，チェックバイト採得法の実施

図1-57 人工歯選択

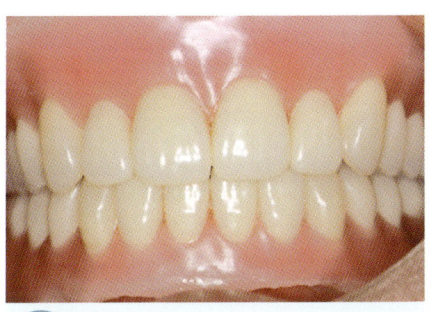

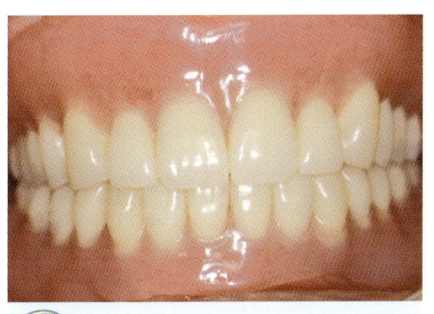

図1-58 咬合器再装着と咬合器の調節

図1-59 人工歯排列および蠟義歯試適

図1-60 完成義歯の口腔内装着

文　　献

1) 日本補綴歯科学会編：歯科補綴学専門用語集，医歯薬出版，東京，2001.
2) 林都志夫編：全部床義歯補綴学，医歯薬出版，東京，2000.
3) 豊田静夫，松本直之，森谷良彦編：標準補綴学総論コンプリートデンチャー，第1版，医学書院，東京，1989.
4) 長尾正憲，森谷良彦編：補綴科（Ⅰ概説，Ⅱ全部床義歯），医歯薬出版，東京，1994.
5) 山縣健佑，黒岩昭弘：図説無歯顎補綴学，学建書院，東京，2004.
6) 平沼謙二，奥野善彦，細井紀雄，岸　正孝編：欠損歯列・無歯顎の診断と治療，医歯薬出版，東京，1995.
7) 豊田静夫，守川雅男：コンプリートデンチャーその考え方と臨床，第1版，クインテッセンス出版，東京，1994.
8) 権田悦通編：最新総義歯補綴学，第2版，医歯薬出版，東京，2001.
9) 権田悦通：形態的な異常をどう診るか／コンプリートデンチャーの臨床，補綴臨床別冊，医歯薬出版，東京，1992.
10) Boucher CO, Hickey JC and Zarb GA：Prosthodontic treatment for edentulous patients, Mosby Co., Saint Louis, 1975.
11) Watt DM and MacGregor AR：Designing Complete Dentures, Saunders Co., Philadelphia, London, Toronto, 1976.

第2章
医療面接・診査・診断

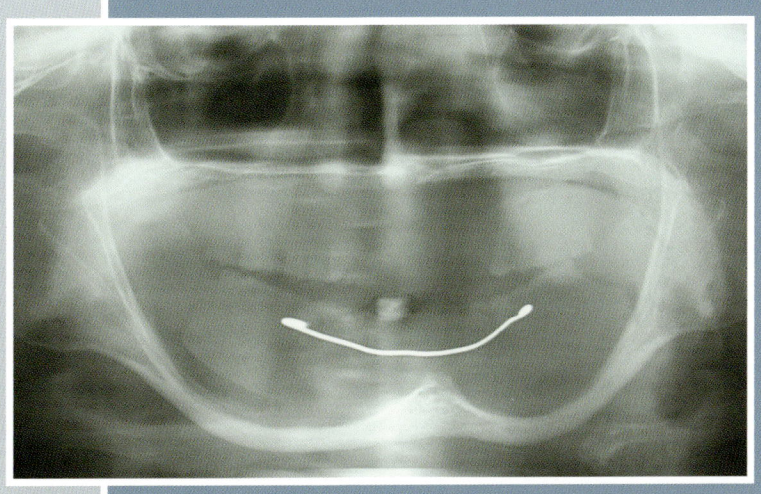

Ⅰ 問診と医療面接

従来，患者さんにさまざまなことを聞き尋ねることを『問診』と呼んでいた．しかし，近年，医師と患者さんの関係が大きく変化し，医療が医師中心から患者さん中心へとシフトしていく中で，上から下へ問いただすという『問診』という言葉に替わって『医療面接』という言葉が用いられるようになってきた．

『医療面接』では，患者さんと医師があくまでも対等な立場であり，医師が中心ではなく患者さん（の問題）を中心に治療を展開することが求められている（図2-1）．このような流れの中で，Weedによって提唱されたPOS（Problem Oriented System：問題志向型システム）という診療プロセスは，適切な医療面接・診査・診断に基づき，患者さんに適切な治療を行うことを意図したシステムとして急速に普及してきた（図2-2）．

POSに基づいた診療においては，基本情報を収集し（医療面接・診査），収集した情報をもとに問題点を抽出して箇条書きにした問題点リストを作成する．それぞれの問題点を明確に意識しながら問題を解決するための治療計画を立案し，その治療計画を実行に移すことになる．POSによる診療録（カルテ）の記載はSOAPという基本形式で記述される．すなわち，

S（Subjective）：患者さんの主観的情報を患者さんの言葉に近い表現で記載

O（Objective）：患者さんの客観的情報（他覚症状，診察所見，検査所見など）を医師側からみた情報として記載

A（Assessment or Analysis）：SやOをもとにした医療判断や分析結果を記載

P（Plan）：行った治療や治療計画を簡潔に記載

の4項目に分けた記述である．また，このようなPOSに基づいて記載される診療録を，POMR（Problem Oriented Medical Record）と呼ぶ．

もちろん，日本において法的には診療録記載にPOSの導入が義務づけられているわけではなく，必要にして十分な情報が記載されていれば，どのような方法を用いても構わない．しかし，POSの有用性はすでに広く認知されており，これからの医療者としては知っておくべきものと考えられるため，本章では診査・診断の進め方をPOSの考え方を取り入れながら論じていくことにした（POSの詳細については，他の成書を参

KeyPoint

到達目標

・診察，検査および診断に必要な事項を列挙できる．
・歯科治療と全身疾患との関連を理解し説明できる．
・診察，検査，診断および治療に必要な器材を説明できる．
・患者さんの訴えの中から主訴を的確に捉えることができる．
・的確な病歴聴取（現病歴，既往歴，家族歴，薬歴等）を行い，必要な部分を抽出できる．
・問診，視診，触診および打診等によって患者さんの現症を的確に捉えることができる．
・的確な診察と検査から得られた所見を適切に診療録に記載できる．
・基本的診察を行った後，次に必要となる検査を想定できる．
・的確な治療方針を立案し説明できる．
・診療室における患者さんの心理と行動を理解し配慮できる．
・インフォームドコンセントを行うことができる．
・必要に応じて医科に対診できる．

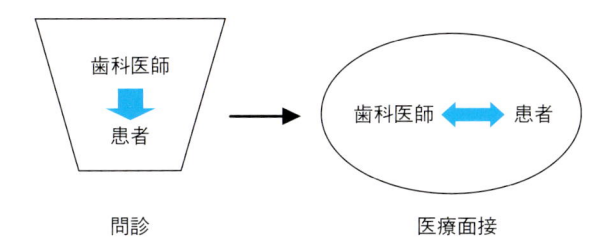

図2-1 問診と医療面接の違い
従来の問診では歯科医師が患者さんの上位に位置して質問していた．医療面接では，どちらが上位でもなく対等な立場で問題点の抽出と解決をめざす

Data Base（基本情報）
　医療面接による情報取得（主訴，現病歴，既往歴など）
　問診表，他医療機関からの紹介状，保険情報など

Problem List（問題点を箇条書きにしてリストアップ）
それぞれの問題点に対応した診療記録をSOAPに分けて記述

S	Subjective data 主観的情報	自覚症状，患者の訴え
O	Objective data 客観的情報	他覚症状（臨床所見），検査結果，歯科医師が説明したこと
A	Assessment 判断・評価	SおよびO情報をもとにした歯科医師としての医療判断，評価，感想
P	Plan 治療計画	Aをもとにして行った治療行為，次回からの治療計画

図2-2 POSの基本的な流れ

患者さんのためのPOS

今までの医療現場では，あくまで医療者の立場から患者さんの疾患に対して診断し，病名を付け治療していた．しかし，POSにおいては患者さんが感じている問題を中心に治療を行うことになる．
これが本来の医療の姿と思われるが，長い歴史の中で，世界はいつの間にかPOSではなくDOSすなわち疾患中心（Disease Oriented System）あるいは医師中心（Doctor Oriented System）の医療が当たり前になってしまった．
POMRは，医療をDOSからPOSすなわち問題中心（Problem Oriented System）あるいは患者さん中心（Patient Oriented System）に転換するための強力なツールといえる．

自分のためでもあるPOS

医療訴訟などが多くなりつつある時代背景を考慮すると，あながち患者さんの利益のためだけではなく，詳細な診療録が術者を助けてくれる状況もある．
煩わしいとばかり思わずに，POSというシステムに親しみ，このシステムを意識して診療録を記載することは，患者さんのみならず術者にとっても有益なものである．

考に勉強することを強く勧めておく)．

　患者さん中心，問題志向型の診療においては，医療面接は最も重要なスキルとなってくる．初診時に基本情報を収集しデータベースを作成することに始まり，毎回の診療時に患者さんの主観的情報 (S) を得るための手段として，医療面接は欠かせないものである．患者さんとの適切な距離，アイコンタクト，患者さんの訴えに対する共感的態度などに留意しつつ，的確に患者さんの情報を得ることが求められる．

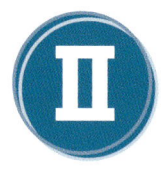

II 基本情報の収集（データベースの構築）

あいさつを忘れずに
初診時の医療面接は，患者さんとの良好な関係を築く絶好の機会である．
まずは，きちんとあいさつをすることが重要である．忙しいと意外とおざなりになりがちだが，これで随分と印象が違うものである．

聞き上手になろう！
まずは，じっくりと患者さんの訴えを聞くのがよい．患者さんは自分の症状を理解して欲しいと望んでいる．患者さんの訴えを受け止め，ときには共感的な態度を示しながら，理解しようとする先生に，患者さんは安心感と信頼感を抱くものである．

答えやすい質問とは？
"入れ歯が痛いのですか？"というような，閉じた質問ではなく，"今日はどうされました？"というような，開かれた質問をしてみるとよい．そうすることにより，入れ歯が痛いとか，噛み合わせが悪いとか，ありきたりな訴えだけでなく，患者さんにとっては重要だが，われわれが予測できないようなことも聞くことができる．

① 主訴

　患者さんの訴えの中から，患者さんがもっとも重要だと感じていることを抽出し，簡潔に記載する．カルテの主訴の欄はスペースに限りがあるので，細かなことは現病歴などに記載し，主訴の欄には，患者さんの言葉で，誰もがすぐみて分かるように記載する．略語，医学用語は原則として用いない．

② 現病歴

　主訴を中心として，これまでに受けた歯科治療について，経時的に整理して記載する．歯を失うようになった原因（う蝕，歯周病，外傷，咬合性外傷など）と経過，義歯を装着した経験の有無，局部床義歯を使用するようになった時期，全部床義歯に移行した時期，義歯についての不満は装着当初から存在していたのか，具合が悪くなったのはいつ頃で，どういった問題があったのか，今回どうして治療を希望するようになったのかなどを問診し，時系列を意識して簡潔に記載する．

③ 既往歴

　全部床義歯の患者さんは高齢者が中心なので，既往歴の問診は入念に行う必要がある．潰瘍をつくりやすい糖尿病，床下粘膜の損傷・吸収を起こしやすい結核や貧血症，シェーグレン症候群に代表される唾液腺障害，また唾液の分泌を阻害する薬物（マイナートランキライザーなど）を投与される疾患などは義歯治療に関連して重要である．

Ⅲ 口腔外診査

① 全身状態

　待合室から患者さんを呼び入れるところから診療は始まっている．診療ユニットまでの歩行状態をみるだけで，おおまかな全身状態が把握できることも多い．たとえば，パーキンソン病などの神経疾患や脳血管障害による片麻痺などは，独特の運動障害や姿勢異常がみられるため，問診する前にある程度把握できる（図2-3）．

　また，神経障害に限らず，多くの全身疾患は全部床義歯治療にも影響を及ぼす．コントロール不良な糖尿病患者は口腔内が乾燥しやすく，褥瘡性潰瘍を起こしやすい．貧血や栄養不良などの場合も口腔粘膜に難治性の潰瘍を形成しやすいといわれている．さまざまな要因で唾液の分泌が低下したドライマウス（口腔乾燥症）の患者さんは，全部床義歯の吸着を得るのが困難で，びらん，潰瘍による疼痛を訴えることが多い．唾液の分泌に障害をきたす疾患としては，シェーグレン症候群，ミクリッツ症候群，放射線障害，唾液腺腫瘍などがあり，さらに，精神安定薬，抗ヒスタミン薬，抗コリン作動薬などの常用薬物の影響で唾液の分泌低下がみられることがある．これらの疾患を有する患者さんへの対応としては，他疾患の担当医へ照会状を書いて，治療経過や今後の見通しを把握

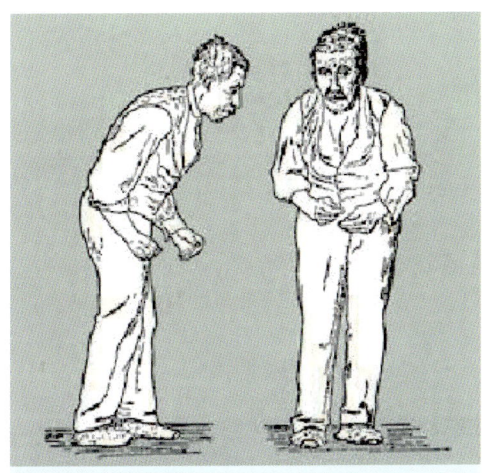

(Gowers WR (1893). A manual of diseases of the nervous system. Blaikston, Philadelphia, USA.)

図2-3 パーキンソン病患者の姿勢異常

するとともに，ドライマウスについては，可能な範囲で常用薬物の変更・変量を考慮することになるが，基礎疾患のコントロールが優先されるのは止むを得ない．対処療法として人工唾液や唾液分泌促進剤の処方により症状が改善することもあるが，長期にわたる総義歯の維持安定が容易に得られるわけではない．また，一人暮らしの老人については，栄養失調など生活面の問題に関しては行政への対応が必要な場合もある．

② 局所的診査

1．旧義歯の診査と問題点の把握

多くの場合，患者さんは旧義歯に不満を覚えて来院している．局所的な診査の順番にはさまざまな考え方があるが，患者さんの主訴が旧義歯の不調である場合には，まずは旧義歯に目を向け，患者さんの抱いている義歯への不満・訴えを聞き共感的態度を示すことで患者さんの心を早期に開くことができる．

さらに，旧義歯の問題点を先におおまかに把握することによって，これから行う局所的診査における重点的な診査項目の狙いが定まり，短時間で臨床上有用な精度の高い診査が可能になる．旧義歯のチェック項目としては，義歯床の形態，義歯床の色，義歯床の適合状態，人工歯の形態，人工歯の色，人工歯の排列位置，人工歯の摩耗の程度，咬合時の義歯の変位，咬合高径，開口時の義歯の安定性，咀嚼機能，構音機能，義歯の清掃状態などがある．これらの項目の多くは，これから行う口腔内外の局所的診査において，患者さんに旧義歯を装着した状態を確認しながら詳しく診ていくことになる．

2．口腔外診査

1）顔貌・頰

顔貌正面の形，大きさ，側貌，頰の形態を診査する．まず，正面からみて著しく左右非対称であったりするような特徴的な所見を記録する．顔貌正面の形を参考にして人工歯のモールドを選ぶことが多いため，顔貌を方形，尖形，卵円形などに大別してカルテに記録しておくと新義歯製作時の資料になる．また，側貌は，極端な下顎前突などの所見を記録すると共に，旧義歯装着時の鼻と口唇のなす角度等にも注意を払い，問題があるようなら患者さんの審美的な訴えをそれとなく聞き出しながらカルテに記録しておくと，新義歯製作時の人工歯排列の参考となる．

2）皮膚

顔面や頸部皮膚の明らかな異常により，全身的な疾患を疑うこともあ

自然な会話の中で確認しよう！
医療面接の時に，患者さんの顔貌と義歯との調和について，さりげなく観察するとよい．
医療面接の会話の中で，自然といろいろな表情をみることができる．そのときに，スマイルラインと前歯部の人工歯との調和や，顔貌の正中と義歯の正中とのズレや，口唇や頰の膨らみ具合など，義歯の審美的な面をみるとよい．新義歯製作時の試適のときも，会話をしながら顔貌との調和をさりげなく確認するとよい．

複製義歯の利用
初診時に取りあえず問題解決を図るため，患者さんの旧義歯を利用して，即時リベースや床延長などの応急処置を行い義歯新製までの仮義歯とすることがある．しかし，長年使用した義歯をもとの状態には戻せなくなるため，処置に不安がある場合には，複製義歯（レプリカ）を製作し，これを利用するとよい．
高齢者の場合は，新しいものへの順応がうまくいかないことがある．何らかの問題を抱えているとはいえ，慣れ親しんだ旧義歯を温存し，いつでももとの状態に戻れるようにする点からも，患者さんに受け入れやすい方法である．

る．また，難治性口角炎の所見は，旧義歯が低位咬合となっている可能性を示している．

3）口唇

口唇に人工歯の圧痕がついていないか診査する．旧義歯を装着した時の，上口唇と上顎中切歯切縁の上下的な位置関係，上顎中切歯切縁と下口唇との上下・前後的位置関係をよく観察する．上口唇からの上顎中切歯の露出量は，患者さんの好みによって大きく評価が異なる場合があるため，患者さんの訴えを聞きながら些細なことでもカルテに記載しておくと，新義歯製作時に役立つことが多い．

4）モダイオラス（図2-4）

モダイオラスは，口輪筋，頰筋，笑筋などの口元の表情筋が集まった筋結節である．口角の外側にこれらの筋肉が集中し，局所的に厚みを帯びている．モダイオラスを形成する筋肉群により，義歯床頰側に左右均等に圧迫が加えられることで，義歯床の安定に寄与する．

したがって，小臼歯付近の人工歯の頰舌的排列位置に問題がみられる場合，義歯の浮き上がりや脱落の原因となっている場合がある．

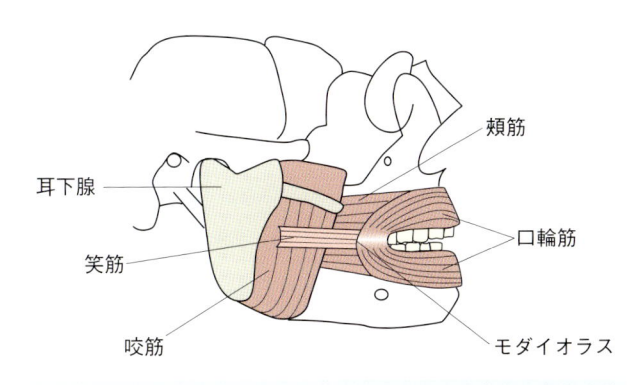

（Stewart, P.らより改変引用）

図2-4 側方からみたモダイオラス

Ⅳ 口腔内診査

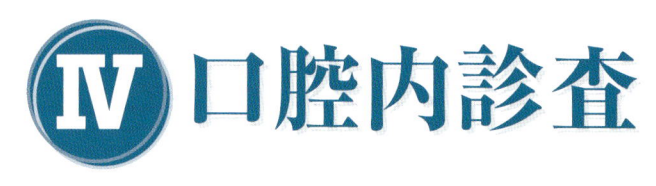

① 上顎の形態・組織性状・感覚

　上顎義歯の維持・安定は，前庭部と義歯後縁部の辺縁封鎖により得られる．前庭部の床縁は，筋の付着位置により制約を受ける．後縁部は，翼突下顎縫線，鉤切痕，アーライン，口蓋小窩などの解剖学的指標を参考にして決定される．人工歯の前後的位置の決定には，切歯乳頭などが指標となり，口蓋縫線は，義歯正中の指標となる．また，口蓋隆起や切歯乳頭は圧迫により疼痛を発生しやすく，旧義歯不調の原因になっていることが多い．小帯も，義歯脱落や疼痛発生の原因となるので注意する（図2-5）．

1．切歯乳頭（図2-6）
　口蓋正中の前方部にあり，上顎中切歯の排列の基準点である．義歯床の圧迫により疼痛を生じることがあるので，リリーフが必要である．

2．口蓋縫線（図2-6）
　切歯乳頭より，正中線にそって後方に伸びる縫線で，上顎義歯の正中の指標となる．

3．口蓋隆起（図2-6）
　口蓋正中にあるたかまりで，薄い粘膜に覆われた硬い組織であるため，咬合圧により疼痛を発生しやすい部位である．よって，口蓋隆起は咬合圧の支持には不向きで，リリーフをするのがよい．

4．口蓋小窩（図2-6）
　硬口蓋と軟口蓋の境界にあり，口蓋縫線の両側にある小窩のこと．上顎義歯床後縁の指標となるが，すべての患者さんでみられるものではない．

5．上顎結節（図2-7）
　上顎顎堤後方部に存在し，まわりの歯槽骨と比べて骨の吸収がすくないため結節状を呈する．上顎全部床義歯は上顎結節を完全に覆うことにより，維持を得ることができる．上顎結節が著明な場合には，義歯の着脱に対してアンダーカットを形成するので，補綴前処置として外科的切除が必要となることがある．

6．小帯
　上顎では上唇小帯，頬小帯（図2-8）が付着している．小帯は義歯の離脱の原因となるため，義歯床の小帯部はリリーフするが，小帯の運動

図2-5 上顎の解剖学的形態

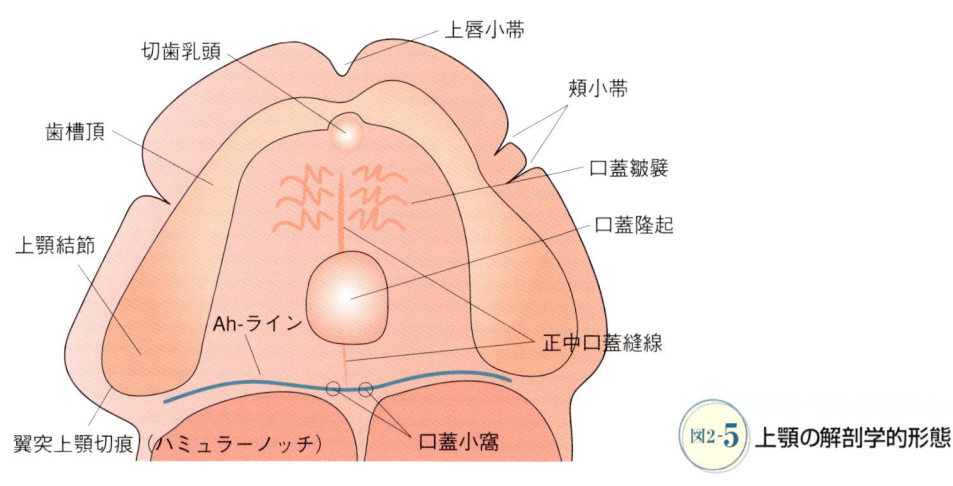

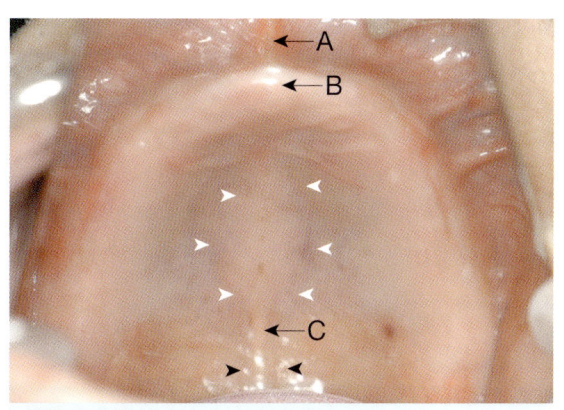

図2-6 上顎正中部の解剖学的指標
正中部に上唇小帯(A)，切歯乳頭(B)，口蓋隆起（白矢頭），口蓋縫線(C)，口蓋縫線の両側に1対の口蓋小窩（黒矢頭）が確認できる

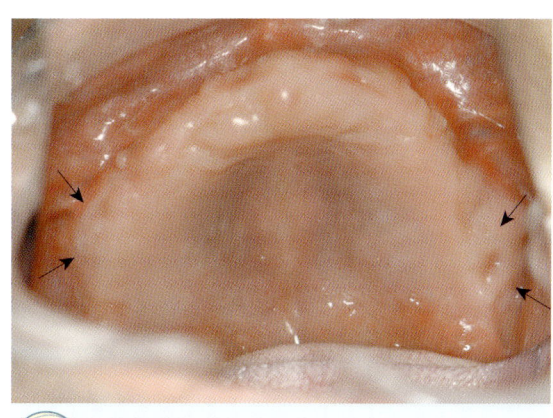

図2-7 上顎結節
両側に発達した上顎結節（矢印）がみられる

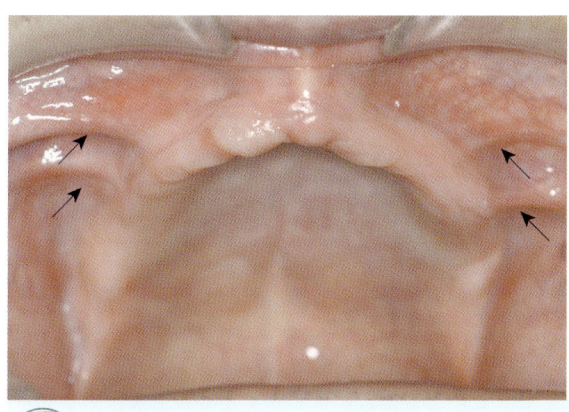

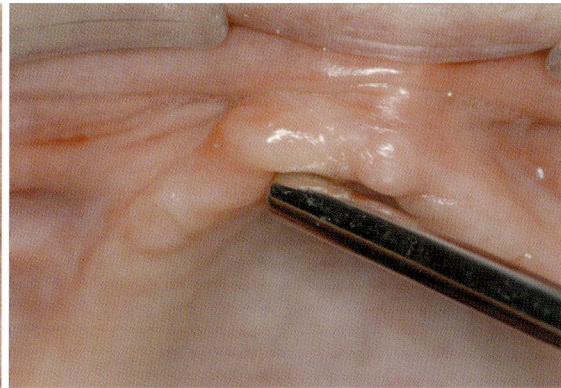

図2-8 頰小帯とフラビーガム
頰小帯（左写真：矢印）が明確に確認できる．また，前歯部歯肉はフラビーガムでありコンニャク状の可動性（右写真）を示している

第2章　医療面接・診査・診断

方向と大きさについて考慮する必要がある．上唇小帯は垂直方向にリリーフし，頰小帯はモダイオラスに引かれるため，前方方向へリリーフする場合が多い．

7．翼突下顎ヒダ

頰筋の起始の一部である翼突下顎縫線が上顎結節の後方にあり，粘膜のヒダとしてみられる部位を翼突下顎ヒダという．開口時に前方に移動し，義歯の浮き上がりの原因となるので，開口時の形態を印象にとりこむ必要がある．また，上顎義歯の後縁設定の指標ともなる．

8．ハミュラーノッチ（鉤切痕，翼突上顎切痕）

上顎結節と蝶形骨翼状突起内側板の翼突鉤の結合部で，上顎結節の後方にあり，義歯後縁部の床縁決定の指標となる．ここには義歯の変位を起こす筋などが存在せず，加圧することができ，ポストダムの始点に設定することができる．

9．アーライン

"アー"と患者さんに発音してもらうことで，軟口蓋が挙上し，硬口蓋と軟口蓋の境界を知ることができる．すなわち，アーラインとは可動部である軟口蓋と，不動部である硬口蓋の境界を指し，アーラインを参考に上顎義歯の後縁を設定することができる．

10．フラビーガム（図2-8）

顎堤にみられる可動性の大きい線維性増殖のことで，不適切な義歯による慢性的な機械刺激が原因とされる．下顎からの突き上げによる咬合性外傷のため，上顎前歯相当部にみられることが多い．上顎前歯相当部のフラビーガムは，義歯の離脱の原因となる．まずは，咬合関係を是正し，粘膜調整材によりフラビーガムの改善を図る．重度のフラビーガムの場合は，外科的に切除することもある．また，新義歯製作においては，フラビーガムの形態をありのままにとらえるように，なるべく圧をかけないよう工夫し印象をとることが多い．

② 下顎の形態・組織性状・感覚

上顎の義歯製作時とは異なり，筋の付着部位を越えて義歯床縁を設定するので，下顎では形態・組織性状を把握することや，義歯の理想的な形態をイメージすることがより重要となる．義歯後縁は，腺性の軟組織の隆起であるレトロモラーパッド上に設定する．義歯床の頰側床縁は，外斜線が一つの重要な指標となる．顎堤頂部と外斜線により囲まれた頰棚は，厚い皮質骨に裏打ちされており，咬合圧の負担能力が高い部位で

図2-9 下顎の解剖学的指標

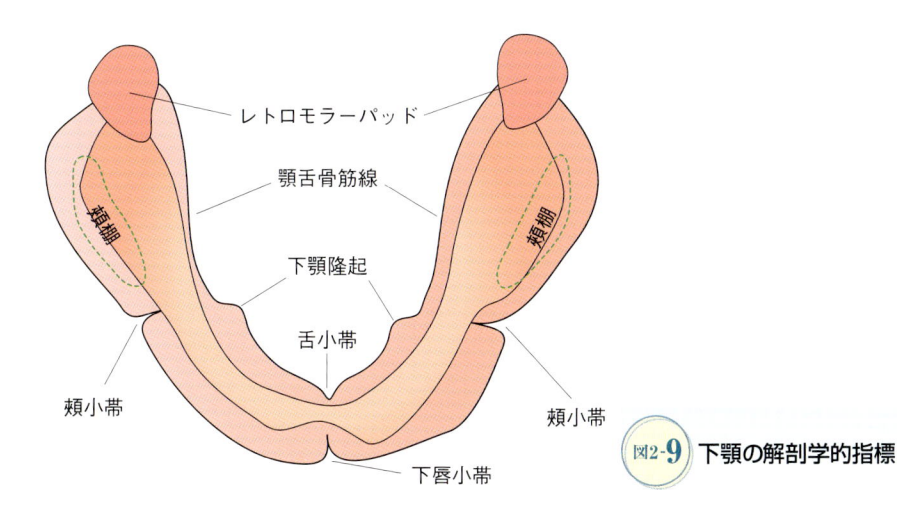

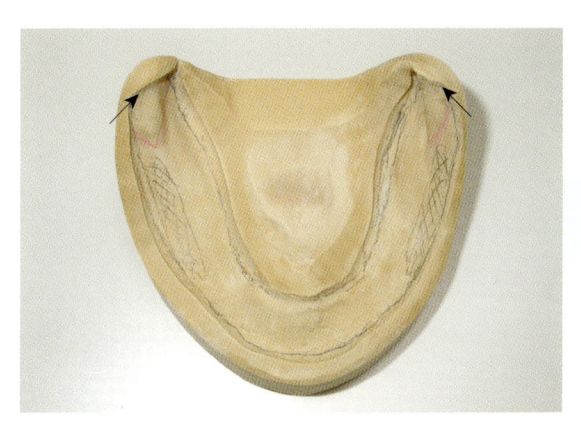

図2-10 レトロモラーパッドと頰棚
レトロモラーパッド（矢印）は模型上で比較的容易に確認できる．しかし，模型上における義歯の耐圧部としての頰棚の範囲（模型上黒斜線部）は印象の取り方によって変わってしまうため臨床上注意を要する

ある．顎堤の吸収の大きい症例では，頰棚へ床縁が延長できるか否かによって，義歯の維持，安定が大きく左右される．下顎義歯床の舌側床縁は，顎舌骨筋線が重要な指標となる．舌側床縁は水平的にS字状をなし，その変曲点に相当するのが前顎舌骨筋窩である．また，顎堤の吸収が進行するとオトガイ孔が顎堤頂に位置し，疼痛や下口唇のしびれを訴えることがある（図2-9）．

1．レトロモラーパッド（図2-10）

下顎顎堤の遠心端にあり，粘液腺（臼後腺）を含んだ軟組織からなる隆起のこと．下顎義歯後縁の設定や仮想咬合平面の後方基準として利用する．下顎義歯はレトロモラーパッドを1/2から1/3程度覆うことにより，辺縁封鎖を求めることが多い．しかし，周囲の筋群を考慮せずに義歯後縁を延長すると，浮き上がりや疼痛の原因となるので注意する．

2．頰棚（バッカルシェルフ）（図2-10）

歯槽頂線と外斜線によって囲まれた部位で，厚い皮質骨に裏打ちされていることから，下顎義歯の咬合圧負担域として最適な部位である．ま

た，外斜線を越えて頰棚と頰筋稜の境界部を指標に，下顎義歯の頰側床縁の位置を設定する．顎堤の吸収が著しい症例では，下顎義歯の安定を得るには，頰棚の上にいかに義歯床を設定できるかが重要となる．

3．顎舌骨筋線

顎舌骨筋線は，下顎骨舌側にある鋭利な骨縁で，触診により簡単に同定できる．下顎義歯舌側床縁は，前顎舌骨筋窩を変曲点とするＳ字状となる．前顎舌骨筋窩より前方部を舌下腺部，後方部を顎舌骨筋線部という．

前方の舌下線部では，下顎義歯床縁は顎舌骨筋の上方にあり，運動時の影響をあまり受けないこともあって，下顎義歯の維持において非常に重要な部位である．後方の顎舌骨筋部では，下顎義歯床縁は顎舌骨筋を越えて設定するが，顎舌骨筋は後方にいくにつれて筋の走行が水平方向から顎骨に沿う方向へ移行していくので，義歯床縁は後方にいくにつれて顎舌骨筋線を大きく越えて設定することができる．ただし後方の顎舌骨筋線部において鋭利な骨縁である顎舌骨筋線を義歯床がこすることにより，疼痛の原因となっている場合もある．

4．下顎隆起

下顎隆起が著しく発達している場合は，下顎義歯の着脱，維持，安定を阻害し，疼痛の原因ともなるので，義歯内面をリリーフするか，下顎隆起を外科的に切除する．

5．オトガイ孔

歯槽骨の吸収が進むと，歯槽頂部にオトガイ孔が位置することがあり，義歯床により圧迫されると疼痛を訴える．よって，顎堤の吸収が著しい症例では，パノラマＸ線検査によって，オトガイ孔の位置を確認するのがよい．もし，歯槽頂に位置する場合には，リリーフして圧迫を防ぐ必要がある．

6．小帯

下顎では下唇小帯，頰小帯，舌小帯が付着している．小帯を気にしすぎるあまり，印象採得時に過度に小帯を動かすと，周囲の床縁が短くなるため，維持に問題を生じることがある．小帯の発達が著しい場合は，義歯床の辺縁封鎖を失う原因となるので，外科的に切除することもある．

7．舌

舌は下顎の義歯の安定，離脱に深く関与し，下顎人工歯の排列位置や咬合平面の設定に影響を及ぼすが，臨床においてあまり重要視されていない．これは，舌の形態を通常の印象法では取り込むことができないことに起因すると思われる．そこで，ソフトワックスや舌・筋肉モデル

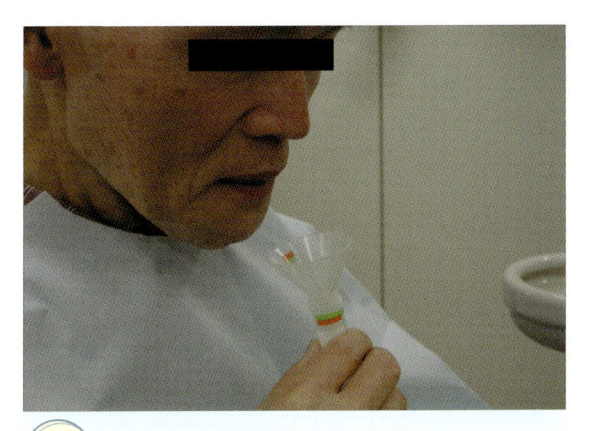

図2-11 安静時唾液量検査
自然に流出する唾液を試験管に集めて測定する．5分間の安静時唾液量が1.5mL以下であれば異常と考えられている．この他にもさまざまな唾液検査がある

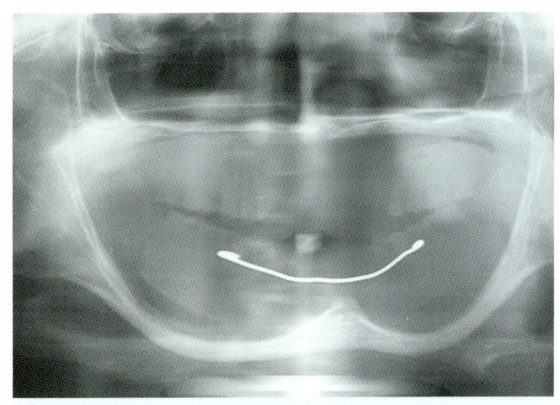

図2-12 パノラマX線写真による診査
この症例では，顎堤が異常に吸収しておりオトガイ孔が確認できない．下顎神経は下顎骨上面に露出して義歯の疼痛を招いている可能性が考えられる

を用いて舌の形態を取り込み，舌による下顎義歯床の辺縁封鎖を図るのもよい方法である．

また，舌が後退位をとると舌による辺縁封鎖を失い義歯が浮き上がるので，舌の上手な使い方を指導することも重要である．

③ 唾液検査 （図2-11）

唾液に何らかの問題が疑われる場合には，唾液の分泌量と性状を検査する．シェーグレン症候群などで唾液の分泌量が少ない場合は，義歯の維持・安定が得られにくく，軟性裏装剤の使用や人工唾液や湿潤剤の併用を検討する．逆に，唾液の分泌量が多い場合や粘性に乏しい性状の場合は，上顎の義歯が脱落することがみられる．この場合，義歯安定剤等を併用し，唾液の粘性を高めることを検討する．

④ 画像検査

1．パノラマX線検査（図2-12）

パノラマX線写真により，骨の形態異常がないか診査することができる．また，残根や埋伏歯などの有無も確認できる．下顎の骨吸収が著しい症例では，オトガイ孔の開口部の位置をみるとよい．顎関節症に関しては，下顎頭の著しい形態変化をとらえるのみだが，スクリーニングとしては有用と考えられる．

2. 顎関節単純撮影X線検査

下顎頭や関節窩の形態や，左右開閉口時の下顎頭の位置を診査する．ただし，関節円板や関節軟骨をとらえることはできないため，これらの診査が必要なときにはMRI検査を行う．

⑤ 模型上の検査（研究用模型）

1. 研究用模型検査（図2-13）

研究用模型は，診査，診断，治療方針の決定に使用される本来の目的のみならず，個人トレーを製作するための作業用模型となることが多い．よって，すでに述べた解剖学的ランドマークが含まれていなくてはならない．また，人工歯選択，人工歯排列，床の形態などについて検討する際の資料となるため，上下顎堤の研究用模型に加え，旧義歯の印象を採って研究用模型や複製義歯の製作を可能な限り行っておくとよい．

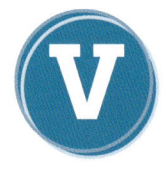

V 診断と評価

問題点を把握する

医療面接や検査の結果得られた情報をもとにプロブレムリストを作成するが，カルテへの記入順序はなるべく患者さんの訴えの重要度に応じた方がよい．プロブレムリストの若い番号，すなわち患者さんが最も困っている問題から，その解決手段の検討を行うことにより，患者さんの満足を重視した無駄の少ない診療が可能になる．

POSの歯科への導入

医科で普及しているPOSというシステムをそのまま歯科に導入する場合，多少のアレンジを行う方が妥当であろう．というのも，医科のPOSは入院患者のマネージメントを看護師や他のメディカルスタッフとともに行うことを目指して作られたシステムだからである．
日本の場合は保険診療における診療録記載方法の形式もあり，あまりPOMRの原形式にとらわれない方がよい．保険診療の場

収集した情報を分析すると，患者さんの抱える問題点がみえてくる．そこで，患者さんが訴えている事柄や，歯科医師によって明確になった事柄を問題点としてリストアップする．この問題点をリストアップすることが，すなわち診断である．この診断に基づき治療計画を立案し，診療を行っていくのだが，これに修正を加える過程が評価の過程である．

① プロブレムリストの作成

口腔外と口腔内の診査，診断により，いくつかの問題が明らかになってくる．それらの問題をプロブレムリストに記載する．

プロブレムリストは本来のPOMRにおいては，記入年月日，Active Problem，Inactive Problem，解決年月日の4つの欄に分けて記載されることが多いが，歯科外来診療においては記入年月日とProblem，解決年月日の3つの欄でよいと思われる．Problemをはじめて記載するときには，優先順位の順に記載する．この番号は一連の診療記録を使用する限り変更せず，混同するのを避けるとよい．

このプロブレムリストは，治療内容を示す目次にあたるもので，これをみれば患者さんの問題点をすぐに確認することができ，その問題の解

決状況も確認することができる．プロブレムリストは，図2-14のような形式で別の用紙を用意して記入し，カルテにファイルして使用する．保険診療録においては，いわゆる2号用紙に処置内容（いわゆるプログレスノート，SOAP形式で記入）と共に記載してもよいが，治療が長期にわたると初期のプロブレムが何だったか不明確になりやすいため，記載方法には注意を要する．また，これから始まる治療は，プロブレムリストを一つひとつ解決していくことになるため，患者さんの立場にとって最も重要なものから記載することを心がけるとよい．

合，初診の総義歯患者の病名は，ほとんどが義歯不適合，床下粘膜異常，顎堤吸収異常であり，新義歯新製時には欠損という単純な病名である．
しかし，同じ病名であっても，患者さん個々によって微妙に異なるプロブレムを医療面接でとらえ，これを改善する手段を検討し，治療方法の再検討を行うという，患者さんの問題中心の考え方を実行することが形式よりも重要なことである．

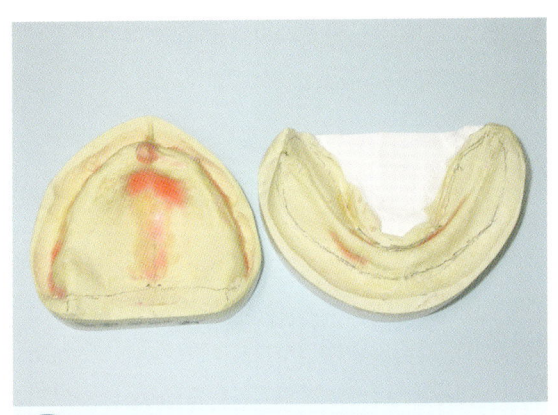

図2-13 研究用模型
個人トレー製作のためのリリーフ，外形線記入が終わった研究用模型．研究用模型においては，解剖学的指標を参考にしながら必要に応じてサーベイイング等も行い，口腔内診査の結果を加味しながら新しく製作する義歯の最終的な形態を模索する．研究用模型は個人トレーの製作用模型としても重要な役割を果たす

記入年月日	Problem	解決年月日
H16.4.21	＃1．咀嚼時の疼痛（特に下顎臼歯部）	
	＃2．舌運動時の下顎義歯の浮き上がり	
	＃3 上顎義歯の吸着不良	
	＃4 シェーグレン症候群（○○内科より紹介）	

図2-14 プロブレムリストの例

VI 治療計画とインフォームド・コンセント

① 治療計画の立案

プロブレムリストを作成したら，リストに記載した問題点を一つひとつ解決していくための診療計画，すなわち初期計画を立案する．初期計画は，診断計画，治療計画，教育計画の3つの計画から構成される．

診断計画とは，当初の診査で不足している情報を補う検査を行い，より適切な診断を立てるための情報収集の計画である．口腔内の再精査，

到達目標
・インフォームドコンセントの定義と重要性を説明できる．
・必要な情報を整理し，わかりやすい口頭説明と文書を準備できる．
・説明を行うために適切な時期・場所・機会に配慮できる．
・説明を受ける患者さんの心理状態や理解度に配慮できる．
・患者さんからの質問に適切に応え，そのさまざまな反応に柔軟に対応できる．

画像検査の追加や唾液検査，研究用模型を咬合器に装着した検査，各種咀嚼機能検査，構音機能検査，他科への対診依頼などを指す．これらの検査で必要なものを，どのような順番で，どれを行うかを計画する．

治療計画とは，補綴治療，補綴前処置としての外科処置，それに伴う薬物治療などの実施計画を指す．単に"義歯調整"などと漠然と記載するのではなく，"上顎結節を覆うように床を延長する"というように具体的に計画する．

教育計画とは，患者さんおよびその家族に疾患に対する説明や指導などについて計画する．これらのことを，初診時に可能な限り診療録に記載しておくと，治療の方向性が確実なものとなり，患者さんの訴え（問題点）を中心とした治療を確実に進めることができる．

② インフォームド・コンセント

インフォームド・コンセントとは，同意能力のある患者さんが，自分に対してなされる診療行為について，医師から適切な情報を与えられ，それについて理解し納得したうえで，自発的に医師に与える同意のことである．

患者さんの現状と，考えられる診療行為の内容とその効果，危険性について説明を行う．また，診療行為が何もなされない場合の予測についても言及することが望ましい．これらの中で，担当医師が勧める診療行為について，どのような理由でそれを選択したのかについて説明し，同意を得なければならない．

インフォームド・コンセントの注意事項
患者さんは専門家ではないので，専門用語を用いるのではなく，分かりやすい言葉で（"潰瘍"ならば"傷になって痛いところ"など）説明すべきである．また，図に示したり，鏡で口腔内を見せたり，サンプル模型や研究用模型などを準備して視覚に訴えるのもよい．
また，安易に旧義歯を製作した医療機関の批判を行ったり，『私が作る新義歯では何でも噛めるようになる』などと，根拠のない情報で治療の同意を得ることは行うべきではない．

③ カルテの書き方

カルテとは，単なる診療の覚え書きではなく，「歯科医師は，診療したときには，遅滞なく，診療に関する事項を診療録に記載しなければならない」という歯科医師法に基づく「公文書」である．記載事項も歯科医師法により，①診療を受けた者の住所，氏名，性別および年齢，②病名および主要症状，③治療方法（処方および処置），④診療の年月日と決められている．

公文書であることから，行間を空けず，黒または青のボールペンか万年筆で記載する．赤のボールペンや鉛筆は使用しないこと．修正をする場合には，修正液を用いず，二重線で消去すること．複数の医師が担当する場合には，責任の所在を明らかにするためにサインまたは押印をすることなどが定められている．

第3章 前処置

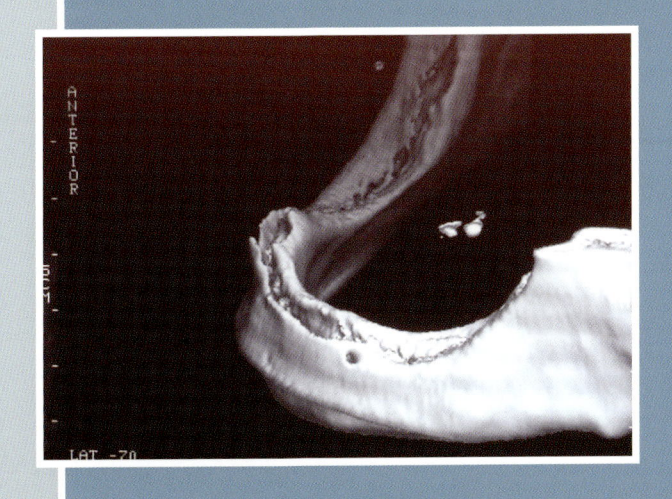

全部床義歯治療において，診査・診断を的確に行っていくと，症例によっては新義歯製作を開始する前に何らかの処置を施す必要性が明らかにされる場合がある．口腔内に何らかの処置が必要な病態がすでに存在している場合には，新義歯を製作することによる旧義歯の形態的問題点の解決だけでは，患者の抱えているプロブレムをうまく解決できないことになる．

　したがって，前処置の必要性を的確に判断し，適切な処置を行うかどうかで，全部床義歯治療の成功は大きく左右される．前処置には，おもに口腔外科的前処置，補綴学的前処置，薬物学的前処置がある．

I 口腔外科的前処置

KeyPoint

外科的前処置の位置付け

全部床義歯治療におけるさまざまな術式や特殊な手法のほとんどは，口腔の硬組織や軟組織の解剖学的な問題に対する対応のために考えられたものである．顎堤が非常に吸収している症例においては，口腔外科的処置によって顎堤造成術や口腔前庭拡張術などを行うことにより『難症例』を劇的に改善できる可能性があるのは事実であるが，患者側からすると『入れ歯の治療』のための外科手術には抵抗がある．歯科医師側からみて，いくら外科的前処置を行う利益が大きいと判断された場合でも，その適用にあたっては患者の同意が必要であることはいうまでもない．一般論としては，解剖学的難症例に対する全部床義歯治療は，外科的前処置を回避するための補綴学的なチャレンジと考えても差し支えない．実際，多くの場合，補綴学的対応で外科的前処置を回避できるが，そのためには高度なテクニックと的確な臨床判断が必要になる．

　全部床義歯治療の前処置を論じる際に，非常に難しい判断になるのが口腔外科的処置である．高齢者が多い全部床義歯患者に対する観血的処置のリスクや外科処置後の創傷治癒に至るまでのQOL低下を考えると，口腔外科的処置は避けられるものなら避けた方が良い．ただし，場合によっては軽微な外科処置で，非常に大きな臨床的効果を生む場合もあり，一律に口腔外科的処置を避けるのは適当ではない．本章では，全部床義歯製作において，口腔外科的処置を行って得られる利益（ベネフィット）が手術の危険性（リスク）を上回ると判断される可能性が高い外科的処置について述べることにする．

1 硬組織 (図3-1〜6)

　硬組織に対する口腔外科的前処置は，2つに大きく分かれる．一つは，硬組織が過剰である部分の切除術，もう一つは硬組織が不足している場合の形成術である．硬組織が過剰である場合の切除術は，切除部位にもよるものの比較的外科的侵襲が少なく，全部床義歯の維持安定に寄与するような期待通りの臨床効果が得られる場合が多い．切除術の主なものには，(1) 床下粘膜の疼痛部となる残根，骨鋭縁，骨隆起の除去，および (2) 全部床義歯の維持安定に問題となる顎堤形状の改善などを目的とした結節などの骨整形がある．前者は，主に疼痛部の床粘膜面のリリーフでは症状が改善されない場合に選択され，後者は，主に顎堤形状によってアンダーカットエリアが大きくなり，床縁が短くなって義歯の維持安定に問題が生じてしまう場合に選択される．

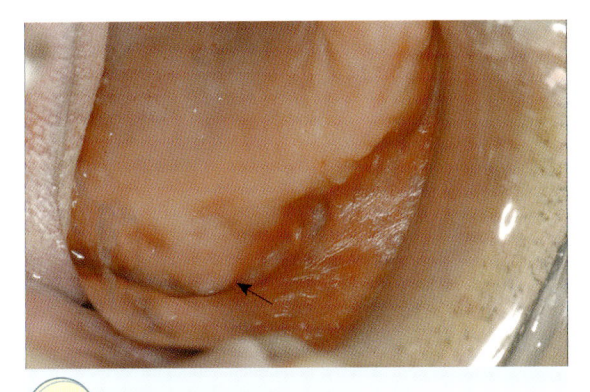

図3-1 上顎結節の形態異常
　上顎結節頬側部に義歯のアンダーカットとなる隆起があり，疼痛部となっている．このような場合，外科的な骨整形処置の適用が考慮される

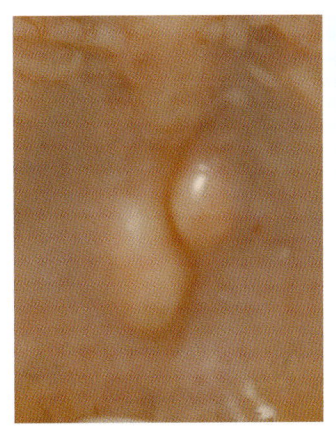

図3-2 口蓋隆起の形態異常
発達した二胞性の口蓋隆起があり，疼痛部となっている．義歯のリリーフだけでは対応できない場合，外科的な骨整形処置の適用が考慮される

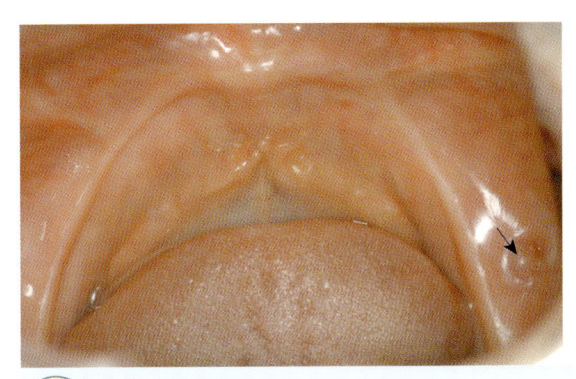

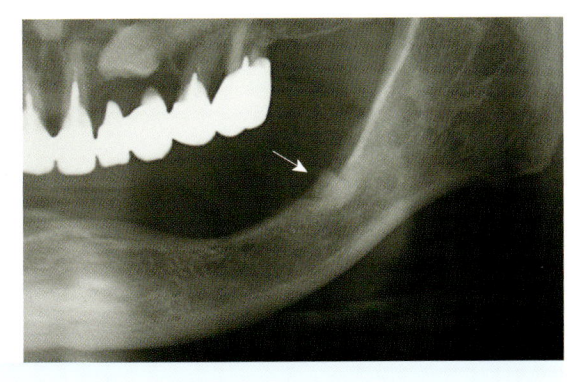

図3-3 粘膜上の腫瘤に対する外科処置
　粘膜上に腫瘤がみられ（左）疼痛部になっていた症例．X線撮影したところ（右）その原因は残根であった．抜歯することで容易に疼痛は緩解した

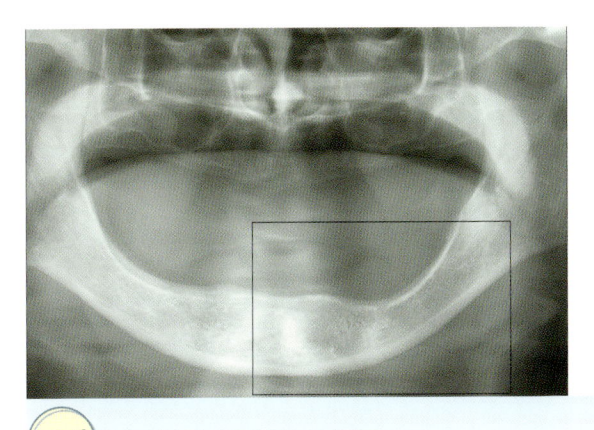

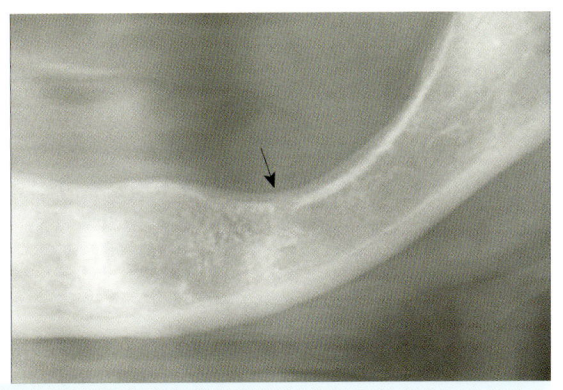

図3-4 オトガイ孔の骨上面への開口
　下顎左側の疼痛により全部床義歯が使用できないという訴えで来院した患者に対しパノラマX線撮影（左）を行ったところ，義歯疼痛部に一致してオトガイ孔が骨上面へ開口しているのが確認できた（右拡大写真矢印）．このような症例では，可能な限り義歯床のリリーフなどの補綴学的対応を試みるが，外科的な対応も一つの選択肢である

43

第3章　前処置

一方，形成術の主なものとしては，絶対的顎堤形成術がある．これには，顎骨歯槽頂上部の骨膜下に自家骨や人工骨を移植する方法（いわゆるオンレーグラフト）と顎骨体部を縦断し縦方向にずらす方法（Visor骨切り術など），あるいは仮骨延長術の応用などがあり，顎堤が吸収している症例において全部床義歯の維持安定に必要な顎堤の高さを確保することを目的としている．また，下顎骨体部が著明に吸収し，オトガイ孔が骨上面（すなわち義歯床粘膜下の耐圧区域）に開口して神経への圧迫から疼痛を訴える症例に対し，外科的にオトガイ神経移動術を行う場合もある．これらの形成術は，前述の切除術に比べ外科的侵襲が大きい割に，全部床義歯の維持安定が増し患者の満足が得られるような臨床効果が確実に得られるかどうか議論がある．

　患者の満足が高い確率で得られるインプラント治療が普及した現在，従来型の全部床義歯の維持安定の獲得を目的として顎堤形成術が実施される頻度は少なくなっている．

② 軟組織

フラビーガム
flabbyという英単語は，『（筋肉などが）たるんだ，締まりがない』という意味で用いられる余り語感のよくないインフォーマルな日常語である．Gum（ガム）という用語も歯槽堤歯肉を表す日常語であり，フラビーガムという言葉は少なくとも学術用語としては不適格と思われるが，他に的確な用語がないこともあって欧米の学術雑誌等でも正式な用語として使用されている．

　軟組織に対する口腔外科的前処置は，フラビーガム（flabby gum，コンニャク状歯肉，図3-7）や義歯性線維腫の切除，高位付着の小帯切除，相対的顎堤形成術としての口腔前庭拡張術などがある．ただし，これらの多くは印象採得の工夫や適切な床形態の付与，適切な咬合関係の確立などにより補綴的に解決できることが多いため，性急に外科的処置を選択せず慎重に対処した方が良い．しかし，補綴的処置で対処できる限界を越え，明らかに外科的処置の選択が適切と考えられる症例も少数ではあるが存在する．その際には，患者に必要性，得られる利益と考えられる危険性を良く説明した上で，適切なインフォームドコンセントを得ることが必要である．

II 補綴学的前処置

　新義歯を製作することを前提として，旧義歯に大幅な修正を加えて調整を試みることがある．これを補綴学的前処置と呼んでいる．患者の満足が得られれば，新義歯に付与すべき形態的具備条件が明らかになる．もしも，患者の満足が得られない場合には，前述の口腔外科的前処置の適用などを考慮する必要がある．補綴学的な前処置には，主に旧義歯を

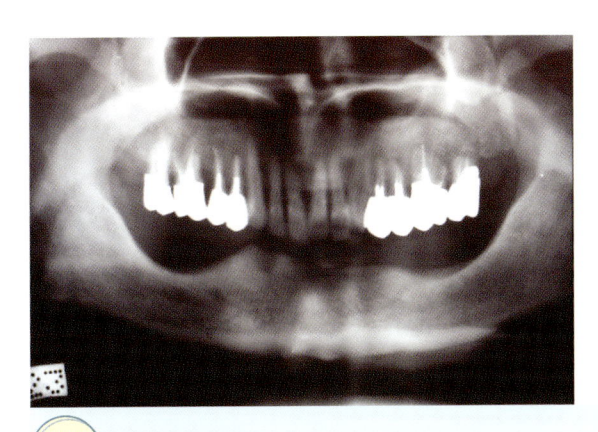

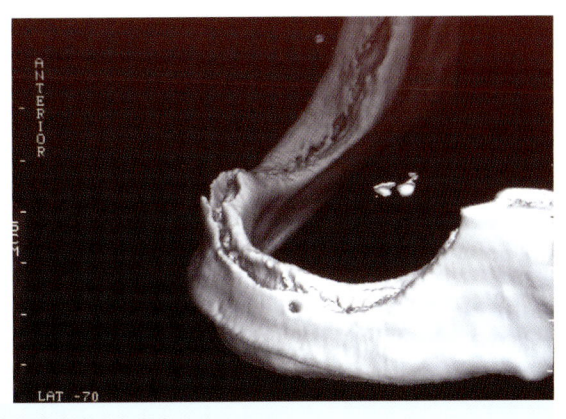

図3-5 下顎骨鋭縁
　　交通事故外傷後，6カ月経過した症例．下顎全部床義歯使用時の疼痛の原因を探るためX線学的に診査した．パノラマX線撮影（左）では判断できなかったが，患者の同意を得てCT撮影を行い三次元像（右）で骨形態をみたところ，外傷後の骨治癒に問題があり骨鋭縁が疼痛の原因と考えられた．外科的に骨整形を行ったところ，義歯による疼痛は消失した

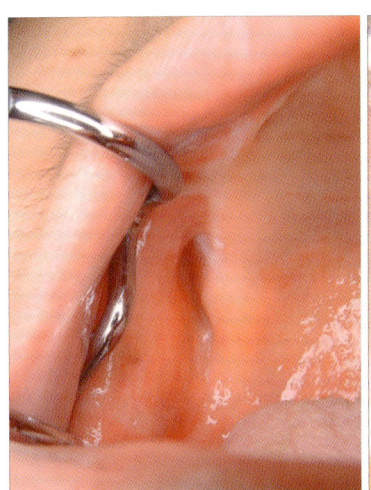

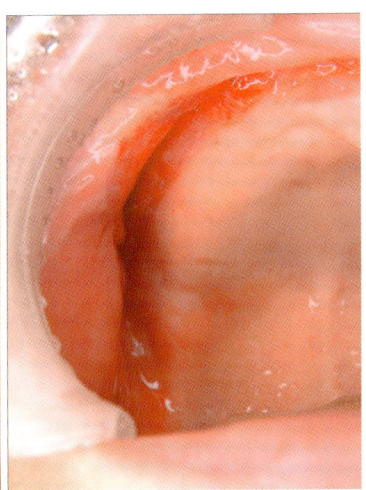

図3-6 口腔前庭拡張術
　　腫瘍切除術後（左）口腔前庭が狭小になり義歯装着が困難になったため，補綴前処置として口腔前庭拡張術が選択された（右）．このような症例では，口腔外科専門医との連携が重要である（手術症例写真提供：九州歯科大学第2口腔外科　高橋　哲教授）

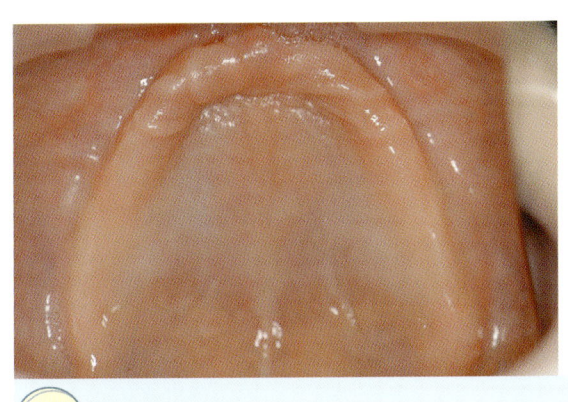

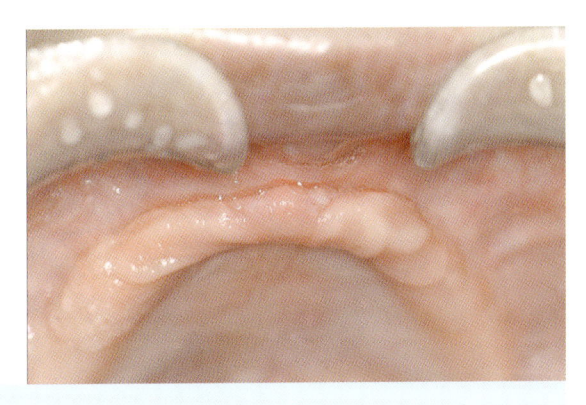

図3-7 フラビーガム
　　フラビーガム（コンニャク状歯肉）は，多くの場合上顎前歯部にみられる．第一選択は補綴学的対応である．外科的に切除することは可能であるが，歯槽堤の高さを失うため必ずしも義歯の安定につながるとは限らない．外科的処置の適用は，術後の顎堤形態等を考慮した上で慎重に判断する必要がある

利用した粘膜調整と，前処置を目的とした治療用義歯を製作して用いる方法がある．

① 粘膜調整

　旧義歯の形態が不適切なために，口腔粘膜に褥瘡性潰瘍やびらん，線維性増殖などの病態がみられることがある．これらを放置したままで新義歯製作を行うのは好ましくない．このような場合，旧義歯の床粘膜面を一層削除して軟性の粘膜調整材で裏装を繰り返すことにより，床下粘膜を正常に近い状態まで回復させることを粘膜調整（tissue conditioning, ティッシュコンディショニング）という（図3-8）．

　すなわち，粘膜調整とは，軟性裏装材を用いた大がかりな旧義歯調整と考えられるため，もしも粘膜病変が旧義歯の使用が原因で引き起こされたものでなければ，漫然と粘膜調整を続けても粘膜の状態は改善しない．そればかりか，粘膜調整に用いる軟性裏装材は，材質が比較的不安定な高分子材料であるため，長時間の使用で粘弾性の特性が変化して硬化したり，表面が汚染されたりして，新たに粘膜の異常を引き起こすことになりかねない．したがって，粘膜調整は，ただ漫然と行うのではなく，粘膜の異常が改善されれば直ちに新義歯製作に入るべきであり，また，新義歯製作途中であっても，粘膜調整材が不安定であることを考慮して1週間前後で交換する方が良い（図3-9〜11）．

② 治療用義歯

　前述の粘膜調整を行う場合，旧義歯の床粘膜面を全面的に一層削除する必要があるため，もしも患者が旧義歯の原状回復を求めてきた場合には応じることができない．そこで，症例によっては，旧義歯をもとにした複製義歯を製作することにより，旧義歯を温存したままで，粘膜調整を行うことが可能になる．

　また，下顎位や咬合平面を旧義歯の状態から大きく改変する必要があると認められた場合にも，ほとんど新義歯製作と同様の方法で治療用義歯を製作し，新たな下顎位に問題がないかどうか実際に治療用義歯を使用してもらい確認することができる．この場合の治療用義歯は，最終的な義歯と同様の耐久性があるため，患者が新しい下顎位に適応するまで長期間かけて十分な調整を行うことができる．

ティッシュコンディショニング

ティッシュコンディショニング（粘膜調整）のための暫間軟質裏装材の使用は疼痛緩和に有効であり，さらに材料が有する粘弾性により床下粘膜の褥瘡性潰瘍や圧痕の治癒をはかることが可能である．しかし，多くのアクリル系暫間軟質裏装材の場合，アルコールや可塑剤の溶出により徐々に粘性が失われ面荒れが生じるため粘膜調整材としての有効期間は短く，頻繁な交換が必要となる．

また，粘膜調整中に患者が自分の判断で市販の義歯洗浄剤を使用すると，成分によっては軟性裏装材の材料劣化の原因になることがあるため注意を要する．

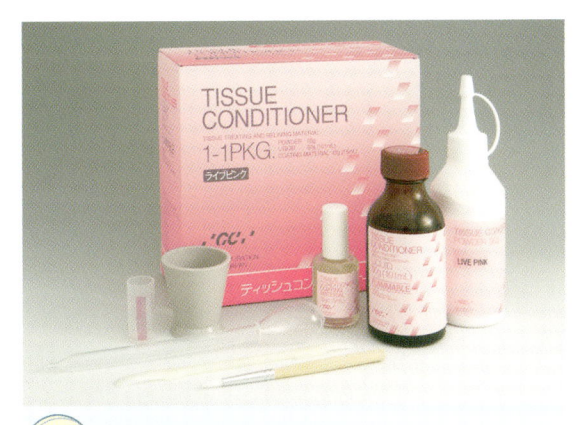

図3-8 粘膜調整用軟性裏装材
粘膜調製に用いる軟性裏装材（ティッシュコンディショナー，ジーシー社カタログより）

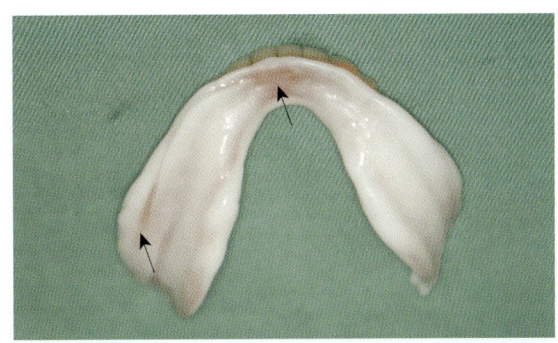

図3-9 粘膜調整の実際1
旧義歯の粘膜面を一層削除し，粘膜調整用軟性裏装材（ティッシュコンディショナーなど）を用いて口腔内で直接裏装する．このとき，できるだけ均一な軟性裏装材の層を得るようにする．義歯床が見えるような部分（矢印）は修正が必要である

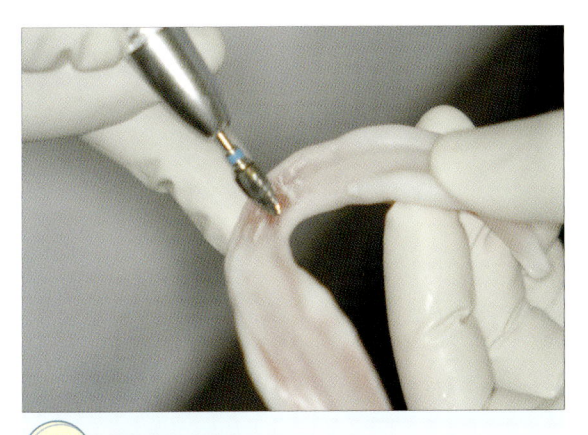

図3-10 粘膜調整の実際2
裏装材が薄く義歯床が見えるような部分を一層削除する

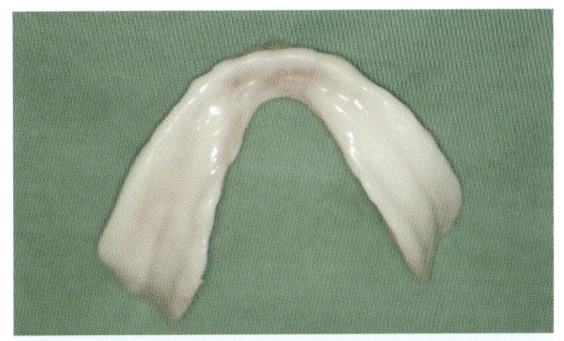

図3-11 粘膜調整の実際3
旧義歯床の削除調整を繰り返し，可能な限り均一な軟性裏装材の層を確保することにより，適切な粘膜調整を行うことができる

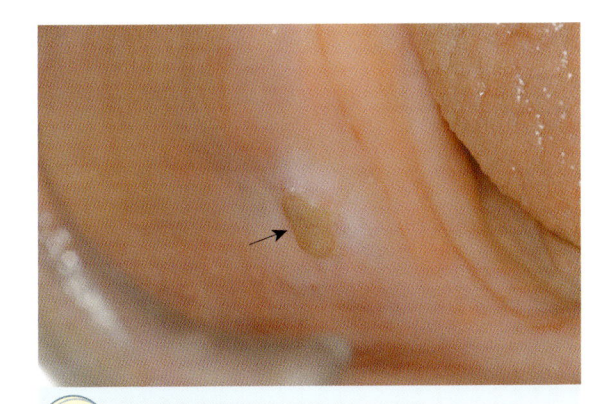

図3-12 褥瘡性潰瘍
義歯床粘膜下にできた褥瘡性潰瘍（矢印）．義歯床がわずかに接触するだけで疼痛を訴える

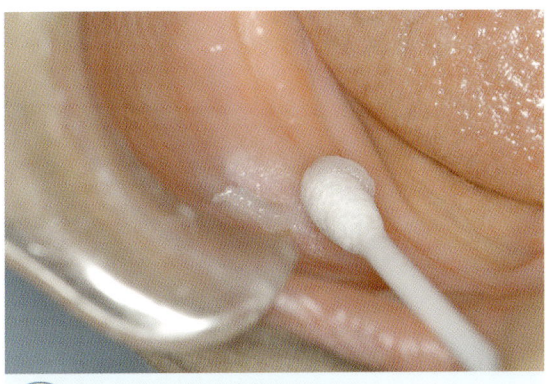

図3-13 褥瘡性潰瘍の薬物療法
義歯調整と同時に，潰瘍部にデキサメタゾン製剤の軟膏を綿棒を使って塗布する

第3章　前処置

Ⅲ 薬物学的前処置

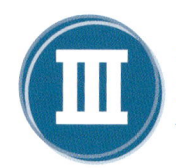

① 義歯性口内炎

　義歯の装着が原因で生じた口腔粘膜の炎症性疾患を総称して義歯性口内炎（denture stomatitis）と呼んでいる．義歯性口内炎の主症状は，自覚症状としては痛みや食物がしみる，あるいは口の中の腫れなどで，他覚症状としては発赤や腫脹，まれに出血がみられることもある．原因の多くは，義歯に付着したプラーク（デンチャープラーク）中に増殖したカンジダ菌（*candida albicans*）によるもの（口腔カンジダ症）であり，他に不適合義歯による機械的刺激や食物残渣の停留，あるいは，義歯床用材料に対する接触皮膚炎（レジンアレルギー）と考えられる場合もある．治療は，まず旧義歯の使用を中止し症状の変化を確認することと，旧義歯の調整と清掃，口腔洗浄剤による消毒，カンジダ症と確定診断された場合には抗真菌剤の処方を行う．

② 褥瘡性潰瘍

粘膜治療用の薬剤の種類と投与
褥瘡性潰瘍などの薬物療法には，デキサメタゾン（デキサルチン軟膏，アフタゾロン）やトリアムシノロンアセトニド（ケナログ）などのステロイド製剤が用いられることが多い．これらの薬剤は対症療法として有効であるが，長期間の使用は避け義歯調整などによる原因除去を確実に行わねばならない．
また，これらの軟膏を外用薬として処方してもよいが，患者が自分で病変部に的確に塗布することが難しい場合も多く，塗布方法などの丁寧な指導も外用薬処方の重要なポイントである．

　褥瘡とはいわゆる床擦（とこずれ）のことであり，皮膚，粘膜が常に圧迫されていると血行障害におちいり，潰瘍状になる病態である．義歯の床粘膜面の形態が不適合であると，粘膜に強圧迫部位を生じることで血行障害が生じ褥瘡性潰瘍を形成する．治療は，まず不適合義歯を調整することと，潰瘍形成部にデキサメタゾン製剤などの軟膏や貼り付け型の口腔粘膜治療薬を処方することで，急速に症状が改善することが多い．まれに難治性のものに遭遇するが，この場合は義歯が原因ではない可能性も考えられるため，薬物療法を行った後は，症状の推移を慎重に見守る必要がある（図3-12，13）．

第4章
印象採得・模型製作

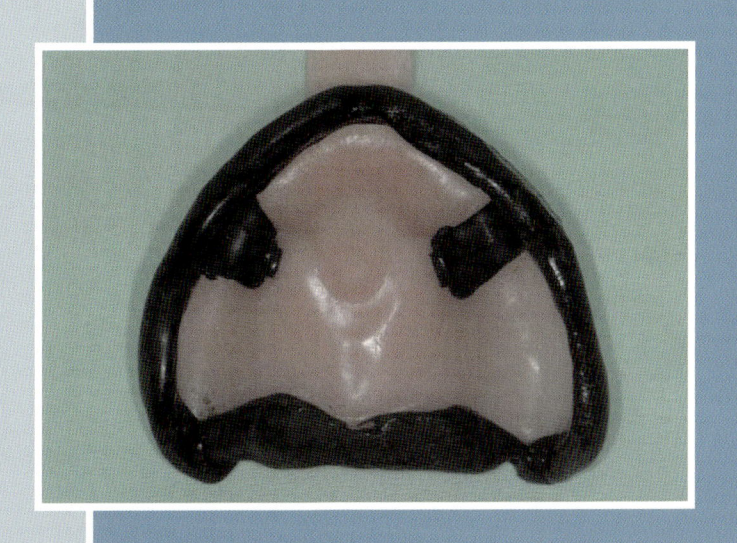

I 印象の意義・目的

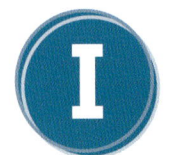

KeyPoint

到達目標
1. 研究用模型と作業用模型の製作方法を説明できる.
2. 全部床義歯の製作に必要な材料の特性を説明でき,各基本的操作を適切に行うことができる.
3. 全部床義歯の製作過程を説明でき,基本的手技ができる.

印象とは
補綴装置の製作を口腔内で行うことは,多くの装置では不可能であるため,目的とする装置製作のための陰型を記録し,陰型に石膏等の材料を注入して口腔内状態を口腔外に再現して,補綴装置を製作するとの過程を踏むことになる.この過程のなかで陰型を記録する操作を印象採得,記録した陰型を印象,陰型から製作した型を模型という.

　全部床義歯は可撤性であるという特徴があり,口腔内に装着し存在させておくと同時に,機能時に咀嚼等の機能を果たし装着感の不良や疼痛を招くことのない維持・安定が要求される.そのためには可動粘膜と接触する義歯床外形との接触関係を適切に保つ辺縁封鎖域を確保する必要があり,解剖学および組織学的な構造の差異に起因して部位によって相違する局所機能圧の負担能力,および顎堤粘膜の被圧変位性(被圧縮性)に従って顎堤粘膜を再現することが要求される.局所負担能力に対する印象採得での配慮は,咬合支持がすべて粘膜負担であることから,支持の確立および残存顎堤の保全につながることになる.

　さらに,無歯顎印象には,単に義歯床下組織となる残存顎堤の印象にとどまることなく,喪失した組織の三次元的な補塡のスペースを確保することが要求される.このスペースがデンチャースペースであり,周囲組織と調和するデンチャースペースは,全部床義歯による審美性や円滑な社会とのコミュニケーションの確立を図ることになる.

　すなわち,無歯顎印象採得の目的は,維持・安定性の向上,支持の向上,残存顎堤の保全,審美性およびコミュニケーションの確立にある(表4-1, 2).

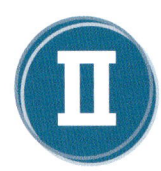

II 無歯顎の印象採得に用いる印象材

「よい印象」は何故必要か?
全部床義歯に患者の求めることは「適合」と「快適」であり,そのためには食事や会話の際に一定の位置に義歯が留まっていることが不可欠である.

デンチャースペース
歯および歯槽骨の喪失や顎堤の吸収によってできた空隙で,舌の外方への力と口唇および頰の内方への力とが相拮抗し相殺される空隙をいう.この空隙に義歯を位置させることで,これら組織の圧を積極的に使用することを筋圧維持という.

　無歯顎の印象採得に用いることが可能な印象材は,多種類存在し,各々の印象材が異なった特徴を持っている.さらに,無歯顎患者の口腔内状態も患者個々で異なっているために,どのような症例においてもある特定の印象材を用いれば常に好結果が得られるとはいえない(図4-1〜3,表4-3).

　印象材全般を通じての所用性質としては,次の事項が要求される.
1. 口腔内で無害で不快感を与えない.
2. 適度な流動性,可塑性,弾性,再現精度を持っている.
3. 口腔内で短時間に硬化する.
4. トレー材と接着し,滑らかな印象面が得られる.
5. 模型材と容易に分離する.

表4-1	印象採得の基本原則

1. 顎堤の保護と保存
2. 支持（Support）の向上
3. 維持（Retention）の向上
4. 安定（Stability）の向上
5. 自然感の回復

可撤性で粘膜負担である全部床義歯では，印象採得への要求が他の補綴装置に比較して多くなる

表4-2	印象採得の基本的必要条件

1. 口腔解剖の知識
2. 基本的な信頼できる技術の知識
3. 材料の知識と理解
4. 優れた技能
5. 患者の扱い方

印象採得は術者と患者の協同作業であることを認識する

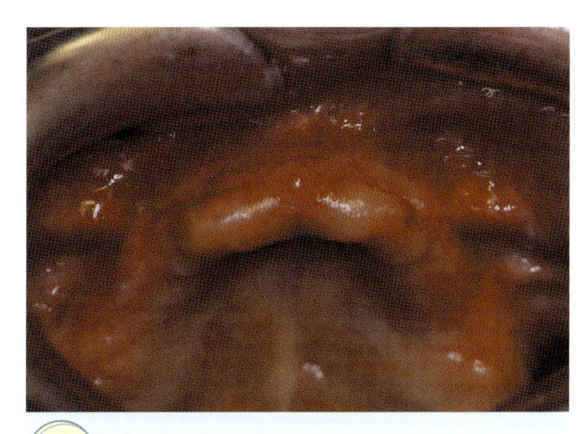

図4-1 上顎前歯相当部に認めるフラビーガム

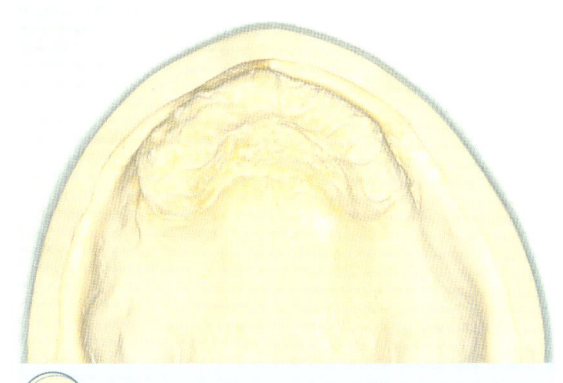

図4-2 フラビーガム部の無圧印象で製作した模型

　フラビーガムが印象圧による影響を受けておらず，義歯の機械的刺激はリリーフにより容易に防止できる

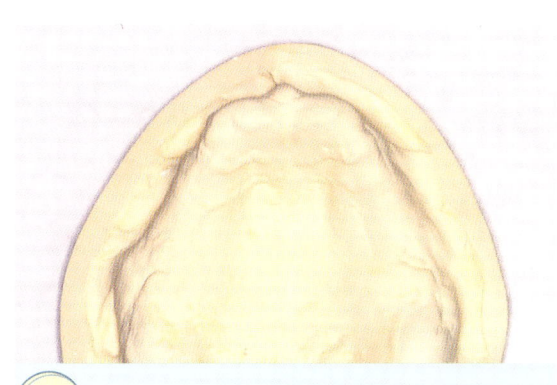

図4-3 フラビーガム部の加圧印象で製作した模型

　フラビーガムが印象圧により移動や変形を招いており，義歯の機械的刺激をリリーフで防止することが困難で，骨吸収やフラビーガムの増生が危惧される

表4-3	印象材

無歯顎患者で使用する印象材

弾性印象材
　アルジネート印象材
　シリコーンラバー印象材
　ポリサルファイドラバー印象材
　機能印象材

非弾性印象材
　インプレッションコンパウンド
　酸化亜鉛ユージノール印象材
　石膏印象材

① インプレッションコンパウンド

インプレッションコンパウンドは，熱可塑性材料であり，軟化温度，流動性および硬化速度などの特性を変えたものが数種類あり，使用目的に応じて使い分ける．温度により流動性を変化させることができ，印象材の削除や追加が容易にできるため無歯顎の印象材としては優れた性質を持っている．しかし，弾性が小さく，多数箇所あるいは大きなアンダーカットの存在する症例には不向きである（図4-4）．

インプレッションコンパウンド
1. 熱可塑性の非弾性印象材で加圧ができる．
2. 繰り返し調整ができ，筋圧形成に適する．
3. 表面再現性が劣り，他の印象材との組合せによる印象が必要である．
4. 加圧による顎堤粘膜等の変形を招く．

② アルジネート印象材（ハイドロコロイド印象材）

アルジネート印象材は，操作性がよく適度の流動性と弾性があり，弱圧での印象が可能である．アンダーカットがある場合には，印象撤去時にアンダーカット通過による弾性ひずみ作用時間を短くするために一挙動で行う必要がある．また，硬化後の水分の離液現象により収縮し，水中保管で膨張し寸法安定性が悪いために，撤去後すぐに模型材を注入する必要がある．

アルジネート印象材
1. 印象操作が容易で，患者に不快感を与えない．
2. 弾性を有し，アンダーカット部の印象が可能である．
3. 精度が高い．
4. 離液現象により，収縮・変形する．
5. 模型材である石膏と反応し，模型表面が粗造になる．

③ シリコーンラバー印象材

シリコーンラバー印象材は，硬化機構の違いにより付加型と縮合型がある．無味，無臭で弾性に富み，硬化時間も比較的短く，付加型では寸法安定性が高い．硬化反応はシャープであり，患者の負担は小さいが，硬化時間が温度の影響を受けやすいことから，無歯顎の印象材としては口腔内操作時間が短く，操作には熟練を要する（図4-5）．

ラバー系印象材
1. 精確で目的に合致した印象が採得できる．
2. ベースペーストとキャタリストペーストの練和比に注意が必要．

石膏印象材
1. 流動性がよく，組織の変形を招かない．
2. アンダーカットが大きな場合は適さない．
3. 印象表面が粗造である．

ワックス系印象材
1. 筋圧形成材として用いる．
2. デンチャースペースの印象に用いる．
3. 変形しやすい．

④ ポリサルファイドラバー印象材

ポリサルファイドラバー印象材の硬化は，縮合反応として進み，比較的ゆっくりとしているため口腔内での操作時間が確保しやすく，印象辺縁部の機能的形態を付与するのに適している．弾性ひずみを受けたあとの永久ひずみが大きく，印象撤去時の見きわめと撤去操作に注意を要する（図4-6, 7）．

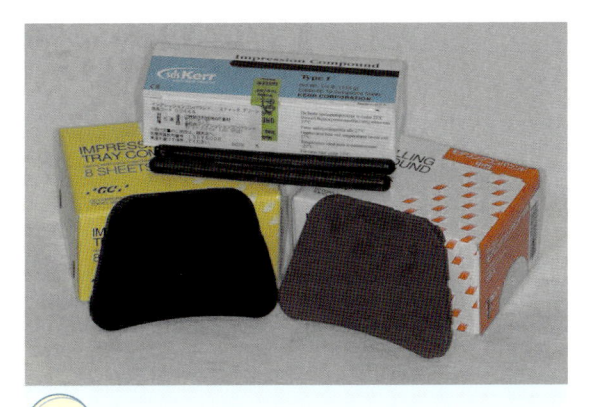

図4-4 インプレッションコンパウンド
　板状のインプレッションコンパウンドは主として概形印象に，スティック状は筋圧形成に用いる

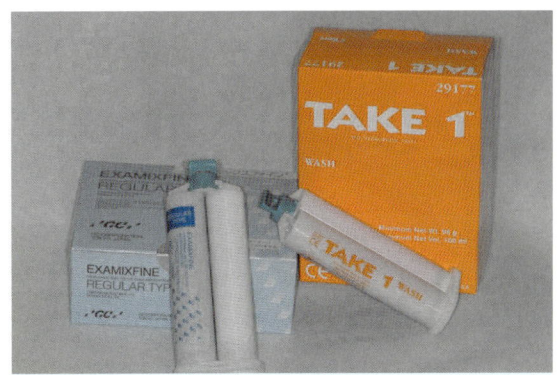

図4-5 付加型シリコーンラバー印象材
　硬化時間が温度の影響を強く受け，硬化がシャープに発現するため，印象操作に注意が必要である

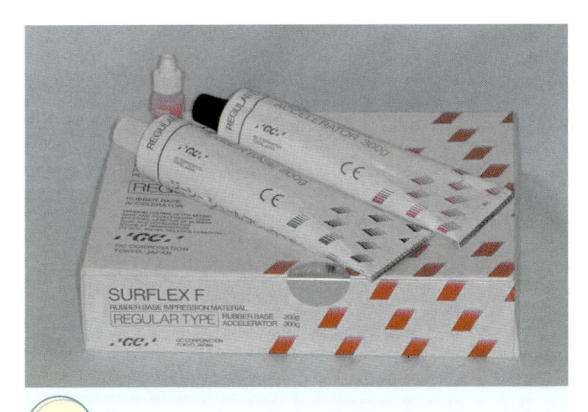

図4-6 ポリサルファイドラバー印象材
　操作時間が長いことから，筋圧形成に使用することもある

図4-7 ポリサルファイドラバー印象材による筋圧形成と精密印象

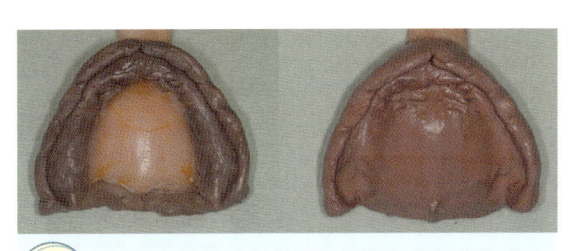

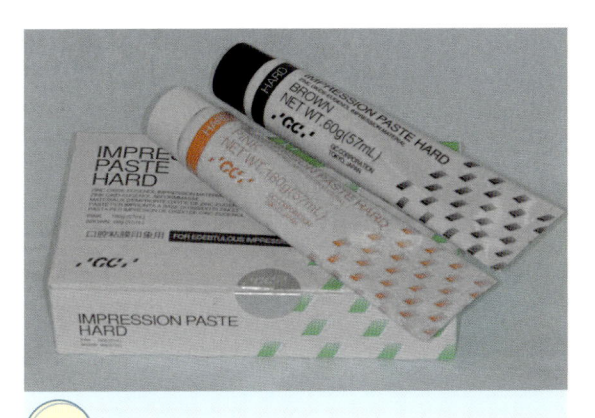

図4-8 酸化亜鉛ユージノール
　無歯顎患者でのみ用いる印象材で，無圧に近く印象採得でき，個人トレーとの接着性も高いが，粘膜に対しわずかに刺激性を有する

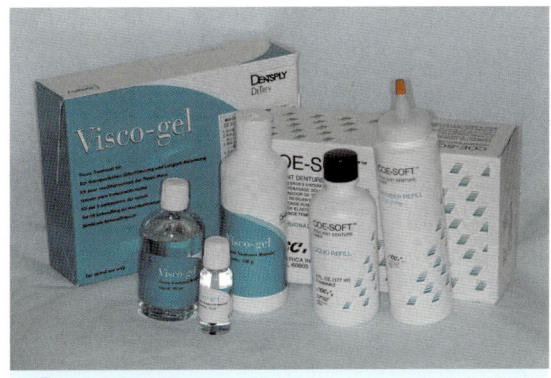

図4-9 機能印象材
　既製義歯床粘膜面を削除し，顎堤粘膜との間に一定のスペースを確保して，そのスペースに貼布して使用することで，機能時の顎堤粘膜や周囲組織の動態を採得する

⑤ 酸化亜鉛ユージノール印象材

酸化亜鉛ユージノール印象材
1. 流動性がよく，組織の変形がきわめて小さい．
2. 精確で，寸法安定性が高い．
3. 無歯顎の印象に適している．
4. 粘膜などの軟組織に灼熱感を与える．
5. アンダーカットが大きな場合は適さない．

酸化亜鉛ユージノール印象材は非弾性で，硬化が化学反応によって進行することで諸種の要因により硬化時間が影響を受け，水分を添加すると促進する．稠度の高いものは流動性が高く，比較的無圧での印象採得が可能で，硬化後の寸法変化も無視できる程度に小さい（図4-8）．

⑥ 機能印象材

機能印象材
1. 長時間の可塑性を持ち，変形（流動変形）する．
2. 弾性に富み，クッションの役割を果たす．
3. 長期間の適用は粘膜を損傷する．

機能印象材は，混和直後は十分な流動性を有しているが，数分間で流動性が減少して粘弾性を発現する．塑性変形するが弾性回復しない性質を有しており，塑性変形は数日間継続する．この性質を利用して顎堤粘膜と義歯床粘膜面あるいは義歯床縁と可動域とに介在して，顎堤粘膜，筋および頰粘膜等の機能時の状態を動的にとらえる（動的印象採得）印象材である．また，変形や変位した粘膜の形態を回復させる，ティッシュコンディショナー（粘膜調整材）としても機能する（図4-9）．

Ⅲ 印象採得法の種類

無歯顎の印象採得法は，印象材の種類および使用する器具の開発によって多くの術式が報告され，いずれの方法も長所と短所の両面を持っている．臨床で印象採得に用いる印象法は，診査・診断の結果から患者の持つ全身的および局所的要因と目的に応じて選択する必要がある（表4-4〜6）．

① 目的による分類

全部床義歯の印象
印象は，無歯顎患者の条件や製作過程によって，種々の術式のなかから，**表4-1**として示した印象採得の基本原則を満たす方法を選択するのであり，どのような症例においても画一的な過程をとるのは誤りである．

1．概形印象（preliminary impression）

研究用模型を製作するために，既製トレーを用いて採得する印象である．これにより製作された模型を用いて，口腔内の解剖学的ランドマークの診査や口腔内での診査に困難を要する顎堤吸収度などの診査を行い，義歯の仮設計を行ってインフォームドコンセント確立の資料とし，精密印象用の個人トレーの製作を行う．印象には，一般に既製トレーとアルジネート印象材が用いられる（図4-10，11）．

表4-4 印象採得法の分類

使用印象材数による分類
・単一印象
・連合印象

操作による分類
・単純印象
・早取印象
・概形印象
・精密印象

機能状態による分類
・機能印象
・非機能印象（解剖的印象）

印象圧による分類
・無圧印象
・加圧印象（手圧，咬合圧）
・選択的加圧印象
・緩圧印象
・陰圧印象

その他の分類
・開口印象
・閉口印象

表4-5 上顎概形印象でのチェック項目

・上唇小帯
・頰小帯
・口蓋皺襞
・切歯乳頭
・顎堤
・口蓋縫線
・口蓋隆起
・上顎結節
・口蓋小窩
・翼突下顎縫線
・歯肉頬移行部

表4-6 下顎概形印象でのチェック項目

・下唇小帯
・頰小帯
・舌小帯
・オトガイ孔
・頰棚
・レトロモラーパッド
・顎堤
・顎舌骨筋線
・後顎舌骨筋窩
・下顎隆起
・舌側溝
・歯肉頬移行部

図4-10 **上顎概形印象**
表4-5のチェック項目を満たしていることを確認する

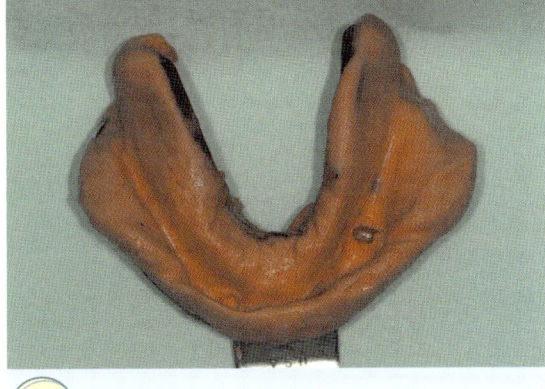

図4-11 **下顎概形印象**
表4-6のチェック項目を満たしていることを確認する

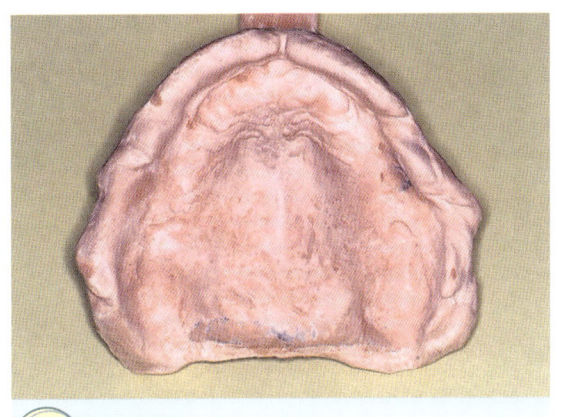

図4-12 **無圧印象**
無歯顎に用いる印象材の中で，無圧印象の可能な石膏印象材を用いた印象

2．精密印象（precise impression，最終印象：final impression）

補綴装置を製作するための作業用模型をつくる目的で，個人トレーを用いて行う寸法精度や表面精度の高い印象である．全部床義歯の義歯床辺縁形態および粘膜面の形態は，この印象により決定されるため，義歯床縁と周囲軟組織との辺縁封鎖および義歯床下粘膜の被圧変位量に応じた再現の成否は，最終補綴装置に大きな影響を与える．

② 印象圧による分類

1．無圧印象

無圧印象法は採得時に顎堤粘膜に加える圧を最小限にする方法であり，石膏印象材および酸化亜鉛ユージノール印象材を用いる．この印象法では，顎堤粘膜の静止解剖学的形態が可及的に変化することなく再現されるため，製作された義歯は口腔内装着時義歯床下粘膜と密着して維持力が得られると同時に，咬合力ベクトルが同一方向となるため，安定力が得られることを期待している．この方法には，粘膜静態印象法，解剖的印象法がある（図4-12）．

2．加圧印象

加圧印象法は，口腔生理機能の一つである咬むということを重視したものであり，全部床義歯および義歯床下組織に咀嚼力および咬合力が加わると，義歯の維持安定が最も良好となることを主眼にした方法である．この方法には手圧印象法，咬合圧印象法およびダイナミック印象法がある（図4-13，14）．

3．選択的加圧印象

選択的加圧印象法は，咀嚼時および咬合時に義歯床を通じて伝達される力を，顎堤粘膜の被圧変位性が正常で顎骨骨質が組織構造的に密な耐圧部位で負担し，この部位以外の義歯床下組織に加わる力を減弱する方法である．義歯床下組織の部位の相違による圧負担能力に配慮することで，義歯床下組織の萎縮や吸収などを防止し，長期にわたる義歯の維持安定を確保することに主眼がある（図4-15）．

③ 機能による分類

1．解剖的印象

解剖的印象法とは，解剖学的特徴をできる限り正確に再現する方法である．有歯顎における歯の印象採得に用いられることが多く，無歯顎で

全部床義歯の印象過程
- 概形印象→精密印象→義歯製作・装着
- 概形印象→蠟義歯製作→咬合圧印象→義歯製作・装着
- 概形印象→粘膜面の精密印象→咬合床によるフレンジ部の印象（フレンジテクニック）→義歯製作・装着
- 概形印象→治療用義歯製作→治療用義歯によるダイナミック印象→義歯製作・装着
- 既存義歯の修正→既存義歯によるダイナミック印象→義歯製作・装着
- 概形印象→精密印象→義歯製作・仮装着→製作した義歯によるダイナミック印象→義歯床粘膜面の置換→義歯装着

印象前処置
補綴的処置
　粘膜調整，現有義歯の咬合の調整（修正），治療義歯の製作，褥瘡性潰瘍に対する現有義歯調整
外科的処置
　義歯性線維腫およびフラビーガムに対する切除，骨鋭縁および骨隆起などに対する骨整形，顎堤整形
その他（薬物学的処置など）
　義歯性口内炎に対するプラークコントロールなど

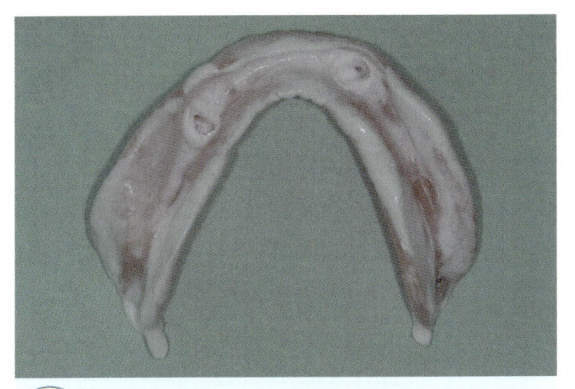

図4-13 咬合圧印象を行う基礎床の適合性
臼歯相当部顎堤よりも前歯相当部顎堤にスペースを設け，加圧印象ではあるが圧をコントロールしている

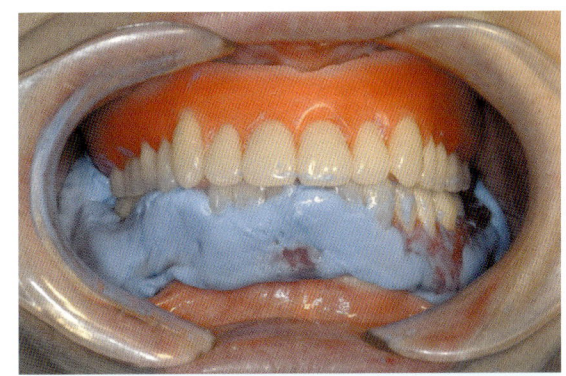

図4-14 下顎の咬合圧印象
顎堤粘膜に対しては加圧印象であり，床辺縁に相当する部分は筋圧形成を行い辺縁封鎖を高める

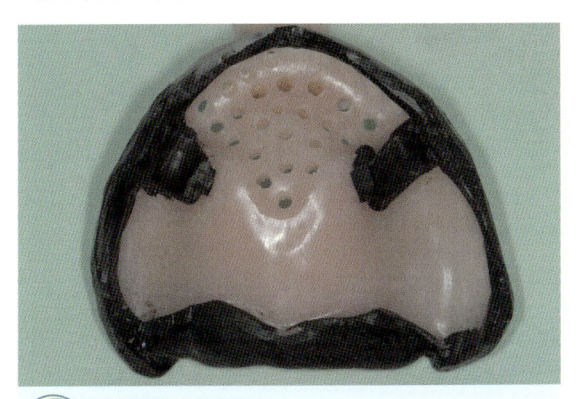

図4-15 選択的加圧印象のための個人トレー
前歯相当部顎堤および口蓋皺襞部には印象圧を減弱するためのベントを，筋圧形成した辺縁は一層削除することで印象材の遁路を設け，印象圧のコントロールが成されている

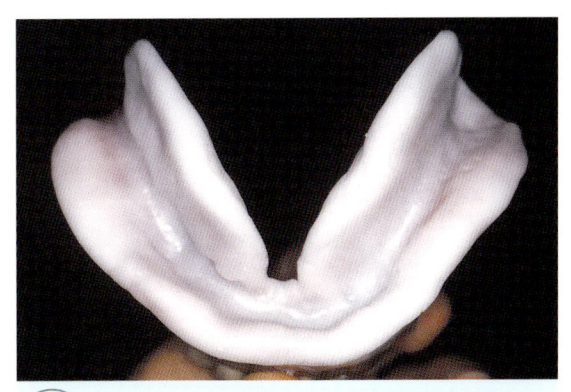

図4-16 ダイナミック印象
使用中の義歯の咬合関係や顎堤粘膜との適合性を診査し適正に修正した後に，義歯床粘膜面に機能印象材を貼布して採得したダイナミック印象

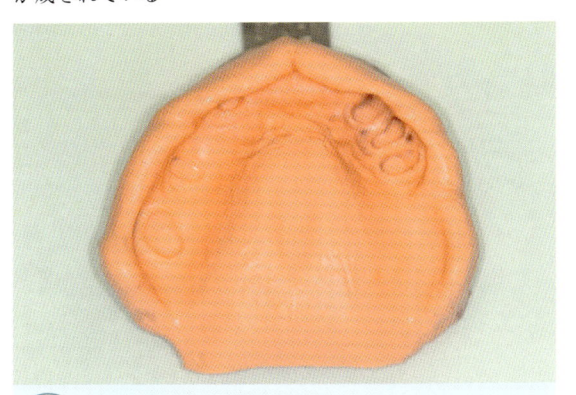

図4-17 単一印象
既製トレー＋ユーティリティーワックスのストッパー＋アルジネート印象材による無歯顎患者の概形印象は，単一印象である

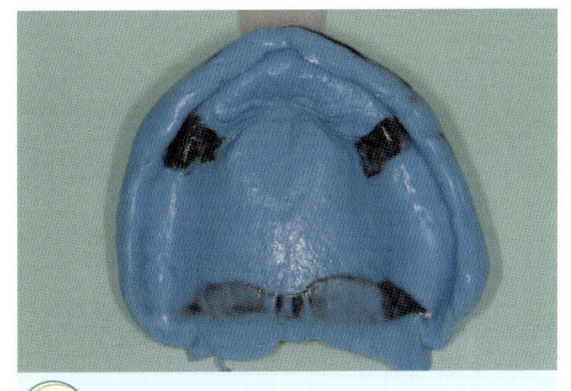

図4-18 連合印象
無歯顎患者で個人トレーを用い，インプレッションコンパウンドによる筋圧形成とシリコーンラバー印象材による精密印象は連合印象である

第4章　印象採得・模型製作

は口腔粘膜の解剖学的形態を，できるだけ無圧下の静止状態で再現するために用いられる印象法である．このため静止印象法とも呼ばれる．

2．機能印象

機能印象法とは，咀嚼および会話等の機能運動における口腔粘膜の動態に考慮した方法である．この機能印象法には，機能運動時の顎堤粘膜状態に考慮するものと機能運動時の咬筋や頰筋などの口腔周囲の可動粘膜の機能状態を考慮して印象採得するものがある．前者には，その方法として加圧印象法，選択的加圧印象法があり，後者には筋圧形成印象法，ダイナミック印象法などがある（図4-16）．

④ 印象材の組合せによる分類

1．単一印象

1種類の印象材を使用して行う方法で，操作的には簡単で特別な配慮を必要としない．既製トレーにアルジネート印象材を用いた概形印象はこれにあたる（図4-17）．

2．連合印象

2種類以上の印象材を用い，各々の印象材の特性を生かし，目的に合った印象を作成する方法である．無歯顎患者の精密印象採得における，モデリングコンパウンドと酸化亜鉛ユージノール印象材などの組合せはこれにあたる（図4-18）．

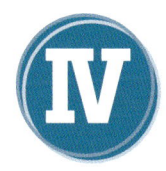

嘔吐反射への対応

1．局所性の嘔吐反射（図4-19）
トレーおよび印象材の軟口蓋および舌根部への接触と，印象材の咽頭方向への流入に伴う機械的刺激によるものである．この場合には，適合したトレーの選択，適量の印象材のトレーへの盛り付け，適度な刺激を与えない円滑な口腔内操作方法の熟達，印象材の硬化時間の短縮，患者姿勢の工夫（頭部の前傾）が必要であり，患者の精神的な不安や緊張を取り除きリラックスさせることも効果がある．

2．中枢性の嘔吐反射
患者の身体的異常および，不安，緊張，不快感などに起因するものであり，術者が患者からこのような要因を取り除くべく十分なコミュニケーションを持つことが重要である．その他には，鎮静薬，向精神薬，制吐薬の術前投与や，局所麻酔剤の局所塗布などが有効である．

Ⅳ 概形印象採得

唾液分泌のコントロール

唾液分泌が不十分である場合には，機械的刺激で擦過傷などのダメージが発生する危険がある．これらを防止するには，唾液分泌を抑制している原因薬剤の中止や口腔乾燥症改善剤を前投する必要がある．特に，全身の粘膜乾燥を特徴とするシェーグレン症候群に罹患している患者では，塩酸セビメリンを主成分とする薬剤投与が有効である．
唾液分泌が過多な場合には，抗コリン作用を持つ薬剤（硫酸アトロピン等）が有効である．

概形印象採得は，通常既製トレーを用いて行うことから軽んじる傾向があるが，概形印象から精密印象終了に至る過程を考えれば，その重要性を認識することができる．印象には診査に必要な情報と製作する義歯の設計，特に床外形を決定する情報が含まれている必要があることから，印象範囲は十分な支持域が得られるよう精密印象よりも少し広い領域が要求される．

① 印象前準備

印象が製作する義歯の粘膜面および床翼の陰型であること，および印

表4-7 印象前準備

補綴的処置
・粘膜調整
・現有義歯の咬合の調整（修正）
・現有義歯の義歯床下粘膜との適合性の回復
・現有義歯による粘膜の褥瘡性潰瘍等に対する調整
・現有義歯による義歯性口内炎の解消
・現有義歯による口角炎の解消
・治療用義歯の製作
・下顎位の適正化
外科的処置
・義歯性線維種およびフラビーガムに対する切除
・骨鋭縁および骨隆起等に対する骨整形，顎堤整形

印象前準備の内容は補綴前処置の内容と一致する．これらの内容が全部床義歯製作に問題を生じさせないことを，印象に先立ち再度確認する必要がある

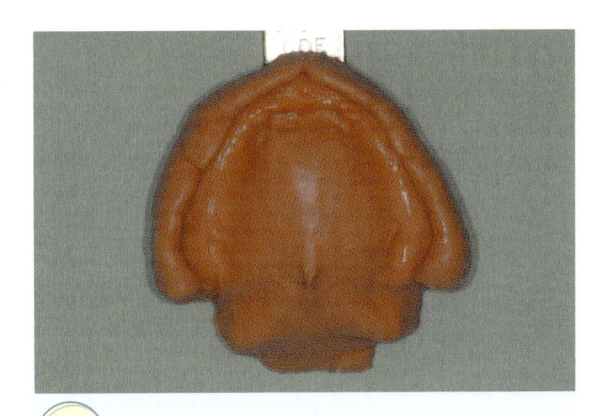

図4-19 嘔吐反射を招く上顎概形印象
咽頭方向への印象材の流入は，口蓋後方を刺激し嘔吐反射を惹起する

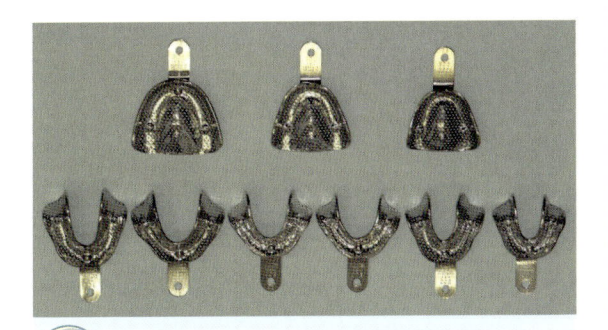

図4-20 無歯顎用既製トレー（その1）
アルジネート印象材用の外国製の既製トレーで，上下顎各々に大きさの相違する物が揃っている

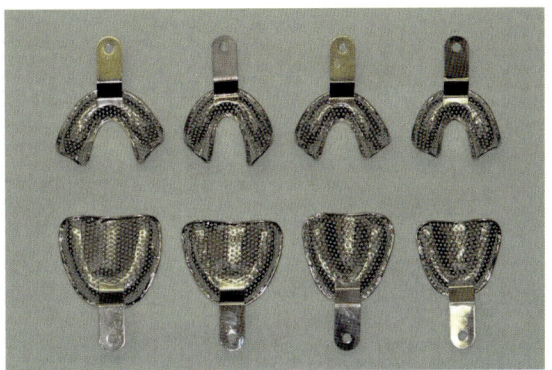

図4-21 無歯顎用既製トレー（その2）
アルジネート印象材用の日本製の既製トレー

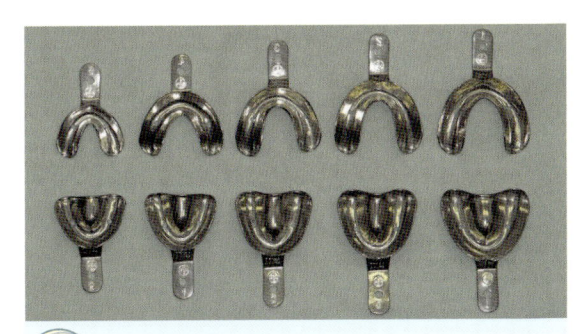

図4-22 無歯顎用既製トレー（その3）
インプレッションコンパウンドの使用が可能な日本製の既製トレー

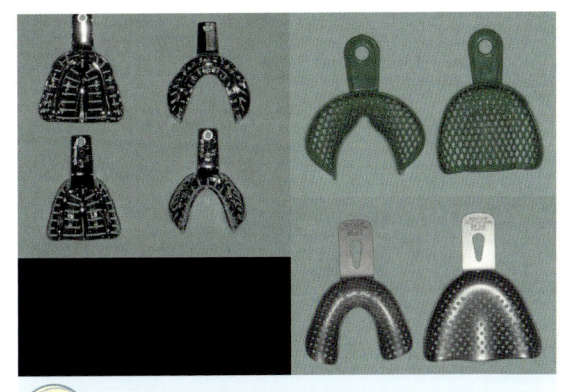

図4-23 外国製と日本製の無歯顎用既製トレーの比較
アルジネート印象材用の既製トレーは屈曲することで型を修正できるが，近遠心径が外国製（左）で大きく，幅径が日本製（右）で大きい

第4章 印象採得・模型製作

象採得が患者の協力なくしては行えないことから，全部床義歯製作の前準備とは別に，印象採得という操作に対する前準備が必要な場合がある．

全部床義歯製作の前準備である，補綴的処置および外科的処置などは，印象採得に入る前にすでに終了し，義歯を製作するのに良好な環境が確立されていなければならない（表4-7）．印象前準備としては，嘔吐反射および唾液分泌のコントロールがある．

1．嘔吐反射のコントロール

嘔吐反射のコントロールには，局所の刺激に起因する局所性の発現と，主として精神的な状態に起因する中枢性の発現とに対応する必要がある．

2．唾液分泌のコントロール

唾液分泌のコントロールは，過少な場合と過多な場合に対応する必要があり，過少な場合は患者に傷害を及ぼす危険性が，過多な場合は印象面に荒れを生じさせる．

② 上下顎概形印象の基本操作と材料

概形印象採得は，診査および診断，製作する義歯の設計と治療計画の立案，患者とのインフォーム・ドコンセントの確立への役割を果たす条件を具備する必要があり，製作する全部床義歯の基本となるものである．したがって，具備条件を満たすには無歯顎患者の全身的および局所的な環境に応じた臨床術式を選択する必要がある．ここでは，既製トレーを用いた基本的な臨床術式について述べる（図4-19～32，表4-8）．

1．トレーの選択

無歯顎の概形印象採得用既製トレーは，種々の大きさを備えており，使用する印象材がはがれにくく，印象操作により変形しない強度を持ち，顎堤の形や大きさに適合するように切除や屈曲などの修正ができるものでなくてはならない．

2．アルジネート印象材による概形印象

臨床において現在最も用いられている概形印象採得法は，既製トレーとアルジネート印象材の組合せである．アルジネート印象材は適度の流動性と弾力性を持ち，圧をあまり加えることなく印象が行えるので，無歯顎口腔内の解剖学的特徴を正確に印象するのに適している．

印象採得の術式は，

ステップ1：既製トレーへのストッパー付与

ステップ2：既製トレーの適合性の診査と修正

アルジネート印象材による概形印象のステップ

1. 既製トレーへのストッパー付与
選択した既製トレーを口腔内へ試適し，トレーにユーティリティーワックスなどでストッパーを付与する．ストッパーは，上顎では左右犬歯相当部とトレーの後縁に設け，この際に後縁に設けたストッパーは印象の口腔後方への印象材の流入を防止する役割も果たす．下顎では，左右頬棚（バッカルシェルフ）と前歯相当部に設ける．

2. 既製トレーの適合性の診査
既製トレーを口腔内に挿入し，残存顎堤の形態と大きさに適合しているかをチェックする．この際，臼歯部の顎堤よりもトレーが，頬舌的に2～3mmほど大きくなくてはならない．また，既製トレーの辺縁が粘膜面に接していたり，圧迫してはならない．

3. 印象材の練和およびトレーへの盛り上げ
アルジネート印象材は，指示された混水比に留意し，気泡が入らないように練和を行う．トレーに盛り上げる際には量に注意し，正確な概形印象採得の妨げにならないようにする．

4. 印象採得
アルジネート印象材を盛り上げた既製トレーは，上顎では患者が座った治療椅子をやや倒し，術者が後方の位置（11～12時の位置）より口腔内に挿入を行う．下顎では，術者が患者の正面方向（7～8時の位置）から挿入を行う．印象材の硬化までに筋圧形成を簡単に行い，トレーの移動防止と保持圧を小さくするよう努める．

5. 既製トレーの撤去
アルジネート印象材が硬化したのを確認した後，挿入時とは逆の手順にて一挙動で撤去を行う．

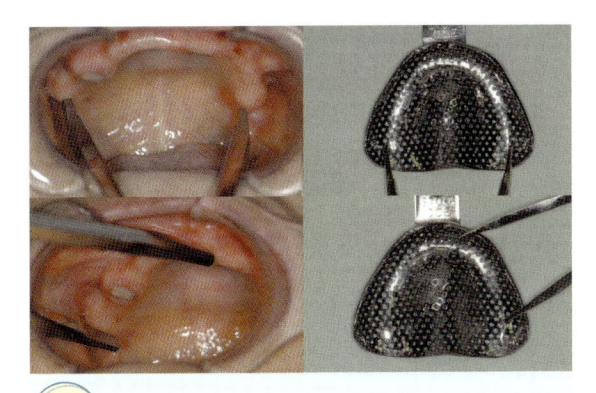

図4-24 上顎用既製トレーの選択
両側上顎結節頂点間と上顎結節頂点および顎堤正中との径をディバイダー等を用いて計測し，適した大きさのトレーを選択する

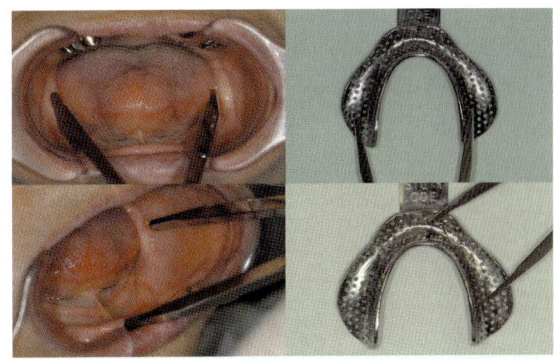

図4-25 下顎用既製トレーの選択
両側レトロモラーパッド間とレトロモラーパッドおよび顎堤正中との径をディバイダー等を用いて計測し，適した大きさのトレーを選択する

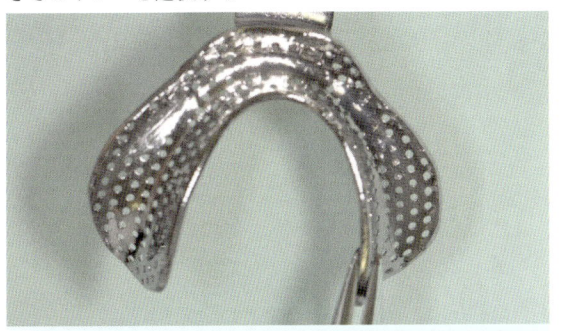

図4-26 既製トレーの適合性向上
ディバイダー等を用いて計測し，選択した既製トレーであっても，顎堤弓の形態が患者個々で異なり，特に下顎の後顎舌骨筋窩では適合不良となることが多いため，プライヤー等を用いてトレーを屈曲し適合性の向上を図る

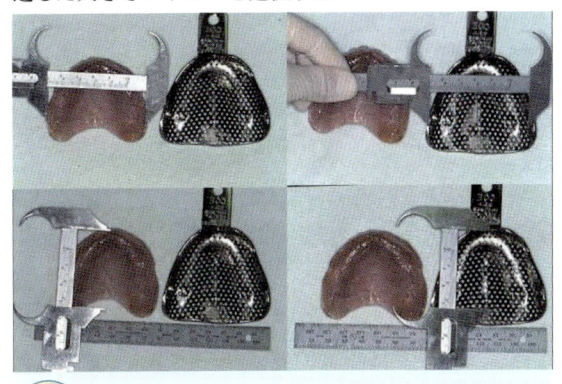

図4-27 義歯を有している場合の既製トレーの選択
義歯を有している場合では，現有義歯を計測し，その値に合致するトレーを選択する

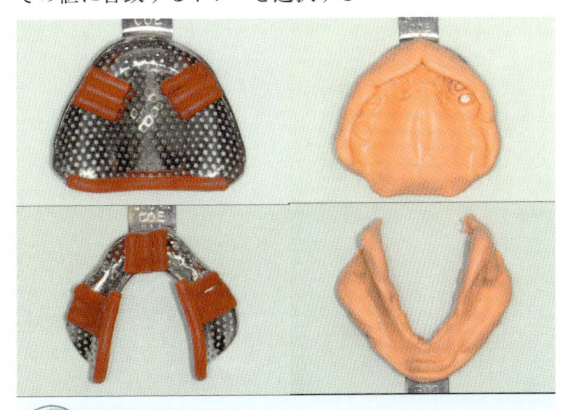

表4-8 概形印象採得法

既製トレー＋ユーティリティーワックス＋アルジネート印象材

既製トレー＋インプレッションコンパウンド

既製トレー＋インプレッションコンパウンド＋印象材

個人トレー＋インプレッションコンパウンド＋印象材

個人トレー＋印象用ワックス＋印象材

概形印象採得は，無歯顎患者の口腔環境が相違しても，研究用模型の具備条件を満たす方法を選択する

図4-28 既製トレー＋アルジネート印象材による概形印象
既製トレーにトレーの口腔での位置を決めるためのストッパー，口蓋後方への印象材の流入防止のための堰，トレーの形態の補正をユーティリティーワックスを貼付した後に印象材を適量盛って行う

第4章　印象採得・模型製作

ステップ3：印象材の錬和およびトレーへの盛り上げ
　　　ステップ4：印象採得（既製トレーの口腔内への挿入・保持）
　　　ステップ5：印象の撤去
の順序で一般に行う．

3．インプレッションコンパウンドによる概形印象

　最終印象の外形は，概形印象によって大部分が決定されることから，筋圧形成を行って採得を行う．インプレッションコンパウンドによる概形印象は，上顎よりも下顎で，顎堤吸収が軽度な場合よりも高度な場合に有用性が高くなる．

　印象採得の術式は，
　　　ステップ1：既製トレーの選択と修正
　　　ステップ2：インプレッションコンパウンドの軟化，トレーへの塡入
　　　ステップ3：口腔内への挿入，筋圧形成，印象の撤去
の順序で一般に行う．

4．概形印象のチェック項目

上顎

- ・上唇小帯
- ・頰小帯
- ・口蓋皺襞（口蓋ヒダ）
- ・切歯乳頭
- ・顎堤形態
　　顎堤弓
　　頰舌的顎堤頂
- ・口蓋縫線
- ・口蓋隆起
- ・上顎結節
- ・口蓋小窩
- ・翼突下顎縫線
- ・歯肉頰移行部
- ・フラビーガム

下顎

- ・下唇小帯
- ・舌小帯
- ・頰小帯
- ・オトガイ孔
- ・頰棚
- ・咬筋溝
- ・レトロモラーパッド
- ・下顎隆起
- ・顎舌骨筋線
- ・後顎舌骨筋窩
- ・顎堤形態
　　顎堤弓
　　頰舌的顎堤頂
- ・舌側溝
- ・歯肉頰移行部

インプレッションコンパウンドによる概形印象のステップ

1. 既製トレーの選択と修正
口腔内にトレーを挿入して適合状態の確認を行う．辺縁部の過長な部分は切除し，間隙が大な部分はプライヤーなどを使って形態の修正を行う．

2. インプレッションコンパウンドの軟化，トレーへの塡入
印象に用いるコンパウンドを，ウォーターバス中に浸漬して軟化した後にトレーに盛りつけ，上下顎とも塡入したインプレッションコンパウンドに手指にて顎堤の形態に似せたくぼみを付与する．

3. 口腔内への挿入，筋圧形成
トレーに盛ったインプレッションコンパウンドの表層をアルコールトーチで均一に軟化し，さらにウォーターバスに浸漬して全体的に均一な熱可塑性を得るためにテンパリングを行い，口腔内に挿入し圧接を行った後に筋圧形成を行う．硬化後印象材の過不足を調べ，過剰であれば除去し，不足があれば追加して行う．筋圧形成は，形成を行う区域ごとにインプレッションコンパウンドをアルコールトーチで軟化し，テンパリングした後，インプレッションコンパウンドが適度な可塑性を保っている間に筋運動を行わせて，機能的な辺縁の形態を付与する．

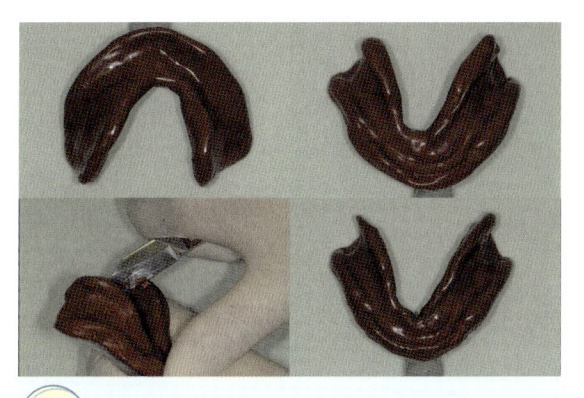

図4-29 既製トレー＋インプレッションコンパウンドによる概形印象
選択した既製トレーに軟化したコンパウンドを顎堤に対して凹型に貼付し，軟化，テンパリングを行った後に口腔に挿入し行う．この際に，操作を繰り返して，簡単な筋圧形成を行う

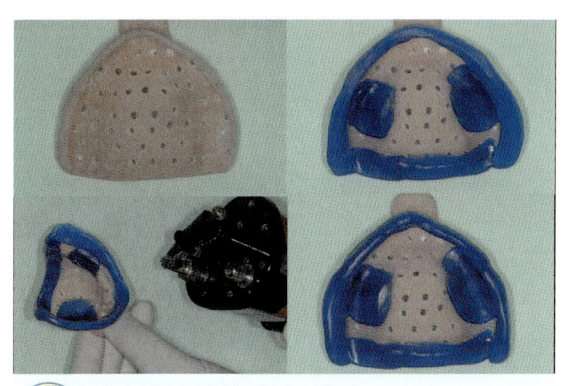

図4-30 個人トレー＋印象用ワックス＋印象材
顎堤の高度吸収等で口腔環境が劣悪な場合は，既製トレー＋アルジネート印象材による印象から製作した模型にて個人トレーを製作し，個人トレーに印象用ワックスを貼付して簡単な筋圧形成を行って概形印象を採得するとよい

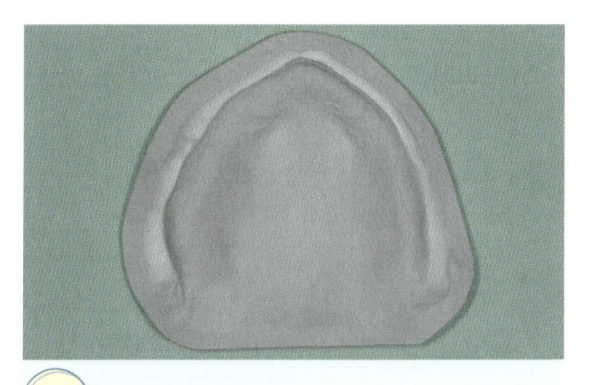

図4-31 上顎研究用模型
研究用模型に要求される解剖学的な指標，診査項目等の要件を満たした模型である．診査の後に義歯の設計を行う．インフォームドコンセントの確立にも使用する

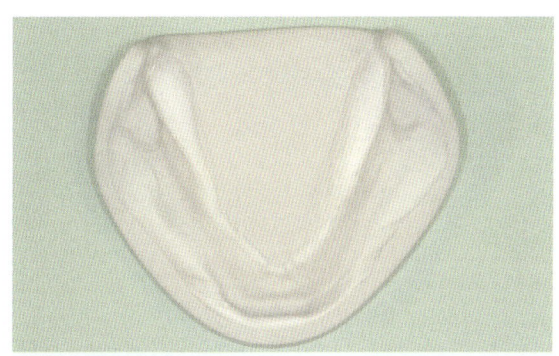

図4-32 下顎研究用模型

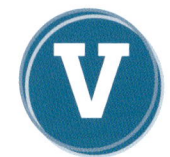

Ⅴ 研究用模型と個人トレー

① 研究用模型(study cast, diagnostic cast)

模型とは，口腔の陰型である印象に模型用材料を注入して得られた陰型であり，研究用模型は診査・診断・治療計画の立案などのために概形印象から得られた模型である．研究用模型は個人トレーの製作にも用いる．

② 研究用模型の製作

研究用模型製作は，一般に以下の手順で行う．
1. 印象面の水洗
2. ボクシング
3. 石膏注入，トリミング

研究用模型での診査には，以下の項目がある．

- 顎堤弓の形態
- 前頭断した顎堤の形
- 口蓋の深さ
- アンダーカットの有無・程度
- 軟口蓋への移行型
- 義歯床辺縁となる部分の状態
- 顎堤の吸収度
- 咬合圧負担域の広さ
- 骨隆起の有無・程度
- 小帯の付着状態
- 義歯床外形の位置
- 顎舌骨筋線の状態

これらの診査項目は，いずれも全部床義歯の維持・安定・支持に密接に関係した内容であり十分な診査を行う必要がある．

③ 個人トレーの製作

無歯顎患者の個々の顎堤状態に合わせて製作されたトレーを個人トレーといい，治療計画にて選択した印象採得法に要求される条件を備えている必要があり，通常は常温重合レジンで製作される(図4-33〜35)．

筋圧形成を行い，選択的加圧印象採得を行う場合に用いる個人トレーの具備条件としては，以下の項目があげられる(表4-9)．

- リリーフするべき部位にはスペースが設けられている．
- 粘膜の被圧変位性に応じてスペースやベントが設けられている．

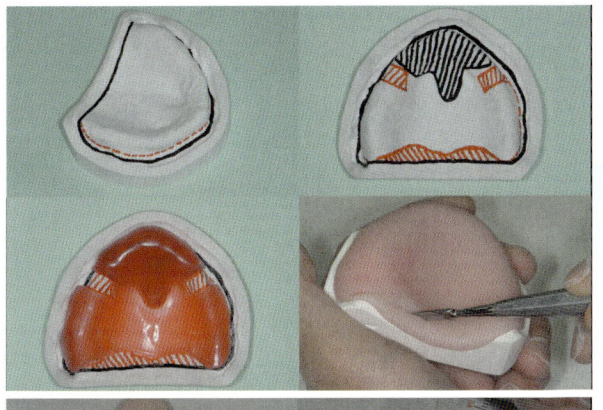

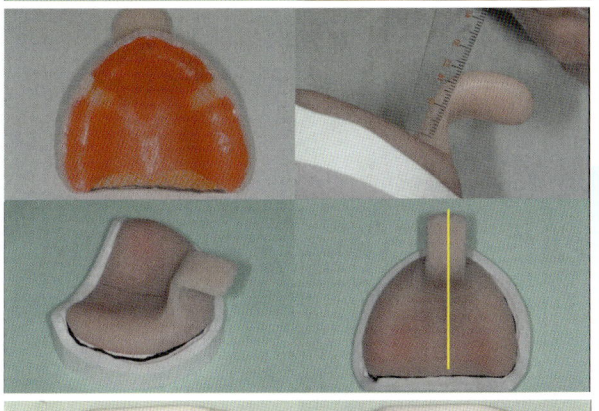

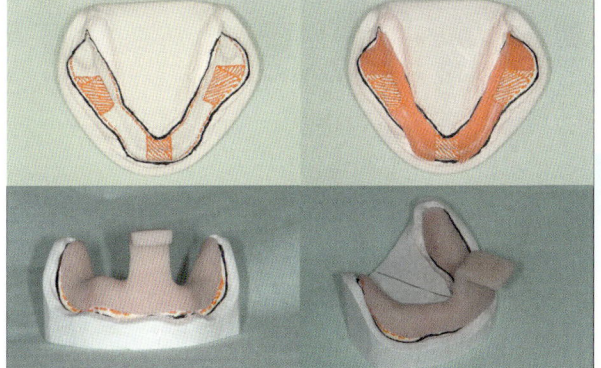

図4-33 **上顎個人トレーの製作（その1）**
予想される義歯床辺縁よりも2〜3mm短い位置にトレー外形線を記入し，ストッパーの位置を決めスペーサーを付与し，常温重合レジンで製作する

図4-34 **上顎個人トレーの製作（その2）**
個人トレー体部の外形と厚さ，柄の高さと方向に注意して製作する．辺縁をトリミングし，鋭縁をなくする．必要に応じてリリーフ量を変え，ブロックアウトを行う

図4-35 **下顎個人トレーの製作**
下顎個人トレーでは，トレーの支持を十分に確保する．また，後顎舌骨筋窩部はブロックアウトを，顎堤頂がヒモ状の場合や顎堤吸収が高度で顎舌骨筋線が鋭縁となっている場合にはリリーフを行う

表4-9 **個人トレーのスペースとベントの役割**

スペース：義歯床粘膜面と接する広い範囲に対して，緩圧された均等な負担圧分布を生じさせる．顎堤粘膜の被圧変位性の相違により，スペースの量を調整する．
ベント：全体的には総印象圧の軽減を，局所的には局所印象圧の軽減を行う．

各々の役割を理解し，フラビーガム，骨隆起，高度吸収顎堤でのオトガイ孔や顎舌骨筋線などに対応する

第4章 印象採得・模型製作

・トレーの着脱時に粘膜に傷害を及ぼさない．
・筋圧形成の可能なスペースが存在する．
・小帯の運動を妨げない辺縁形態を持つ．
・口唇の運動を妨げない柄の形態を持つ．
・印象材の厚さを一定量確保できる．

個人トレーの製作は，一般に以下の手順で行う．

1. トレー外形線の記入
2. リリーフ（緩衝）

印象圧を軽減したい部位，あるいは義歯床を介して粘膜および顎骨に加えられる咬合力を支持に有効な部位で負担させるために，適切な幅のスペースを設けることをリリーフという．これにより，義歯床下組織が咬合圧によって傷害されたり，疼痛が生じるのを防止する．また，完成義歯の動揺の防止にもなる．

3. ブロックアウト

研究用模型上にてトレーや義歯の着脱方向を必要に応じてサベイヤーを用いて検討し，着脱時に傷害を及ぼすアンダーカット部をブロックアウトする．

4. スペーサーの設置

印象材に一定の厚さを与えるとともに，被印象面に加わる印象圧を調節することを目的に，個人トレーと模型の間に介在させるワックスなどをスペーサーという．設定するスペーサーの厚さは，印象方法や使用する印象材の種類および流動性，トレー保持圧により異なる．

5. トレー体部の製作
6. トレー柄部の製作
7. トリミング
8. 試適と修正

表4-10 **筋圧形成の目的**

1. 最大支持域を確保する．
2. 小帯の機能運動を干渉しないように回避する．
3. 筋および粘膜付着部の機能運動を干渉しない．
4. 辺縁封鎖の発現を確立する．
5. 義歯床辺縁に適切な形態を付与する．

筋圧形成は，印象採得の原則の中で維持・安定の向上に直接関係する

筋圧形成用材料
・コンパウンド系
・ワックス系
・レジン系
・シリコーン系

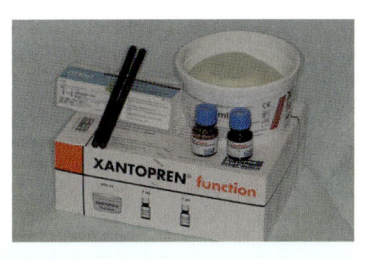

図4-36 **筋圧形成用材料**
臨床ではコンパウンド系が多用されているが，熱可塑性材料であるため，アンダーカットが大きく多数箇所にある場合は適さないので，他の材料を選択する

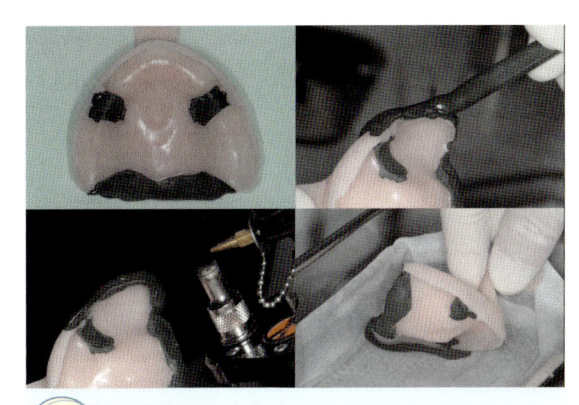

表4-11 **上顎筋圧形成に有効な運動**

1.	翼突下顎縫線部	患者：下顎の開閉口運動
2.	上顎結節遠心頬側口腔前庭部	患者：下顎の閉口または前方運動
3.	上顎結節頬側口腔前庭部	患者：閉口状態での下顎反対側側方運動
4.	頬小帯口腔前庭部	患者：頬粘膜の吸引，口角の下方・内方運動，口唇突出，口角後方牽引 術者：頬を外，内，前，後方に牽引
5.	唇側口腔前庭部	患者：上唇の下方牽引，口唇前方突出，口角後方牽引 術者：上唇・上唇小帯を前下方にのみ牽引
6.	口蓋後縁部	患者：発音(Ah発音)，鼻をかむように力む

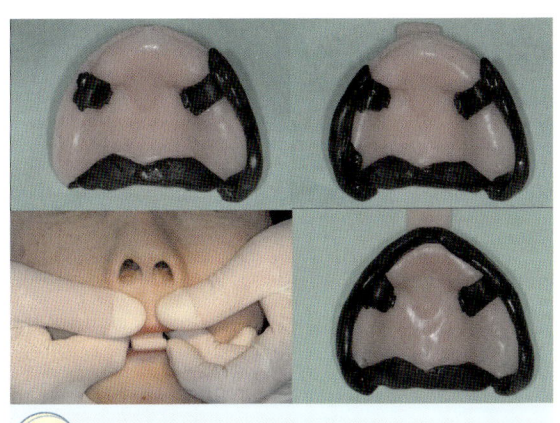

図4-37 **上顎筋圧形成（その1）**
右下段のテンパリングは，部位による温度差をなくし，加熱した部位を一定の温度とし，粘膜に膠着するのを防止するために行う

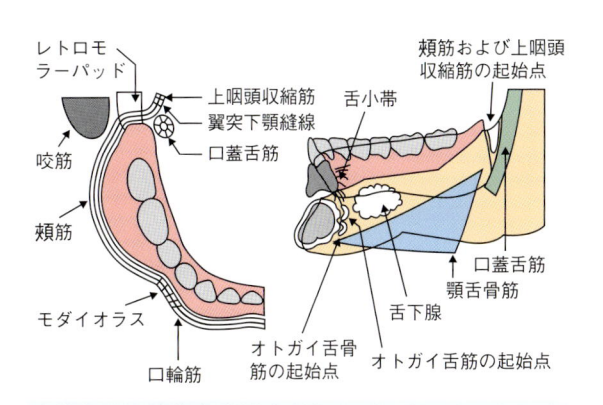

図4-38 **上顎筋圧形成（その2）**
上顎筋圧形成は，両側上顎結節部，臼歯相当部，前歯相当部の前庭の順で行う．前歯相当部では術者が意図的に形成し，鼻の下にステップがつかないように注意する

図4-39 **下顎全部床義歯床辺縁に関与する解剖学**

VI 精密印象(precise impression)

義歯に作用する力と精密印象

義歯に作用する力は人工歯咬合面を介して伝達される咬合力と，義歯床研磨面に伝達される機能時の口唇，頬および舌の運動が発現する力とがある．これらの中で研磨面に伝達される力は，義歯床下粘膜と義歯床粘膜面との間に発現する維持力および安定力が大である場合には問題を招くことはない．

したがって，義歯床下粘膜と義歯床粘膜面との間隙を可及的に小さくし，義歯床粘膜面を可及的に広くすることが要求され，さらには床縁封鎖を確立することが必要となる．これらの要件を満たすべく行うのが精密印象である．

さらに，顎堤吸収が進行すれば義歯床粘膜面の面積が小さく，義歯床研磨面の面積が大となることから，義歯床研磨面から伝達される力は大となり一層の良好な適合と辺縁封鎖が必要となる．

印象のポイント

全部床義歯の印象は，装着する義歯の義歯床形態をイメージすることから始まる．上顎全部床義歯では，口蓋小窩を含む後縁の位置（約1～2mm後方），上顎結節の被覆，機能的に辺縁封鎖を維持できる全周にわたる丸い辺縁形態を，下顎では，レトロモラーパッドを被覆し，頬棚部の広い支持域を確保し，顎舌骨筋線を被覆して口腔底に達し，S字状カーブを描く舌側床形態をイメージすることが基本である．

補綴装置を製作することを目的とし，補綴装置に付与すべき要件を考慮して寸法精度や表面精度などを再現して採得された印象を精密印象という．無歯顎患者では，下記の事項が精密印象に要求される．

1. 印象辺縁の外形は，可動組織の機能運動で決定され，辺縁封鎖が確保できる．
2. 印象の粘膜面は，残存顎堤の非生理的吸収を惹起することなく，粘膜の被圧変位性に応じて生理的な状態を作り出している．
3. 作業用模型製作の過程で安定しており，歪みなどを生じない．

ここでは，臨床にて一般的に行われている個人トレーを用いた筋圧形成を行い，選択的加圧印象法を用いた精密印象採得に至る術式ついて述べる．

① 筋圧形成

筋圧形成とは，頬・口唇および舌の機能運動時に生じる可動粘膜の動きと調和した形態を，義歯床辺縁形態に再現することを目的に行う印象採得の操作である．義歯床辺縁全周に良好な辺縁形態が付与された義歯では，辺縁封鎖が機能運動時に損なわれることがなく，常に良好な維持が得られる（表4-10）．

筋圧形成には，シリコーン系，レジン系，ワックス系およびコンパウンド系の4種類の材料があり，患者の口腔環境と術者の臨床術式の熟達度により選択する．スティック状の辺縁形成用インプレッションコンパウンドが，多くの場合に用いられる（図4-36）．

1．上顎の筋圧形成（図4-37，38，表4-11）

1）ストッパーおよび後縁部

左右の犬歯相当部および口蓋後縁封鎖領域部（アーライン，口蓋小窩または左右の翼突下顎縫線を結んだ線の後方2～3mm）に，軟化した辺縁形成用コンパウンド（スティックコンパウンド）を溶着し，テンパリングした後口腔内に挿入・圧接する．

2）左右臼歯相当部および翼突下顎縫線部

頬粘膜の吸引，開閉口運動を行わせ，頬筋および内側翼突筋の緊張を記録する．さらに下顎の側方運動を行わせることで，下顎骨筋突起の動

表4-12 下顎筋圧形成に有効な運動（その1）

1. 翼突下顎縫線部	患者：下顎の開閉口運動	
2. 頰棚遠心部口腔前庭部	患者：強い咬合	
3. 頰棚頰側口腔前庭部	患者：嚥下運動，口角の上・内方運動	
	術者：頰筋を上，外，内，前，後方に牽引	
4. 頰小帯口腔前庭部	患者：口角の上方・内方運動，口唇突出，口角後方牽引	
	術者：頰を上，外，内，前，後方に牽引	
5. 唇側口腔前庭部	患者：下唇の上方牽引，口唇前方突出，口角後方牽引	
	術者：下唇・下唇小帯を上前方に牽引	

表4-13 下顎筋圧形成に有効な運動（その2）

6. 遠心部舌側溝域		患者：咬合，舌の前方突出
	後縁	患者：咬合，舌の前上方突出
	頰側面(内面)	患者：咬合，舌の前上方突出
	舌側面	患者：舌の前上方突出
	下縁	
7. 中央部舌側溝域	頰側面	患者：舌の前上方突出，舌でトレーハンドル付着部を押す
		術者：舌を押し抵抗
		患者：舌尖を上唇に触れるよう舌の挙上
	下縁	患者：舌尖でトレーハンドル，口蓋皺襞部を押す
	舌側面	
8. 前方舌側溝域	床内面	患者：舌の前方突出，舌尖でトレーハンドル，口蓋皺襞部を押す
		術者：舌を押し抵抗
		患者：舌尖を後上方に挙上
	下縁	患者：舌尖でトレーハンドル，口蓋皺襞部を押す
	舌側面	術者：舌の下方へのマッサージ
	舌小帯部	患者：舌尖の上，下，前，後，側方移動

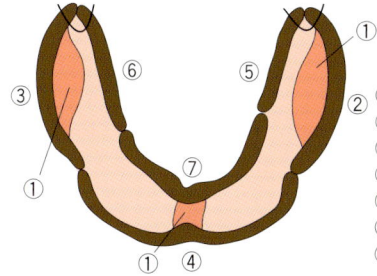

①ストッパー部
②左側臼歯頰側部
③右側臼歯頰側部
④前歯唇側部
⑤左側臼歯舌側
⑥右側臼歯舌側
⑦前歯舌側部

図4-40 下顎筋圧形成の順序の一例

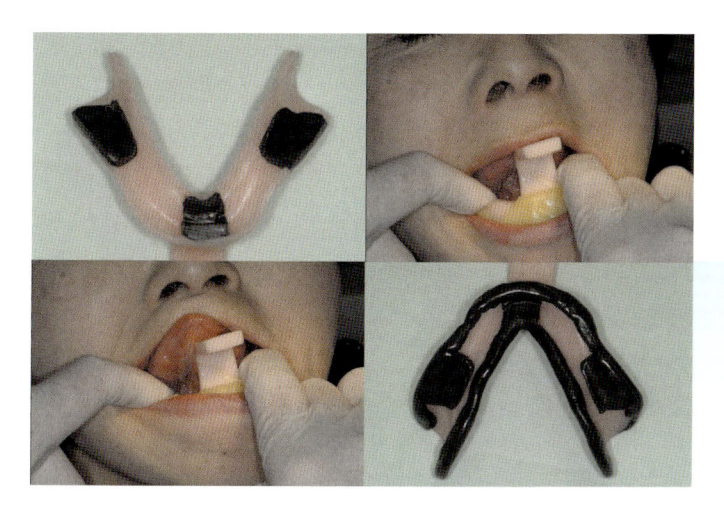

図4-41 下顎筋圧形成
　筋圧形成は最大支持域を確保する目的もあり，患者による舌運動は最大の領域で行わせるのではなく，機能運動の範囲内にとどめるよう注意する

第4章　印象採得・模型製作

アーライン
軟口蓋の可動部と不動部との境界を示すラインであり，"アー(Ah)"と発音すると口蓋帆張筋に続き口蓋帆挙筋が収縮するために軟口蓋が挙上することで出現する．上顎義歯床後縁を設定するための，一つの基準となる．

テンパリング
コンパウンド系印象材を軟化し，口腔内に挿入する前に，ウォーターバスに浸漬する操作である．目的には以下の事項がある．
1. 印象材の過熱部の温度を下げる．
2. 印象材の部位による温度差をなくす．
3. 印象材が粘膜等に膠着するのを防止する．

モダイオラス
頰筋は義歯床の頰側フレンジ形態と，頰側辺縁の位置および形態に影響を及ぼしており，三層に分かれている．三層の中で中間線維は最も活動的な筋で，咀嚼中に食塊をコントロールするための重要な役割を果たしている．この中間線維が口角部で交叉して形成するのがモダイオラスである．

下顎舌側（舌側溝）の辺縁形態
下顎全部床義歯の辺縁封鎖で最も重要な役割を果たすのは舌側溝の形態であり，舌側溝の遠心から近心への流れは顎舌骨筋の下顎骨への付着位置（顎舌骨筋線）と，下顎骨と舌骨との位置関係による筋線維の走行方向を理解することが重要である．このことで，舌側溝がSカーブを描くことが理解できる．

く量が判明し，上顎結節頰側前庭の辺縁の厚さが薄く形成される．

3) 頰小帯部

頰粘膜の吸引，口角の下方・内方運動，口唇突出を行わせ，モダイオラスの位置移動による頰筋および頰小帯の形態を形成する．

4) 左右前歯相当部の唇側

口唇突出，上唇の下方牽引などを行わせ頰筋および口輪筋の緊張による機能的辺縁の形成を行う．しかし，口輪筋は患者自身の運動のみでは十分な筋圧形成ができないため，術者による形成が必要である．

2．下顎の筋圧形成（図4-39～41，表4-12，13）

1) ストッパー部

左右の頰棚および切歯相当部に軟化した辺縁形成用コンパウンドを溶着し，テンパリングした後口腔内に挿入・圧接する．

2) 左右臼歯遠心部の舌側

義歯床縁に厚みを与えて後方まで延長させることができる領域であるため，義歯の維持・安定のうえで重要である．

舌の前方突出と嚥下をさせる．ただし，舌の前方突出は最大限ではなく，トレーのハンドルを舌尖で押すよう指示する．唾液を嚥下させると咬筋と内側翼突筋さらに顎舌骨筋部の形成ができる．

3) 左右臼歯相当部の舌側

舌の前方突出，舌尖での頰粘膜圧迫，舌で上唇を左右になめさせることで顎舌骨筋の緊張を生じさせる．このことで舌側辺縁はSカーブを呈する形成ができる．

4) 左右前歯相当部の舌側

唾液の嚥下，舌の前方および側方への運動，舌の後上方への挙上を指示することで，舌小帯の運動，オトガイ舌筋の緊張および舌下腺の移動により辺縁の形成を行う．

5) 左右臼歯相当部の頰側

咬合させることで咬筋の緊張による咬筋溝を，嚥下や口角の上・内方運動をさせることで頰筋の緊張状態を導き辺縁の形成を行う．

6) 頰小帯部

頰粘膜の吸引，口角の上・内方移動，口唇突出を行わせ，モダイオラスの位置移動で頰筋および頰小帯の運動により辺縁を形成する．

7) 左右前歯相当部の唇側

下唇の上方牽引によるオトガイ筋の緊張，口唇前方突出，口角の後方牽引によって口輪筋の緊張を導き辺縁を形成する．

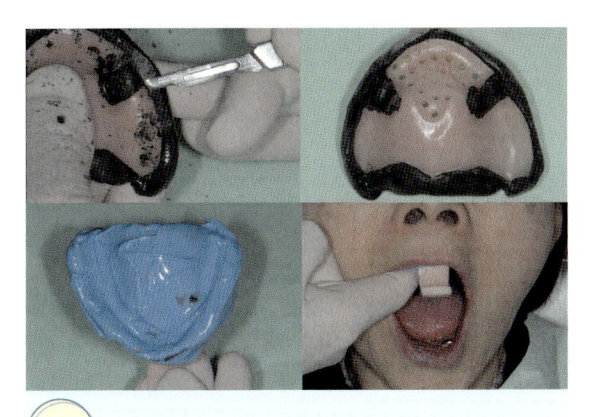

図4-42 上顎精密印象（その1）
　精密印象では，筋圧形成された辺縁のトリミング，目的に応じたベントの付与等のトレーの修正を行い，精密印象材をトレーに盛って挿入し，再度筋圧形成を行って印象を完成する

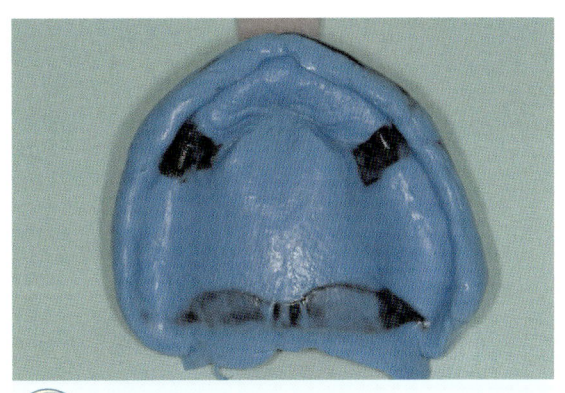

図4-43 上顎精密印象（その2）
　上顎精密印象において，トレーストッパーが強く顎堤粘膜を圧迫している部位は印象面の修正を行う．作業用模型での修正、義歯装着時での修正を行う場合もある

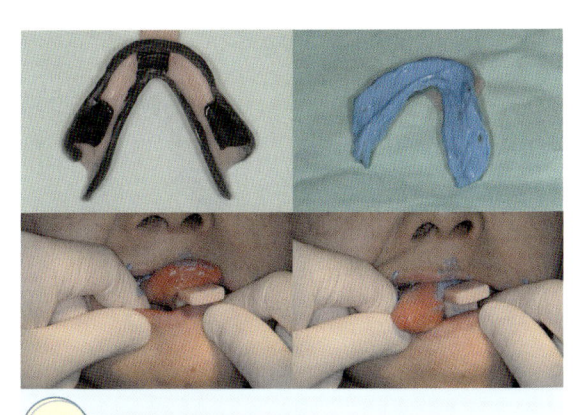

図4-44 下顎精密印象（その1）
　辺縁のトリミングは約1～2mm行うが，これは印象材の流出路を確保し，このことで印象圧をコントロールする

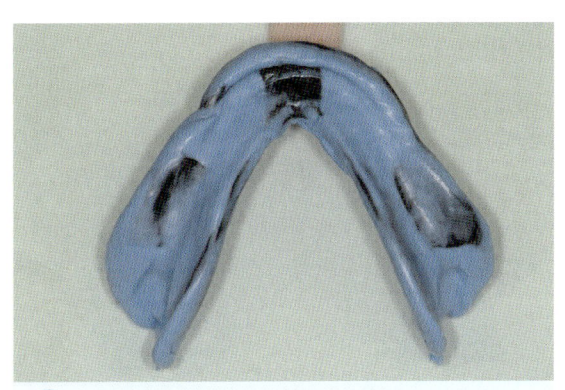

図4-45 下顎精密印象（その2）

第4章　印象採得・模型製作

② 精密(最終)印象採得

精密印象では印象圧が重要である．印象圧はトレーを所定の箇所に設置する圧接圧と，所定の個所で印象材の硬化を認めるまでの保持圧からなる．圧接圧はトレーの圧接速度に左右されるが，この時点では印象材が流動性を持っているため顎堤粘膜の変位・変形を招くことは少ない．しかし，流動性が低下してからの保持圧は容易に顎堤粘膜の変位・変形を招くので過大な力を加えないとの注意が必要である(図4-42～47)．

最終印象は，一般に以下の術式で行う．

1. 形成された辺縁のトリミング
2. 印象材の選択
3. トレーと印象材の口腔内挿入
4. 辺縁形成
5. 印象の撤去

③ その他の印象法

1．咬合圧印象

加圧印象を無歯顎患者の咬合圧を利用して行う方法であり，印象に先立って咬合床に類似した個人トレーを製作し，これを咬合させて行う方法と，咬合調整の完了した蠟義歯を用いて行う方法があり，後者は咬座印象法ともいう(図4-48)．

この方法は，咬合力によって顎堤粘膜が圧迫，牽引されることで咬合時の生理的な義歯床下軟組織の配置変化を印記することができ，義歯の維持・安定が向上し，生物学的な障害を小さくできるとの考え方による．

2．ダイナミック印象

無歯顎患者が使用している義歯を，トレーとして用いる印象法である．長時間流動性が持続する（塑性変形が持続する）印象材を用いて，患者の日常生活における咀嚼あるいは会話時に発現する力が義歯床下粘膜に伝達され，それに従って生じる粘膜の変化を印記(機能印象採得)し製作する方法である(図4-49)．

3．フレンジテクニック

全部床義歯の維持・安定を義歯床粘膜面と義歯床下粘膜とに発現する接着力や凝集力などのみに求めるのではなく，義歯に加わる頬粘膜あるいは舌による機能圧を維持圧に置換して義歯の維持を高める方法である．全部床義歯の印象として通常は顎堤粘膜の印象を考えるが，義歯の

咬合圧印象

術者の手による加圧印象（手圧印象法）では，圧のコントロールが十分でないとの考えに立脚した方法であり，患者の咬合力を利用して加圧する印象法である．印象時に咬合力によって加圧することで，咀嚼時に義歯床粘膜面と義歯床下粘膜との緊密な適合が成立し，しかも咀嚼力が義歯床下粘膜に均等に分散される．

現在では，全面的に加圧するのではなく，蠟義歯基礎床にスペースやベントを付与することで印象時の圧をコントロールするなど，種々の術式が存在する．

ダイナミック印象

現有の義歯をトレーとして用い，機能時の顎堤粘膜および舌・頬等の形態を採得することから，現有義歯が下記の要件を満たしている必要がある．

1. 義歯床辺縁の位置を適切な位置より1～2mm短く設定してある．
2. 垂直および水平的な顎間関係が適切であり，均等な咬合接触が存在する．
3. 人工歯咬合面が中心咬合位で適切に嵌合し，側方運動時の咬合平衡も確立されている．

ダイナミック印象は患者の機能時に発現する力を利用して顎堤粘膜等の形態を形成し印象する方法であり，不適切な義歯である場合には，必ず修正して行うことが不可欠である．

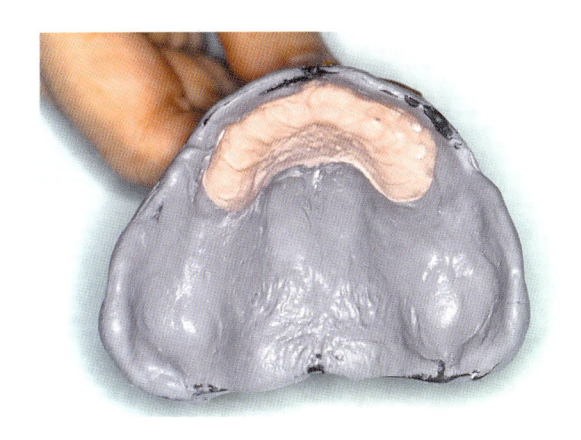

図4-46 ダブルトレーによる精密印象

前歯相頭部顎堤にフラビーガムがあるため，当該部は可能な限り無圧で印象採得ができる石膏印象材を用いて，他の部位はシリコーン印象材を用いた印象

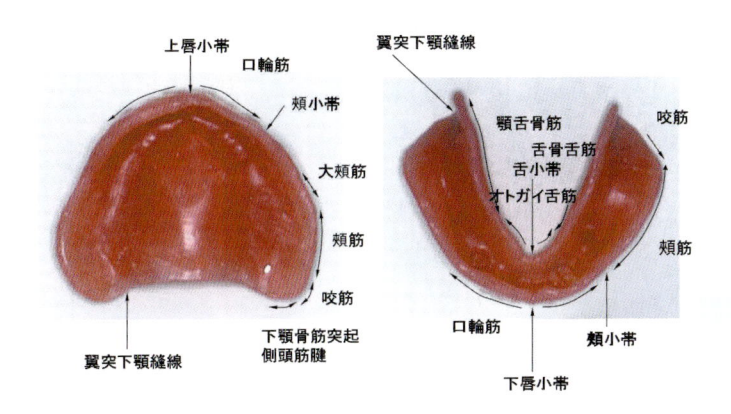

図4-47 義歯床辺縁形態に影響を及ぼす解剖学事項

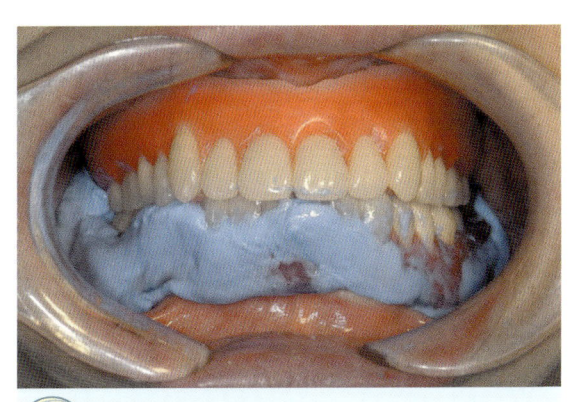

図4-48 下顎の咬合圧印象

顎堤粘膜に対しては加圧印象であり，床辺縁に相当する部分は筋圧形成を行い辺縁封鎖を高める

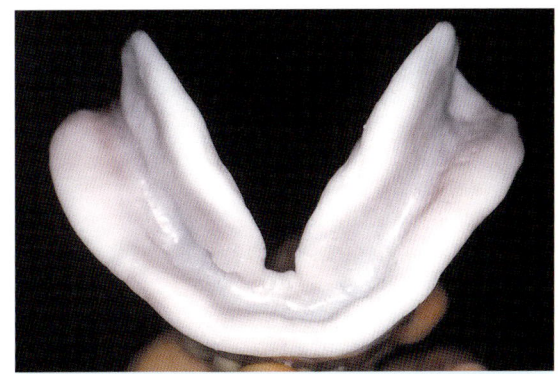

図4-49 ダイナミック印象

使用中の義歯の咬合関係や顎堤粘膜との適合性を診査し適正に修正した後に，義歯床粘膜面に機能印象材を貼布して採得したダイナミック印象

第4章　印象採得・模型製作

床翼（フレンジ）形態を印象することを目的としており，義歯に対する内方への圧と外方への圧が均衡化する領域である，ニュートラルゾーンの考え方が根底にある．

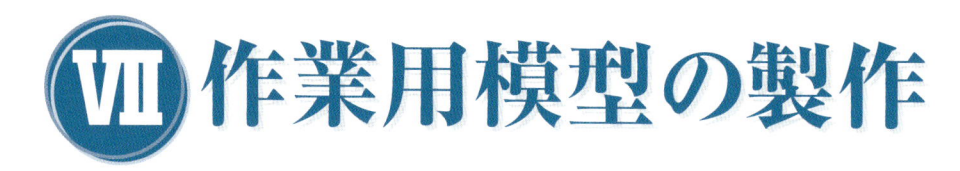

Ⅶ 作業用模型の製作

精密印象から製作する作業用模型は，今後の全部床義歯製作の全過程において使用するものであり，製作する義歯の原型であることから，次の要件を満たす必要がある．

1. 表面性状が緻密で強固である．
2. 形態再現性と寸法精度が高く，膨張や収縮が少ない．
3. 義歯製作に用いる各種材料によって変化しない．
4. 操作が簡便である．

これらの要件を満たす模型材としては，石膏系模型材があり，なかでも超硬質石膏が適している．

① ボクシング

ボクシングは，印象辺縁の再現，模型への所用の厚さの付与，模型材の溢出防止および印象面の保護を目的とする（図4-50〜52）．

② 模型材の注入と模型のトリミング

模型材は混水比を厳守して練和・注入し，模型材硬化後に印象辺縁の形態が忠実に再現できるようにトリミングを行う．

③ スプリットキャストの付与

スプリットキャストとは，作業用模型を咬合器に正確かつ容易に脱着するために，その基底部にくさび型の溝を形成することをいい，これは半調節性咬合器での顆路調節にも利用できる（図4-53）．

スプリットキャスト法

ラウリッツェンによって実用化された方法で，咬合器に付着した上下顎作業用模型のセントリックの再現精度を確認する術式である．この方法によれば，深さ約8mm，幅約10mmで模型基底面に対し約40°のV字溝を3カ所に設けることが最初のステップとなる．その後，患者から採得した3枚のセントリックバイトの1枚を用いて下顎模型を咬合器に付着し，他の2枚のバイトで，バイト採得の正確性や模型付着の正確性などを確認する．

全部床義歯製作においては，V字溝であるスプリットキャストを作業用模型に付与することのみを，重合後等の模型の咬合器への再付着に利用している．

歯槽頂線

上顎の残存顎堤は，歯根と歯槽突起が上内方に傾斜しており，この方向に一致して吸収が進むことから次第に小さくなり，下顎の残存顎堤は，歯根と歯槽突起が外方に傾斜していることから次第に大きくなるとの理解をする必要がある．

歯槽頂線は，残存する顎堤の中央を連ねた線ではあるが，顎堤吸収を考慮して設定することを忘れてはならない．

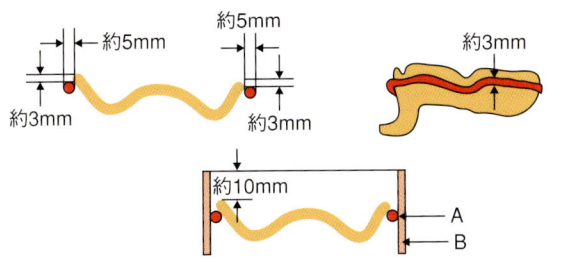

A；ユーティリティーワックス
B；ボクシングワックス

図4-50 ボクシングの方法
全部床義歯の印象は，辺縁を作業用模型に再現することが重要であり，このことで製作した義歯の辺縁封鎖を発揮することが可能となる

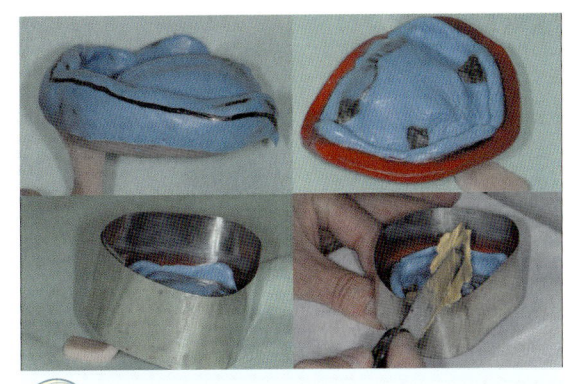

図4-51 ボクシング操作（その1）
ユーティリティーワックスとボクシングメタルを用いた方法である．模型用石膏の注入は気泡の迷入に注意して1カ所から行う

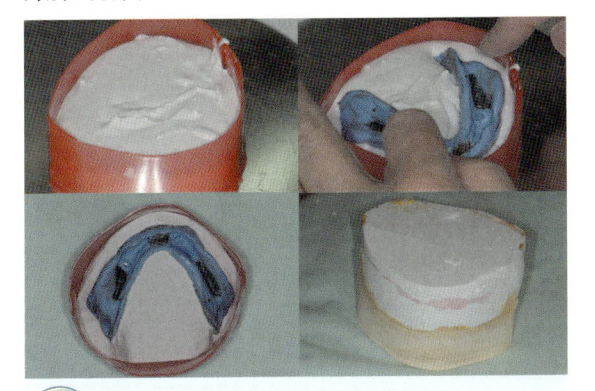

図4-52 ボクシング操作（その2）
印象用トレーを石膏と埋没材との混和泥の中に沈めて行う方法であり，混和泥が硬化後でも不備な部位を修正することができる

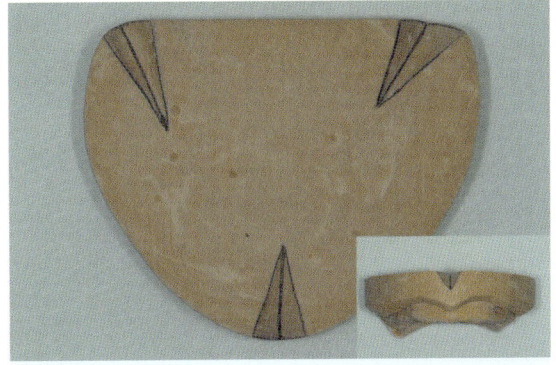

図4-53 スプリットキャストの付与
作業用模型基底面に付与するスプリットキャストは，模型の咬合器への再付着を可能にするものであり，V字型のノッチを鋭角にすることで精度が向上する

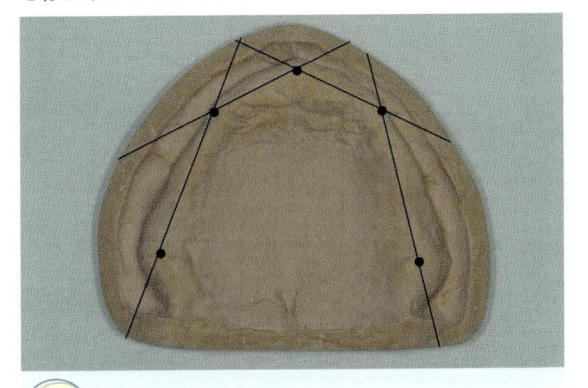

図4-54 上顎作業用模型の歯槽頂線
正中部顎堤頂，犬歯相当部顎堤頂，および上顎結節部顎堤頂を基準点に歯槽頂線を引く．歯槽頂線は模型辺縁に延長する

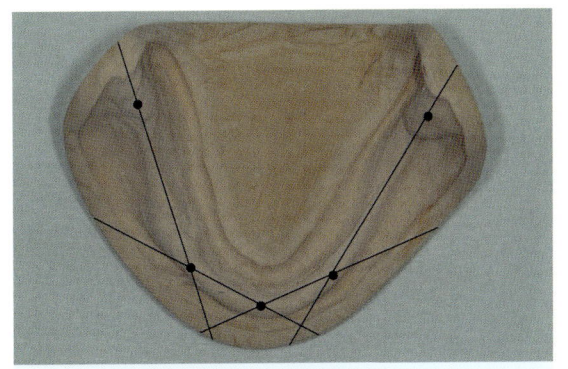

図4-55 下顎作業用模型の歯槽頂線
正中部顎堤頂，犬歯相当部顎堤頂およびレトロモラーパッド頬舌的中央を基準点に歯槽頂線を引く．模型辺縁に延長した歯槽頂線は，咬合床の製作や人工歯排列に有用な役割を果たす

第4章　印象採得・模型製作

印象と義歯装着後のトラブル
1. 口を大きく開けると上顎義歯が脱落する．
   ・義歯床後縁の位置は適切か？
   ・上顎結節を被覆していたか？
   ・床翼の形態が採得されていたか？
2. 会話すると上顎義歯が脱落する．
   ・義歯床縁の位置と形態は適切か？
3. 口笛を吹くと上顎義歯が脱落する．
   ・義歯床縁の位置と形態は適切か？
   ・小帯の運動を回避していたか？
4. 笑うと上顎義歯が脱落する．
   ・義歯床縁の位置と形態は適切か？
5. 食事中に上顎義歯が脱落する．
   ・義歯床下粘膜面の形態を再現していたか？
   ・十分な支持域を確保していたか？
6. 大きく口を開けると下顎義歯が浮き上がる．
   ・顎舌骨筋の動きを再現していたか？
   ・決定した前歯相当部義歯床縁の位置と形態は適切か？
7. 少し口を開けると下顎義歯がゆるむ．
   ・レトロモラーパッドを被覆していたか？
   ・頰棚の部分が外斜線に達していたか？
   ・顎舌骨筋の動きを再現していたか？
   ・小帯の動きを回避していたか？
8. 下顎義歯床下粘膜に疼痛・褥瘡が発現する．
   ・十分な支持域を確保していたか？
   ・義歯床下粘膜面の形態と性状を再現していたか？
9. 義歯床縁部に褥瘡が発現する．
   ・義歯床縁の位置と形態は適切か？

④ 歯槽頂線の記入

歯槽頂線は顎堤の中央を連ねる線をいい，咬合堤の形成および人工歯排列時の重要な基準となる（図4-54，55）．

⑤ リリーフ

リリーフは，粘膜の損傷，骨の異常吸収，神経や血管の圧迫の防止と，義歯の維持安定を損なう義歯の動揺の支点となることを防止するために行う．口腔診査が重要であり，一般に下記の部位が対象となる（図4-56〜58）．

・口蓋隆起（口蓋縫線部）
・鋭縁な顎舌骨筋線部
・フラビーガム部（軟弱な粘膜部）
・オトガイ孔
・治癒未完了の抜歯窩
・下顎隆起
・ヒモ状の顎堤頂
・切歯孔
・骨の鋭縁

⑥ 後堤法

後堤法は，上顎全部床義歯粘膜面の後縁に隆起を設けることをいう．その目的には以下の事項がある（図4-59）．

・上顎全部床義歯の辺縁（後縁）封鎖の確立とその維持
・義歯床下への食物の迷入の防止
・嘔吐傾向の減少
・後縁部の舌感の向上
・レジンの重合収縮の補償
・発音の明瞭化

後堤法の形成には印象時の圧接による方法として，辺縁形成用のコンパウンドを個人トレーの後縁に盛って圧接し，精密印象を採得する方法と，精密印象時に印象面の後縁にワックスを盛って再度口腔に挿入する方法とがある．作業用模型を削除する方法には，削除量と削除形態の相違によってスウェンソン法，ギージー法，ケーラー法などがある．

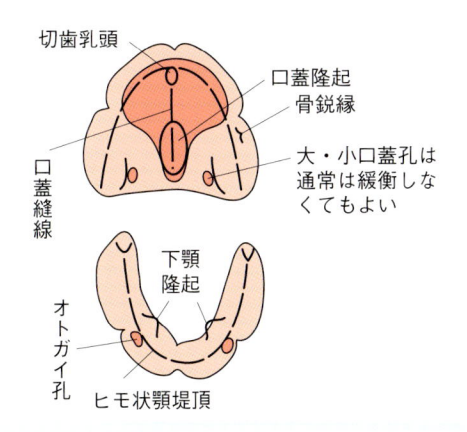

図4-56 リリーフの必要箇所

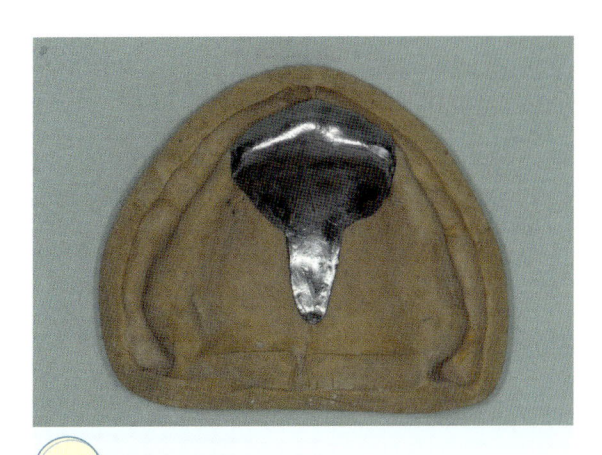

図4-57 リリーフの例
リリーフは通常鉛板を貼付して行い，リリーフ量は鉛板の厚さで調節する

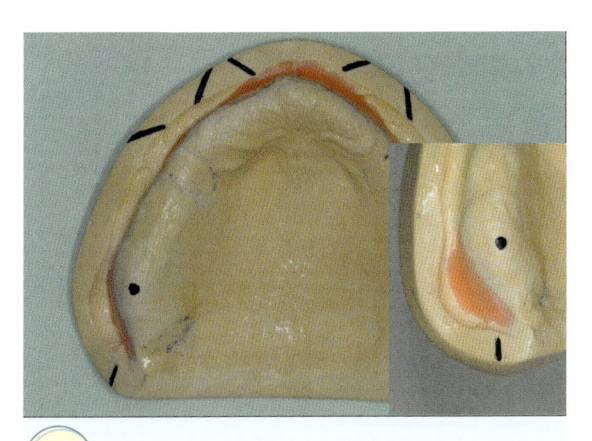

図4-58 ブロックアウト
ブロックアウトはリリーフと異なり，模型のアンダーカット部分を塞ぐ操作をいい，上顎では上顎結節の頰側および前歯相当部顎堤の唇側に，下顎では顎舌骨筋線窩に行うことが多い

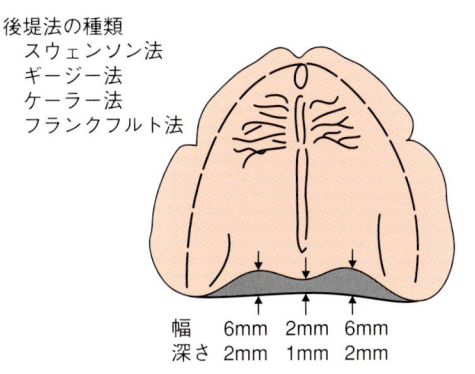

後堤法の種類
　スウェンソン法
　ギージー法
　ケーラー法
　フランクフルト法

幅　6mm　2mm　6mm
深さ　2mm　1mm　2mm

スウェンソン法による後堤の位置および形態（幅と深さ）

図4-59 後堤法
模型を彫刻して行う方法を示す．後堤の深さや幅は，軟口蓋への移行型により決定する

第4章　印象採得・模型製作

第5章
咬合採得

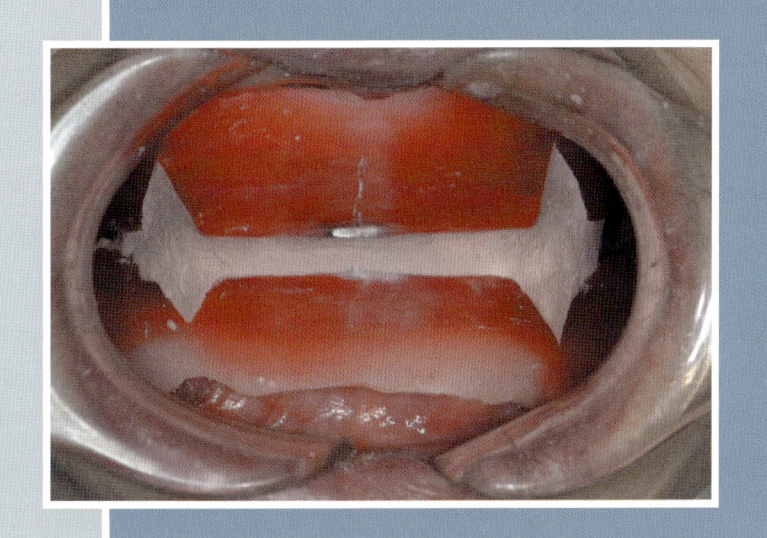

I 意義・目的

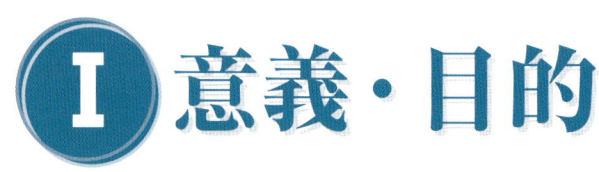

KeyPoint

到達目標
・咬合採得する下顎位と咬合採得法を説明できる.
・下顎運動の記録法を説明できる.

顎間関係
上顎に対する下顎の空間的位置関係であり,下顎の垂直・水平方向の三次元空間におけるすべての位置関係を含む.

顎間記録（顎間関係記録）
顎間関係の記録.上顎に対する下顎の垂直・水平的位置関係の記録をいう.

咬合採得
補綴装置の製作や咬合診断などに際して,上下顎の歯列模型あるいは顎堤模型を咬合器に付着するために,顎間関係を記録すること.

無歯顎患者の咬合採得する下顎位
無歯顎患者で咬合採得する下顎位は,下顎の位置を規定する歯が存在しないことから,顆頭位または筋肉位として求める.

顆頭位
関節窩に対する顆頭の位置関係をいい,中心位と顆頭安定位がある.無歯顎者では中心位＝中心咬合位として下顎位を採得するとの意見が一般的であるが,今後この見解は変わると考えられる.

筋肉位
開閉口筋群が協調活動した状態で,下顎安静位から閉口することで得られる位置である.

咬合には静的状態と動的状態があり,静的状態とは上下顎の歯が咬頭嵌合することで規定される適正な咬合高径を持った垂直的な下顎位である.この咬合高径において,顎関節および神経筋機構に障害を及ぼさない水平的な下顎位も,静的状態に含まれる.動的状態とは,下顎が前方あるいは側方運動を行った際に,歯と歯の接触滑走を含めた,神経筋機構および構造上の形態で規定される空間内の運動をいう.

無歯顎者は,歯が存在しないことから,上下顎歯の垂直的な接触関係も,歯と歯による接触滑走関係も存在しないために,上下顎骨,顎関節および筋などの構成要素と神経筋機構によるコントロールが咬合を規定している状態にある.

そこで,無歯顎患者では上顎に対する下顎の垂直的と水平的な位置関係を設定する必要がある.これらの位置関係を顎間関係といい,上下顎間の関係を,顎関節,筋および神経筋機構との調和を含めて生体で記録する行為を,顎間関係の記録あるいは咬合採得という.すなわち,

1. 上下顎間の垂直的・水平的位置関係
2. 上下顎（全部床義歯人工歯排列）と顎関節の位置的関係
3. 上下顎（全部床義歯人工歯排列）と顎関節の運動との関係

を記録することである.

咬合採得の目的は,全部床義歯補綴によって咀嚼,嚥下,発音などの顎口腔機能や審美性を改善・回復するために,各個人の下顎運動に適した形態的・機能的要件を総義歯に付与することにある.さらに,機能的・審美的に適正な上下顎の三次元的位置関係を口腔内で決定し,咬合器上に再現することである.咬合採得を行って適正な咬合関係を全部床義歯に付与することは,神経筋機構との調和と咬合平衡の確立を果たすことになり,維持安定の向上につながる（図5-1〜4）.

無歯顎患者の咬合採得は,一般に以下の手順で行う.

1. 咬合床の製作（基礎床・咬合堤）
2. 仮想咬合平面の決定
3. 垂直的顎間関係の決定
4. 水平的顎間関係の決定
5. 標示線の描記（人工歯排列位置の決定）
6. 作業用模型の咬合器付着

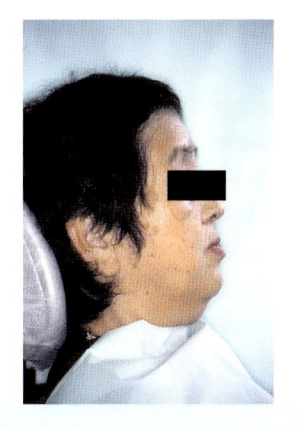

図5-1 咬合採得を誤った例の顔貌
　　全部床義歯に付与されている咬合位が誤っていたために、咬合するべき部位を捜すことから口元が不自然になっている

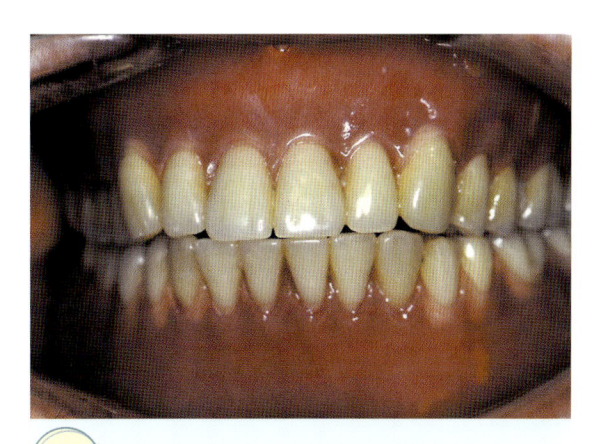

図5-2 誤った咬合位で装着された全部床義歯
　　図5-1で示した患者の義歯による咬合状態である。咬合すべき下顎位を誤った義歯を装着したことで、下顎が左前方に偏位している

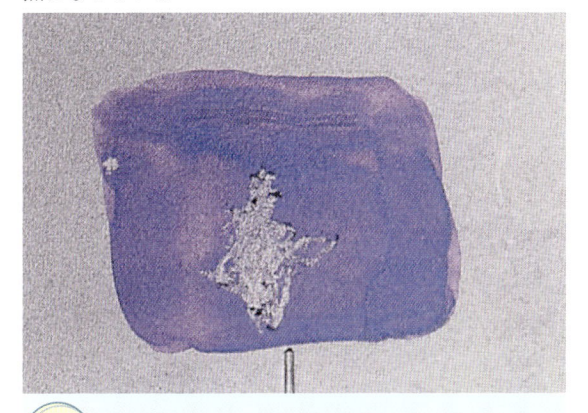

図5-3 咬合位が誤っていた患者のゴシックアーチ描記図
　　図5-1で示した患者のゴシックアーチ描記図である。長期にわたる咬合位の誤りが筋等の円滑な機能を侵害し、下顎運動に支障を来していることが判明する

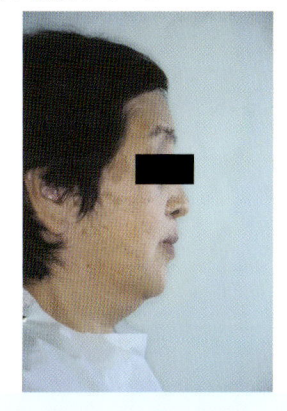

図5-4 適正な咬合位で全部床義歯を装着した顔貌
　　図5-1の患者に下顎位を修正するために治療用義歯で訓練を行い、新たに装着した義歯の顔貌であり、図5-1と比較すると明らかに口元の審美性が向上している

表5-1 基礎床用材料

・シェラックベースプレート
・ベースプレートワックス
・常温重合レジン
・加熱重合レジン
・加熱成形樹脂
　＊常温重合レジンでの製作法は圧接法と振り掛け法がある．

症例に応じて材料を選択するが、高度顎堤吸収の症例ほど高い適合性が要求される

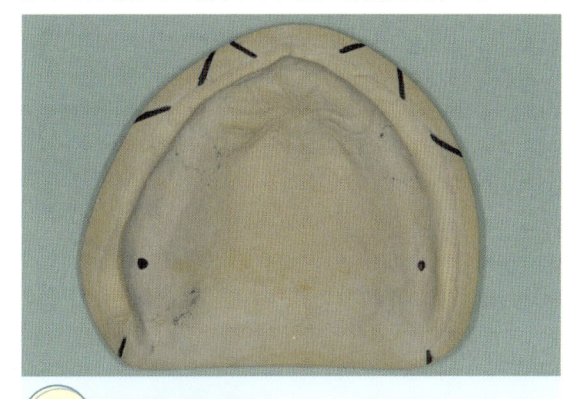

図5-5 上顎作業用模型
　　咬合床の製作に先立ち、歯槽頂線の記入、リリーフ、ブロックアウト等を行う

第5章　咬合採得

II 咬合床の製作

歯槽頂
歯の喪失による歯槽突起の骨改造でできた，鞍状の形態を持つ顎堤の頂上をいう．

歯槽頂線
顎堤頂を連ねた線を歯槽頂線といい，本来は顎堤弓に沿って湾曲を描いているが，無歯顎患者補綴治療においては直線として明示し，咬合堤の製作および人工歯排列の基準線となる．
上顎歯槽頂線
　正中部歯槽頂と犬歯相当部歯槽頂．犬歯相当部歯槽頂と上顎結節の頂点．
下顎歯槽頂線
　正中部歯槽頂と犬歯相当部歯槽頂．犬歯相当部歯槽頂とレトロモラーパッドの中央．

歯槽頂間線
上下顎の歯槽頂（顎堤頂）を上下方向に結んだ線で，臼歯相当部顎堤の前頭面における対向関係を表示する．

歯槽頂間線法則
上下顎の顎堤頂を結んだ線（歯槽頂間線）上に，下顎人工歯の前歯切縁および臼歯頰側咬頭頂あるいは頰側咬頭内斜面の中央を位置させることで，人工歯の咬合接触により出現する転覆力の方向が義歯床の中に存在し，力学的に安定した義歯になるという法則である．
歯槽頂間線で仮想咬合平面との成す角が80°以下の場合は，義歯床に働く転覆力の発現を防止するために交叉咬合排列の適応となる．

　自然歯列者では，上下顎歯列の咬頭嵌合位での嵌合あるいは偏心咬合位での歯の接触を行うことができるが，無歯顎患者においては歯が存在しないため，これらの位置を確定することはできない．

　全部床義歯が機能的・審美的な顎口腔機能の回復を果たすためには，咬合採得のための歯列に代わる装置（喪失した組織に代わる装置）が必要であり，これを咬合床という．咬合床は，基礎床と咬合堤で構成される．

1 咬合床の要件

　咬合床は，基礎床と咬合堤とで構成される．

　基礎床は，義歯の床部分に対応する部分であり，咬合採得においては直接的な役割を果たさない．しかし，基礎床の良悪は，咬合採得操作の進行やその成否，咬合採得結果の再現性，人工歯排列の成否，蠟義歯試適の成否などの以後の製作過程を左右する．そのため基礎床は，成形しやすく十分な強度が得られ，熱や外力によって容易に変形しない常温重合レジンおよび加熱重合レジンで製作されたものが多く用いられる．その要件は，

1. 義歯床下粘膜面（作業用模型）と緊密に適合している．
2. 強固であり，熱や咬合力によって変形しない．
3. 義歯床に近似した厚さや辺縁形態を有する．
4. 口腔内で安定しており，粘膜に疼痛や違和感を与えない．

などがあげられる．

　なお，顎堤吸収が高度な症例ほど，高い適合性が要求される．

　咬合堤は仮想咬合平面の決定，顎間関係の決定などの操作を行うときに十分軟らかく，それ以外のときには十分な強度を保つことが要求される．さらに標準的な厚さと高さで製作するが，無歯顎患者個々で垂直的な顎間距離や口唇の審美的な緊張度が異なっているため，咬合堤の形態の修正，すなわち削除や添加が要求されるために，これらが容易に行える必要がある．そのため，咬合堤には通常，パラフィンワックスが用いられる．その要件は，

1. 成形しやすく，形態修正が容易である．
2. 臼歯相当部は歯槽頂線にのっている．

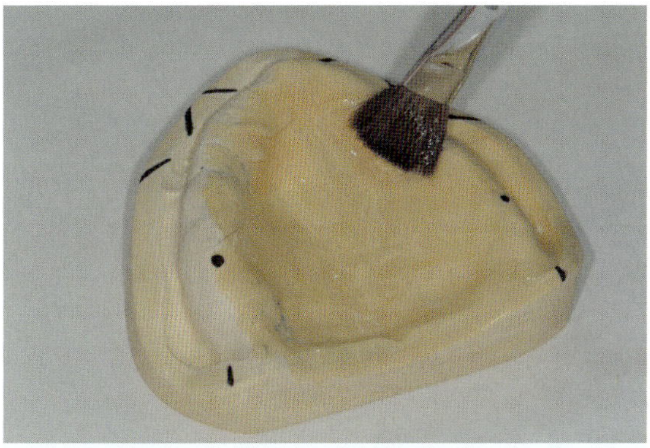

図5-6 上顎作業用模型への分離剤塗布
　提示例は常温重合レジンを用いた術式のため、レジン分離剤を塗布することで模型を保護する

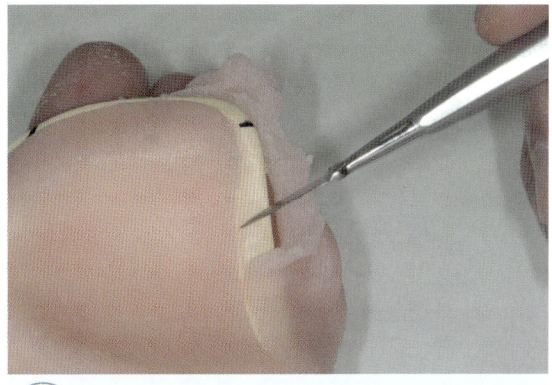

図5-7 余剰な常温重合レジンの切除
　常温重合レジンが軟らかいうちに、余剰部をエバンス刀等を用いて切除する。基礎床の形態付与時には、人工歯排列を行う顎堤頂部の厚さに注意する

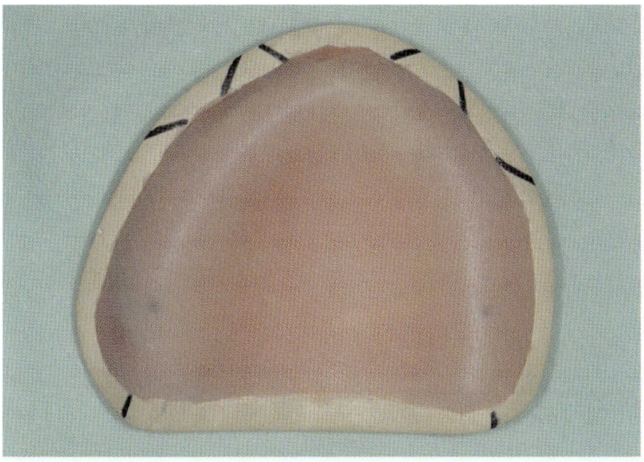

図5-8 余剰部を切除した基礎床
　余剰部の切除は辺縁の適合を損なわないよう注意して行う

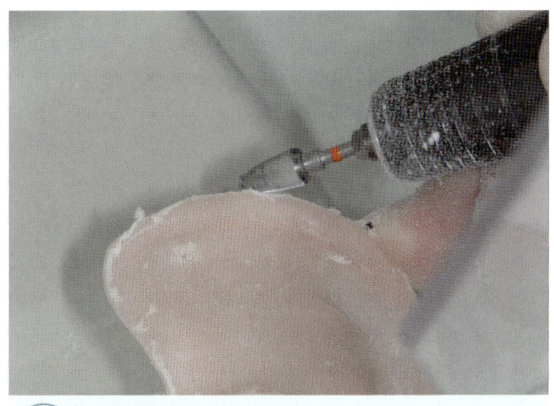

図5-9 基礎床辺縁のトリミング
　作業用模型の辺縁に適合した基礎床辺縁が、ラウンドシェープで鋭縁がないようにトリミングする

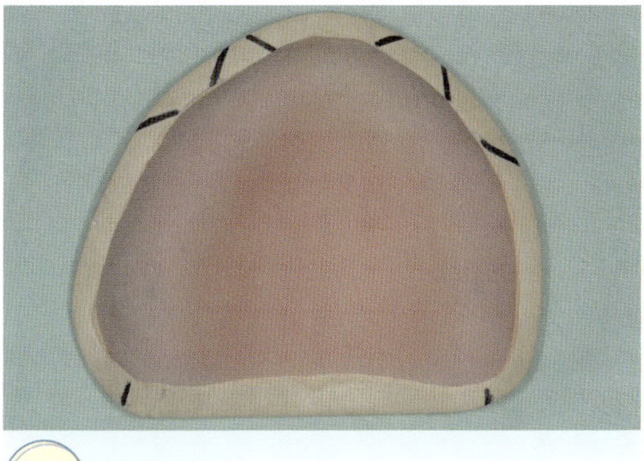

図5-10 上顎基礎床
　上顎では、顎堤頂部と口蓋部が厚すぎないように注意が必要である。基礎床の適合性は、以降の製作過程の成否を左右するので、十分な適合を得る

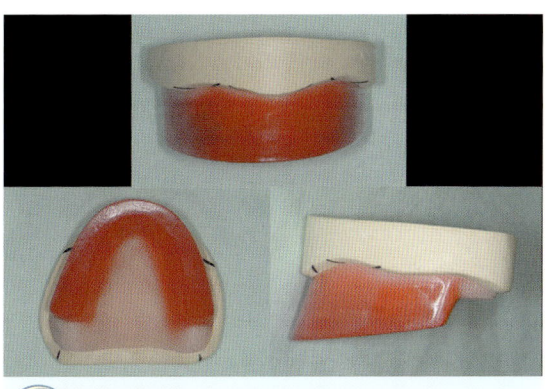

図5-11 上顎咬合床
　咬合堤は高さ、幅に注意して製作する

3. 上顎前歯相当部の唇側は切歯乳頭から約10mm前方にある．
4. 下顎遠心端の高さはレトロモラーパッドのほぼ中央にある．
5. 面は平坦である．

などである．

　咬合床の形態は，可及的に完成義歯に近似していることが望ましい．したがって，前歯部咬合堤の唇側傾斜は前歯の唇側傾斜に近似し，臼歯部咬合堤の頬舌的幅は小臼歯，大臼歯の頬舌径に近似している必要がある．さらに，咬合床は口腔内で使用されるものであり，清潔感を具備させる．

② 咬合床の製作

1．作業用模型のリリーフとブロックアウト

　咬合床の製作に際しては，診査結果と作業用模型を照合し，アンダーカットのブロックアウトや骨隆起部あるいは骨鋭縁部，顎堤粘膜肥厚部あるいは菲薄部のリリーフを行う．

　リリーフの必要な部位は，

- ・切歯乳頭部　　　・比較的新しい抜歯窩
- ・口蓋隆起部　　　・顎堤粘膜肥厚部
- ・下顎隆起部　　　・顎堤粘膜菲薄部
- ・骨鋭縁部　　　　・顎堤吸収の著しい症例のオトガイ孔部

などである．

　ブロックアウトは，研究用模型にて決定した義歯の着脱方向に従って行う．上顎では上顎結節頬側および前歯相当部顎堤の唇側前庭に，下顎では後顎舌骨筋窩に行うことが多い．

2．基礎床の製作（図5-5〜10，12，13，表5-1）

　ブロックアウトやリリーフが終了した作業用模型上に分離材を塗布後，基礎床用材料である常温重合レジンを圧接し，床外形に合わせて切除し，硬化後技工用カーバイドバーにて形を整える．

3．咬合堤の製作（図5-11，14〜17）

　基礎床に咬合堤を製作し咬合床とする．咬合堤には一般的にパラフィンワックスを用い，咬合堤の標準的な指標を参考に，完成義歯の概形に近づけ，咬合床を完成させる．

リリーフ

リリーフとは，咬合時等に義歯床を介して義歯床下の特定の部位に加わる力を，緩和または排除することをいう．

リリーフの目的には，義歯床下組織に惹起する障害の防止と，義歯床と義歯床下組織との衝突部位が義歯の安定を損ねる動揺の支点となるのを防止することである．

リリーフすべき部位は神経や血管の開口部，顎堤粘膜の菲薄部，骨隆起部などで，解剖学的特徴と顎堤粘膜の被圧変位性と密に関係する．

リリーフすべき病的な組織の代表にはフラビーガムがある．

緩衝腔

義歯床下組織に害的に力が加わらないように，リリーフを目的として義歯床粘膜面と義歯床下組織との間に設ける空隙をいう．

臨床的には，作業用模型の当該部に鉛板などを貼布する方法と，完成義歯の床粘膜面当該部を削除する方法がある．

緩衝腔の量は，部位や顎堤粘膜の性状により異なる．

ブロックアウト

作業用模型などに存在するアンダーカット部を，ワックス等を用いて塞ぐ操作をいう．

アンダーカット部をすべて塞ぐことで製作した咬合床の維持・安定が損なわれた場合には，正確な顎間関係の記録・採得できないため，ブロックアウトを行うかわりに，アンダーカット部に弾性印象材あるいは粘膜調整材などを用いて，維持と安定の向上をはかる場合もある．

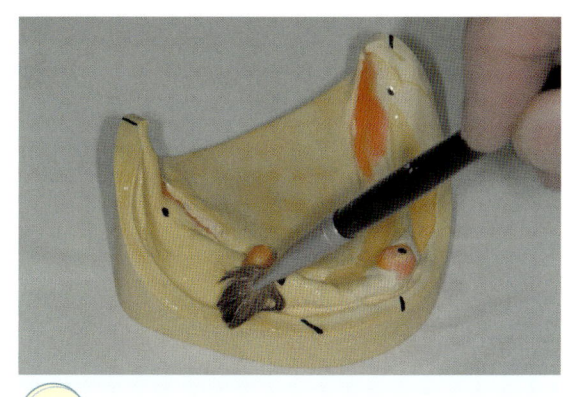

図5-12 下顎作業用模型への分離剤塗布

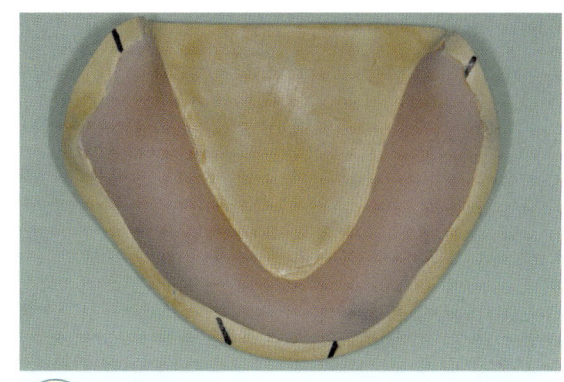

図5-13 下顎基礎床
下顎基礎床は顎堤弓の形から強度が要求されるので，症例によっては舌側に補強線を埋入する

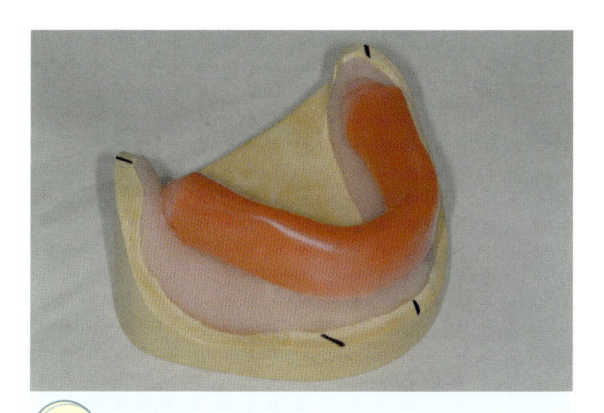

図5-14 基礎床への咬合堤用ワックスの溶着
咬合堤は以降の製作過程で咬合採得時の追加や修正，人工歯の排列等を行うのでパラフィンワックスを用いる

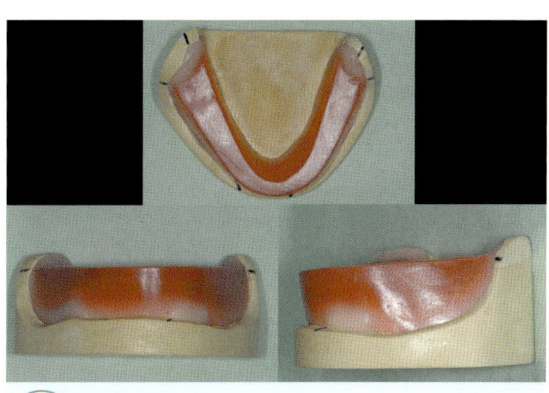

図5-15 下顎咬合床
基礎床の粘膜面および咬合堤の表面は，患者の口腔に入り目に触れることから，患者が嫌悪感を持たないよう滑沢な面にする

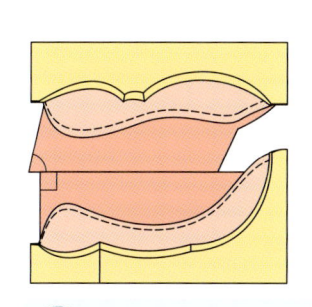

標準的な咬合堤の高さ
上顎　前歯相当部顎堤頂から約12mm
　　　臼歯相当部顎堤頂から約10mm
下顎　前歯相当部顎堤頂から約10mm
　　　臼歯相当部はレトロモラーパッドを参考

図5-16 咬合堤の高さ
咬合堤の高さは顎堤吸収の程度により異なる

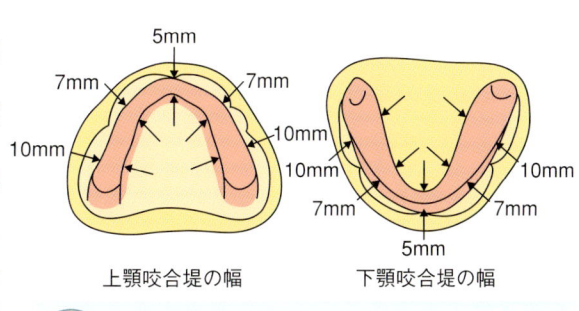

上顎咬合堤の幅　　下顎咬合堤の幅

図5-17 上下顎咬合堤の幅

第5章　咬合採得

③ 咬合床の試適

製作した咬合床は顎間関係の記録・採得，人工歯排列，蠟義歯試適など全部床義歯製作の各ステップにおいて重要な役割を果たすため，口腔内に装着した場合でも以後の術式で支障がなく誤差を生じない十分な維持・安定が必要となる．口腔内において維持・安定が得られない場合は，咬合床の形態改善あるいは再製作が必要である．

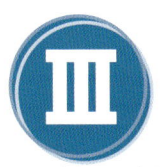

Ⅲ 仮想咬合平面の決定

仮想咬合平面決定の意義
無歯顎患者に審美性の面で口腔周囲組織の緊張を回復し明るい笑顔を取り戻させ，機能面で顎関節，筋および神経筋機構との調和と咬合平衡を確立し，全部床義歯の移動や動揺を防止するために行う．

仮想咬合平面とは，咬合堤には人工歯が存在しないので仮想であり，咬合堤の左右臼歯相当部と中切歯相当部とで決定される咬合堤の平面のことである．この平面は，人工歯排列の基準を求めるための仮の平面であり，人工歯には人工前歯も含むことから口唇や頬粘膜の緊張度回復の良悪もこの過程に含まれる（図5-18, 19）．

仮想咬合平面を設定する方法
1. 上顎から決める方法
上顎咬合平面の位置を前頭面で瞳孔線と，矢状面でカンペル平面と平行にする．
2. 下顎から決める方法
口腔の解剖的指標を参考にする．安静時舌背，レトロモラーパッド等を指標として決定する．

① 上顎咬合床による決定

矢状面から見た仮想咬合平面は，解剖学的な観察結果で鼻翼の下縁と耳珠上縁とを結ぶ鼻聴道線（Camper線）と平行に設定する．

前頭面から見た仮想咬合平面は左右の瞳孔を結ぶ瞳孔線と平行に設定する．しかし，顔貌は左右対称ではないため，仮想咬合平面は瞳孔線のみではなく，口裂，上唇下縁および口角などを参考に設定する．

上唇下縁と仮想咬合平面の上顎中切歯相当部の位置関係は，通常上唇下縁の1〜2mm下方に設定するが，患者の希望を聴取したり，スマイルラインを考慮に入れることも必要である（図5-20〜22）．

自然歯列者の咬合平面
下顎左右側中切歯の近心隅角間の中点（切歯点）と，下顎左右側第二大臼歯の遠心頬側咬頭頂を基準とした平面である．
咬合平面は解剖学的にカンペル平面とほぼ平行といわれていることから，無歯顎者ではカンペル平面を基準として用いる．

② その他の方法による決定

臨床では前項の方法が多く用いられているが，前方部では口唇接合線を指標とし，後方部では安静時舌背の高さやレトロモラーパッドの1/2あるいは2/3の高さを参考にして設定する方法もある．

スマイルライン
上顎6前歯の切縁を連ねた線が，微笑したときの下口唇上縁に沿うように，下に凸のカーブを描いているラインをいう．

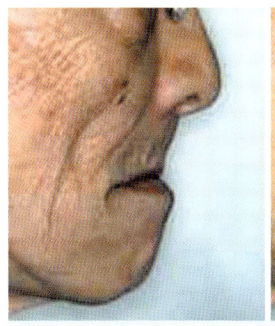

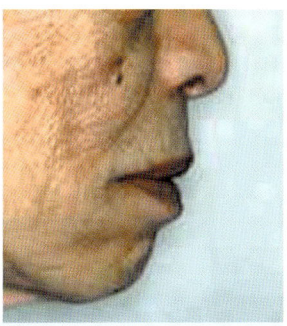

図5-18 仮想咬合平面の決定
　仮想咬合平面の決定においては，左半の顔貌が右半のように緊張を回復し審美的となるよう，この過程から立体として咬合床を観察する

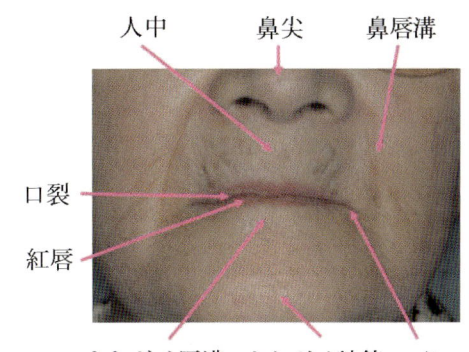

図5-19 仮想咬合平面および垂直的顎間関係の決定で審美的回復を目標とする解剖学的チェック項目

（ラベル：人中　鼻尖　鼻唇溝　口裂　紅唇　オトガイ唇溝　オトガイ結節　口角）

表5-2 無歯顎患者の咬合採得に影響を及ぼす因子

1. 生態的因子
    1）下顎位（患者の姿勢を含む）
    2）顎間距離の変化への対応能力
    3）義歯製作に至る過程に起因する異常習癖
    4）心理的な反射的防御反応

2. 機械的因子
    1）基礎床に内在する問題
    2）咬合堤に内在する問題
    3）水平的顎間距離設定法が抱える問題

3. 心理的因子

咬合採得の成否は，これらの事項をコントロールすることにある

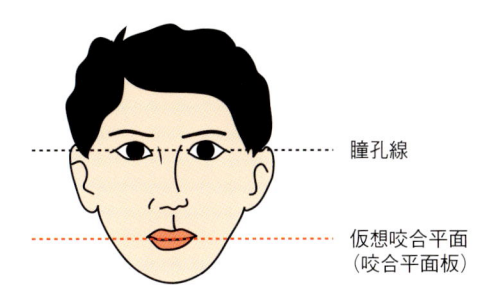

図5-20 前頭面での仮想咬合平面
　仮想咬合平面は瞳孔線と平行にするが，笑顔時の上唇の位置にも注意する

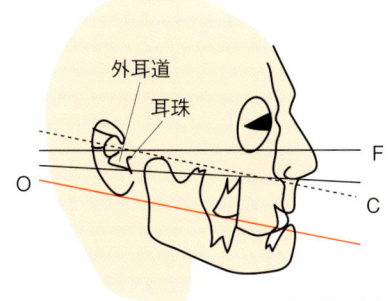

（ラベル：瞳孔線　仮想咬合平面（咬合平面板））

F：Frankfort plane
C：Camper's plane
O：仮想咬合平面

図5-21 矢状面での仮想咬合平面
　仮想咬合平面は鼻聴道線（カンペル平面）と平行にする

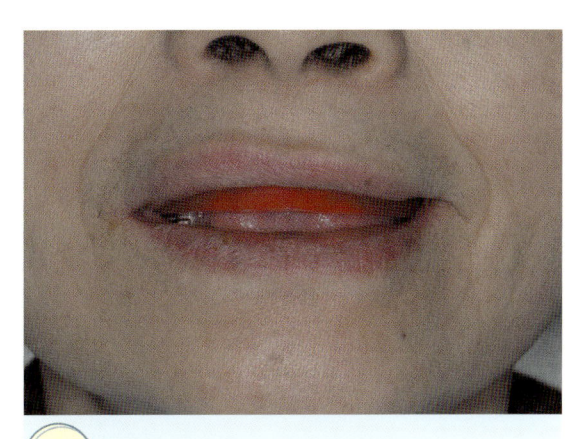

図5-22 仮想咬合平面と上唇との関係
　仮想咬合平面は上唇下縁約2mmに位置する．ただし，患者の要求を聴取することも重要である

第5章　咬合採得

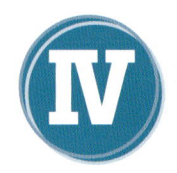

Ⅳ 垂直的顎間関係の決定

垂直的顎間関係決定に関する見解

無歯顎患者の垂直的顎間関係の決定は，製作する全部床義歯による上下顎の咬合高径を決定することであるが，未だ何が正しいか明確な結論は存在しない。
したがって，垂直的顎間関係の決定には，形態学的決定法と生理的・機能的決定法から複数の術式を選択して行い，術者と患者の接点を見つけ出す必要がある。

咬合高径が高すぎる場合に生じる問題

1. 下顔面が長くなり，口がいっぱいになった感じがする．
2. 常に筋の緊張を招き，顔面筋が疲労した感じがする．
3. 食物の摂取に支障を来し，咀嚼がしづらい．
4. 会話時に人工歯が衝突しカチカチ音をたてる，舌がもつれる．
5. 歯ぎしりや歯をくいしばるようになる．
6. 義歯床下粘膜に慢性の炎症症状が発現する．
7. 口唇閉鎖がむずかしく，唇音が不明瞭となる．
8. 嘔吐反射が惹起される．

咬合高径が低すぎる場合に生じる問題

1. 口唇が緊張を失い，下顔面がつぶれた顔貌になる．
2. 咀嚼時，発音時に頰や舌を嚙む．
3. 咬合力が低下する．
4. 顎関節症状を訴えることがある．
5. 聴力の減退，耳鳴りを訴えることがある（コステン症候群）．

頭部X線規格写真を利用する方法

頭部X線規格写真の計測で咬合高径を算出する方法である．

1 垂直的顎間関係の決定の臨床的意義

垂直的顎間関係とは，頭蓋と連結している上顎に対する，顎関節を支点とし三次元空間を運動する下顎の垂直的な距離である．自然歯列者では歯がこの関係を規定するが，無歯顎患者では規定する歯が存在しないために，筋，顎関節および神経筋機構が垂直的顎間関係を規定することになる．したがって，適正な関係を無歯顎患者に付与した際にはこれらの要素が正常な機能を果たすが，誤った関係を付与した場合には正常な機能を果たせず，機能障害などを惹起する危険性がある．

垂直的顎間関係の設定は，自然歯を喪失することで上下顎堤間に生じた空隙であるデンチャースペースの設定と考えることができる（表5-3）．デンチャースペースは口唇を形成する筋，頰部を形成する筋および舌を形成する筋とに囲まれたスペースであり，これらの筋群の調和を確立することが要求される．したがって，適切な垂直的顎間関係は，顔貌の審美性の向上，発音機能の円滑化および義歯の維持・安定の向上につながる．

さらに，無歯顎患者の下顎の位置が顎関節，筋および神経筋機構で規定されていることから，適切な関係は製作した義歯による咀嚼能力の向上と残存顎堤の保全につながる．

2 決定基準

1．形態的決定法

1) 顔面計測法（図5-23）
(1) Willis法：瞳孔の中心—口裂間距離が鼻下点—オトガイ底間距離と等しいことに基づく方法．
(2) Bruno法：手掌の幅が鼻下点—オトガイ底間距離と等しいことに基づく方法．
(3) McGee法：眉間正中部—鼻下点間距離，瞳孔—口裂間距離，口裂線の湾曲に一致した左右口角間距離のうち，二者以上が等しければ，鼻下点—オトガイ底間距離と等しいことに基づく方法．

2) 有歯時の記録を利用する方法

表5-3 垂直的顎間関係の決定法

Willis法	下顎安静位を利用する方法
Bruno法	発音を利用する方法
McGee法	嚥下運動を利用する方法
Buyanov法	最大咬合力を利用する方法
頭部X線規格写真を利用する方法	筋電図を用いる方法
側貌紙型を利用する方法	患者の感覚を利用する方法
正面写真を利用する方法	旧義歯を利用する方法
入れ墨を利用する方法	筋触診法
フェイスマスクを利用する方法	

垂直的顎間関係決定は，一方法のみでは不可能であり，これらの中から併用して行う

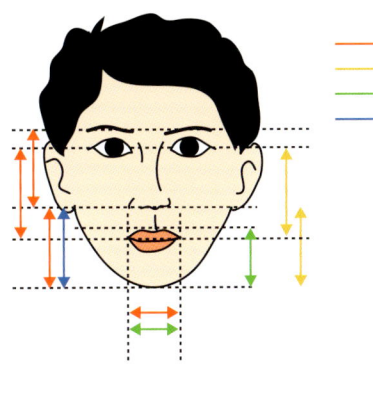

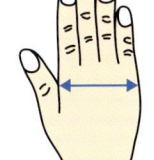

顔面計測法

図5-23 顔面の計測による方法

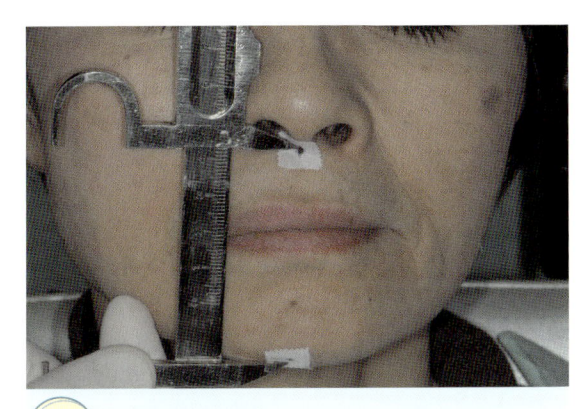

図5-24 下顎安静位を利用する方法（その1）
標点を鼻下点とオトガイ点に設け，下顎安静位における両標点間距離を計測する．この際，上顎咬合床を装着して計測するとよい

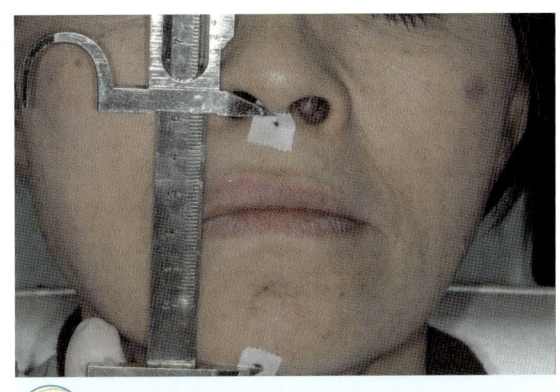

図5-25 下顎安静位を利用する方法（その2）
下顎咬合床を装着しての計測では，図のように過高な場合には図5-19で示した項目が異常な関係となり審美性が障害されている

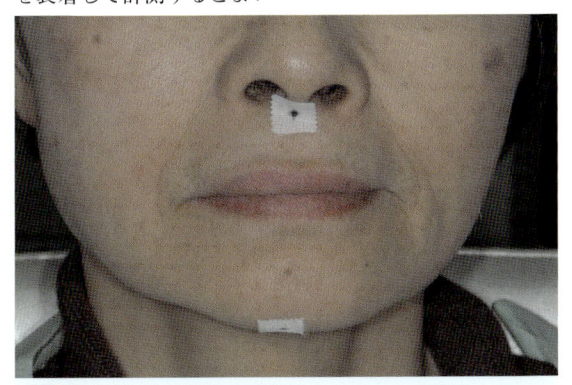

図5-26 適正な垂直的顎間関係（前頭面観）

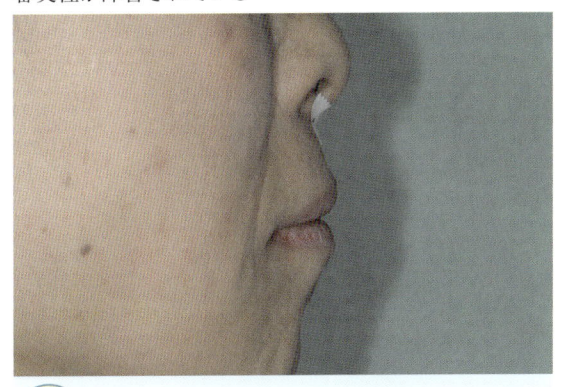

図5-27 適正な垂直的顎間関係（矢状面観）

側貌型紙を利用する方法
有歯時に側貌を型紙に記録しておき，無歯顎になった場合にこれを利用する方法である．

正面写真を利用する方法
有歯時の顔貌正面写真から顔面計測法を用いて決定する方法である．

入墨を利用する方法
有歯時に上下顎の歯槽部に入墨を入れ，これを標点として利用する方法である．

下顎安静位を利用する方法
下顎安静位を維持する要因は多く，閉口筋の筋紡錘による下顎張反射，顎関節および口腔内の感覚受容器による閉口筋の反射機構，下顎を構成する組織の重量などが関与しており，いずれにしても下顎安静位ではこれらの神経筋機構による反射性調節が正常に機能している．そこで，無歯顎者においても安静時の顎間距離から安静空隙量を差し引いた距離を咬合高径とするのがこの方法である．実際には，下顎安静位における鼻下点―オトガイ点間距離を皮膚上で計測し，この距離から安静空隙量の2～3mmを差し引いた距離を咬合高径とする．下顎安静位は再現性が高いとされているが，体位，頭位あるいは心理的な影響を受けるため，患者をアップライトの姿勢で浅く腰掛けさせ，呼吸を静かにさせ緊張を解きほぐした状態で計測することが重要である．

発音を利用する方法
/s/発音時には，最も上下顎間の距離が狭くなり（closest speaking space），このとき前歯相当部咬合堤間が1～2mm程度の間隙になるよう咬合高径を決定する（Silverman法）．
/f/，/v/発音時には，上顎中切歯切縁が下唇のwet-dry lineに接触することを利用し決定する．
/m/発音時には，下顎は安静位に近い位置にあることを利用し決定する（Landa法）．

(1) 頭部X線規格写真を利用する方法
(2) 側貌型紙を利用する方法
(3) 正面写真を利用する方法
(4) 入墨を利用する方法
(5) フェイスマスク法

2．生理的・機能的決定法

1) 下顎安静位（安静空隙）を利用する方法：下顎安静位は上体を起こして安静にしているときの下顎位であり，このとき上下顎歯列間には切歯部で2～3mmの空隙（安静空隙，free-way space）が存在するとの理論を利用する方法（Niswonger法）（図5-24～27）．

2) 発音を利用する方法：発音する音によっては，調音を行うため口唇や頬粘膜などと協調して下顎が特定の下顎位を取ることを利用する方法．

3) 嚥下運動を利用する方法：正常有歯顎者において嚥下時の下顎位が咬頭嵌合位付近であることを利用する方法（Shanahan法）．

4) 最大咬合力を利用する方法：最大咬合力を発現する咬合高径が，咬頭嵌合位から1～2mm高い高径の下顎位であることを利用する方法（Boss法）．

5) 筋電図を用いる方法：開閉口筋の筋活動が小さい下顎安静位を求め，そこから決定する方法．

6) 患者の感覚を利用する方法：患者の感覚に基づき，患者が快適であると感じた下顎位で決定する方法．

7) 旧義歯を利用する方法：義歯製作時まで患者が使用して，問題なく日常生活を営んできた義歯で，術者が咬合関係，顎機能および審美的要素を診査・診断し問題がなかった場合に，その義歯を参考に決定する方法．

　垂直的顎間関係（咬合高径）の決定方法は数多く存在するが，一つの方法にて決定することなく，複数の方法を用い確認し決定することが必要である．さらに，転覆試験，咬合床の触診，下顎頭の触診，筋触診法（Gysiの咬筋把握法，Greenの側頭筋把握法）を用いて適否を診査するとよい．

表5-4 咬合採得の目的

1. 仮想咬合平面を求める．
2. 上下的な顎間距離を決める．
3. 中心となる水平的な下顎位，顆路を決める．
4. 審美性の回復を図る．
5. 人工歯の選択，排列位置を決める．
6. 舌の機能運動域を決める．

咬合採得の目的として本表で示した6項目の中で4項目は，水平的顎間関係決定と密に関係する項目であり，機能に障害を招くことがないように慎重に行う

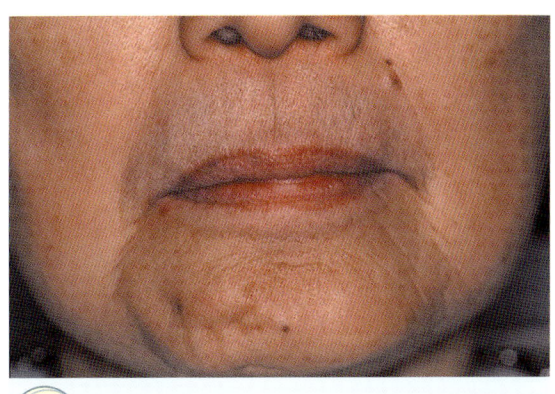

図5-28 水平的顎間関係に誤りがあった患者の口腔周囲の緊張の例

水平的顎間関係に誤りがあると，筋等の口腔周囲組織の緊張を招き，顔貌に不自然観が発現する

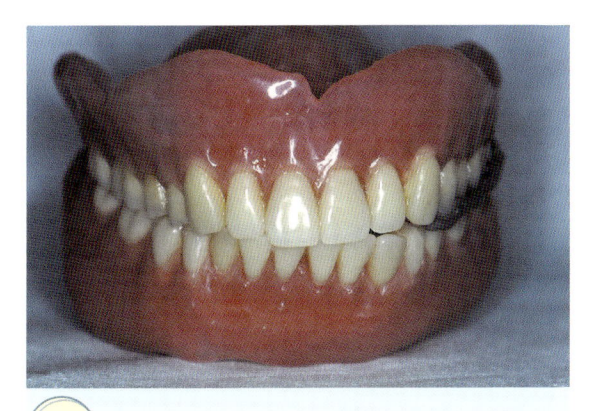

図5-29 水平的顎間関係を誤った義歯

図5-28に示した患者の義歯は，リラックスして閉口させると右側に偏位しており，上下顎右側人工歯が咬合接触した際には左側に間隙が生じている

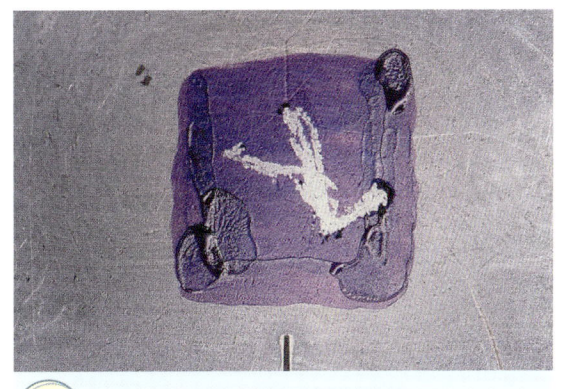

図5-30 水平的顎間関係を誤った患者のゴシックアーチ描記図

水平的顎間関係が誤った患者で上顎に描記板を設定してゴシックアーチ描記を行うと，アペックスが不明瞭となり，下顎位を回復する治療の必要が判明する

表5-5 水平的顎間関係決定法

ゴシックアーチ描記法	嚥下運動利用法
チューイン法	頭部後傾法
パントグラフ法	筋触診法
チェックバイト法	Gysiの咬筋把握法
筋疲労法	Greenの側頭筋把握法
反復咬合法	咬筋側頭筋把握法
Walkhoff小球法	下顎頭触診法

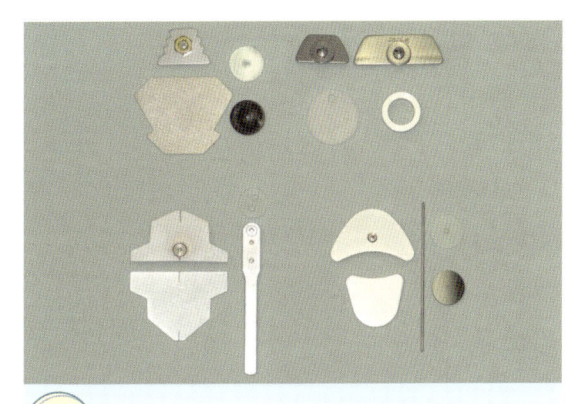

図5-31 口内法のゴシックアーチ描記装置

Ⅴ 水平的顎間関係の決定

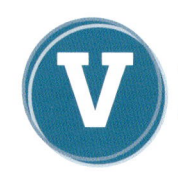

① 水平的顎間関係の決定の臨床的意義

適切な水平的顎間関係の必要性は，下顎運動が顎関節，筋および神経筋機構に司られており，垂直的な運動のみでなく前後および左右方向にも運動することを考えれば容易に理解できる．垂直的な運動において，人工歯の咬頭嵌合する水平的な位置に誤りがあれば，下顎を偏位させて咬頭嵌合するように運動構成要素に異常な運動を強いることになる．前後および左右方向の運動においては，偏心運動時に咬合の平衡が失われ，全部床義歯の安定が損なわれると同時に運動構成要素に異常な反応を強いることになる．したがって，適切な水平的顎間関係の決定は，義歯の安定，残存顎堤の保全，顎機能障害防止などに重要な役割を果たす（表5-4，5）．

水平的顎間関係の設定が不適切な場合は，
1. 義歯の維持・安定不良を招き，咀嚼能力が低下する．
2. 義歯床下組織に炎症を生じ，長期使用で顎堤吸収を招く．
3. 顎関節等の顎口腔機能に障害を招く．
4. 審美障害を招く．
5. 精神的なストレスを招く．

などの問題がある（図5-28〜30）．

義歯製作時の診査・診断において，旧義歯の不良あるいは長期間の使用で，水平的顎間関係に狂いを認めた場合には，旧義歯の修正あるいは治療用義歯にて適正な下顎位が回復できたことを確認した後に，義歯の製作を行うことが必要である．

② 決定基準

1．ゴシックアーチ描記法（gothic arch tracing）

下顎運動描記装置の一つである．ゴシックアーチ描記装置の描記板と描記針を咬合床に装着し，前方および側方限界運動で描かせたやじり形の図形が側方切歯路ともいわれているゴシックアーチであり，この図形のアペックス（頂点）を水平的な顎間関係の中心として求めるのがゴシックアーチ描記法（図5-31〜40，表5-6）である．

ゴシックアーチ描記法の臨床術式

ゴシックアーチは側方切歯路ともいわれ，下顎の前方運動および左右の側方限界運動時に，描記針が描記板に描く中心位を頂点とする鏃形を呈する運動路である．

上顎に描記板，下顎に描記針が位置した場合の口内法によるゴシックアーチ描記法の臨床術式は，以下の順序で行う．

1. 垂直的顎間関係を決定した上下顎咬合床とフェイスボウを使用して，半調節性咬合器に上下顎作業用模型を付着する．このとき下顎作業用模型は，フェイスボウ採得時に設定した仮の中心関係位で付着する．

2. 上顎咬合堤の仮想咬合平面を3〜4mm削除し，描記板を仮想咬合平面に平行となるように付着する．下顎咬合堤には描記板と平行となるように描記針を付着する．上顎咬合堤を描記針のスペースのため削除するのは，下顎仮想咬合平面は舌背とほぼ同じ高さにあり，下顎咬合堤を削除すると，舌の生理機能を障害するとともに下顎咬合床の安定を阻害するためである．

3. 口腔内に咬合床を装着し，軽く咬合させながら前後および左右側方運動を行わせ，ゴシックアーチの描記状況や上下顎咬合床の安定性などを診査する．

4. 術者が下顎を誘導しながら，前方運動および左右の側方限界運動を行わせ，ゴシックアーチを描記する．

5. 描記したゴシックアーチの図形を確認し，アペックスで上下顎咬合床を固定し，この位置を上下顎の中心となる水平的下顎位として採得する．

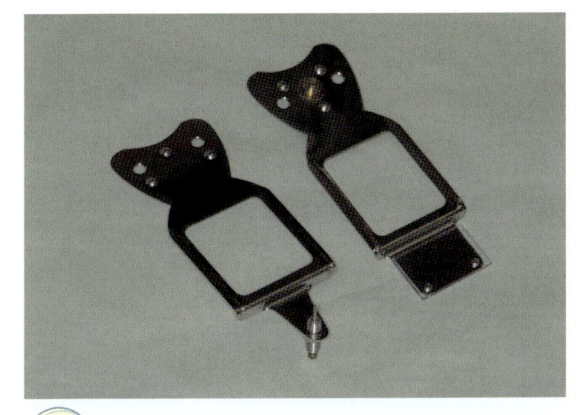

図5-32 口外法のゴシックアーチ描記装置（1）

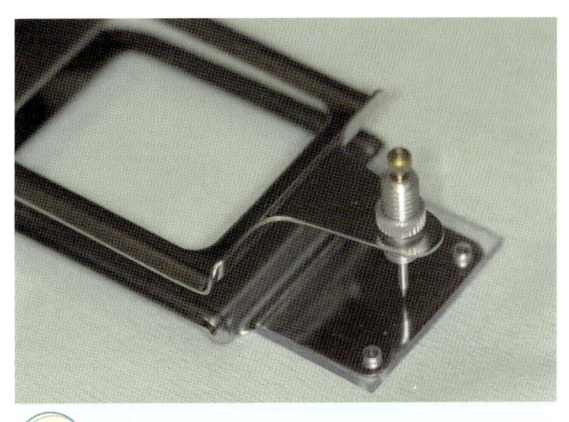

図5-33 口外法のゴシックアーチ描記装置（2）
口外に出る描記板と描記針（鉛筆）との関係を示す

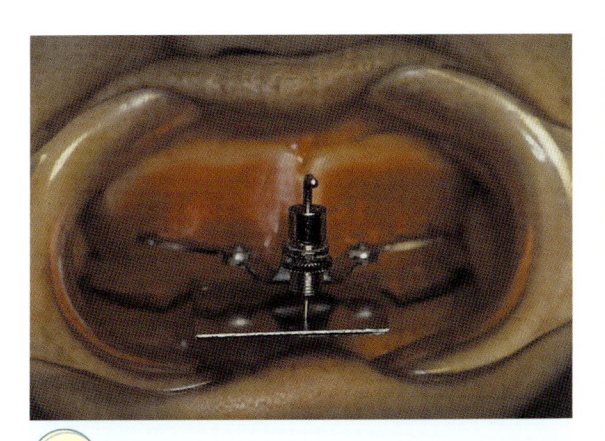

図5-34 口外法によるゴシックアーチ描記

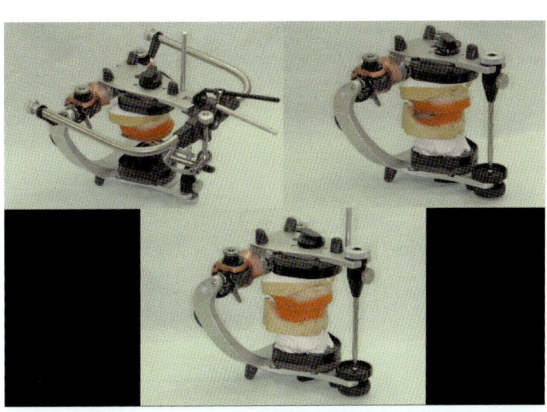

図5-35 ゴシックアーチ描記装置設定の前準備
上顎作業用模型および咬合床の咬合器へのフェイスボウトランスファーを行い，仮の中心関係位で下顎作業用模型を咬合器に付着して，下顎咬合堤の修正を行う

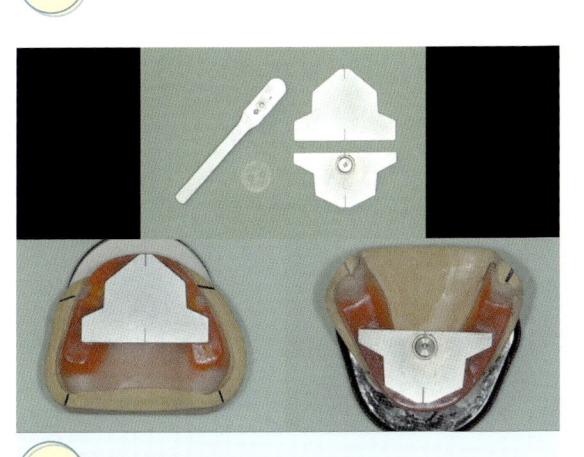

図5-36 口内法のゴシックアーチ描記装置の設定
本法では描記針の高さに要求される量を上顎咬合堤を削除して獲得し，上顎に描記板を，下顎に描記針を設定している．下顎での設定では，基礎床の安定を損なわない位置に設定することが必要である

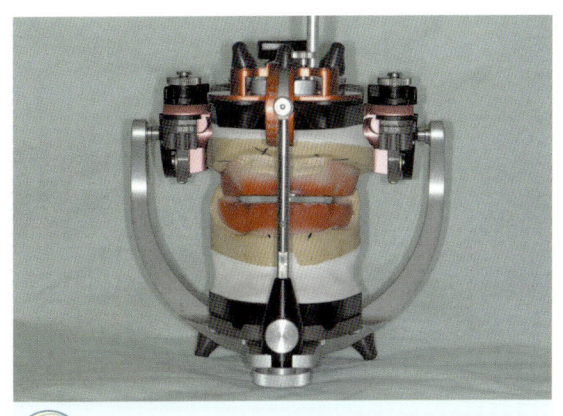

図5-37 ゴシックアーチ描記装置を設定した咬合器での正面観

第5章 咬合採得

ゴシックアーチ描記法の臨床的意義としては，下記の事項がある．
1. 術者による差違が少なく，再現性，精確性，操作性が高い．
2. 前方運動路および左右の側方限界運動路上の一定の点とアペックスから，インターオクルーザルレコード（チェックバイト）を利用して咬合器の矢状顆路角ならびに側方顆路角が調節できる．
3. 運動経路の対称性，長さ，展開角および規則性は，顎機能の診査に役立つ．
4. 習慣性咀嚼側の判定に役立つ．

しかし，反面では以下の問題点もある．
1. 水平面上での限界運動路であり，機能運動が観察できない．
2. 顎堤の支持域に問題がある場合には，下顎運動路が正確に描記できないことがある．

などがあげられる．

ゴシックアーチ描記法には，口腔内で描記する口内描記法（intraoral tracing）と口腔外で描記する口外描記法（extraoral tracing）とがある．

2．チューイン法

下顎運動の口腔内記録法の一つであり，上下顎の咬合床のいずれか一方に描記板を，他方に描記針を設定し，下顎を自由に運動させた時の運動路を記録する方法である．ゴシックアーチ描記法やパントグラフ法が限界運動を記録するのに対し，この方法は限界内運動も記録できる．チューイン法に改良を加えたシステムとしてTMJインスツルメントがある．

3．パントグラフ法（図5-45）

下顎の前方限界運動と側方限界運動を水平面と矢状面に，連結した運動路として記録する口外描記法である．

4．チェックバイト法（check bite）（図5-41〜44）

生体の下顎運動の始発点と偏心位の下顎位との2下顎位間を直線で結び，それぞれの基準平面とのなす角度を矢状および側方顆路角として測定する方法である．

5．反復咬合法（習慣性閉口路利用法）

上下顎咬合床を装着し反復咬合運動（反復開閉口運動，タッピング運動）を行わせ，繰り返し同一部位で咬合した位置を中心となる水平的下顎位とする方法である．

6．Walkhoff小球法

上顎咬合床の口蓋後縁正中部にワックスなどで大豆大の小球を付着し，これに舌尖を軽く触れさせながら閉口させて，中心となる水平的下顎位を決定する方法である．

ゴシックアーチ描記法の口内法と口外法

	口内描記法	口外描記法
利点	装置が口外法より小さい 装置設定が容易 描記時の安定性が高い	描記図が描記時に確認できる 描記図が口内法より大きく，識別しやすい
欠点	描記図が描記時に確認できない 描記図が口外法より小さく，識別しにくい 描記針が太く，アペックスの鮮明さが劣る	装置が口内法より大きい 装置設定や操作がやや複雑 描記時の安定性が劣る

チェックバイト法

チェックバイト法はChristensen現象を発見したChristensenが，Christensen現象の離開程度は矢状および側方顆路角に比例的な影響を受けることから考案した．無歯顎者でのチェックバイト法による水平的下顎位の記録は，下顎が後方限界運動路における終末蝶番運動の開閉運動を行った時に，上下顎咬合床を固定して採得される．実際には，ゴシックアーチ描記図のアペックスの位置でチェックバイトを採得し，中心となる下顎位で下顎作業用模型を付着する．半調節性咬合器を用いた場合には，前方運動路上の任意の位置でのチェックバイトにより両側の矢状顆路角が，側方限界運動路上の任意の位置でのチェックバイトにより平衡側の側方顆路角と矢状顆路角を求めることができる．
チェックバイト法は2顎位間の角度の計測法であって，運動経路全体を測ることはできないが，測定に特別な器具を必要とせず，半調節性咬合器の顆路指導要素が調節できることから，高い実用性を持っている．

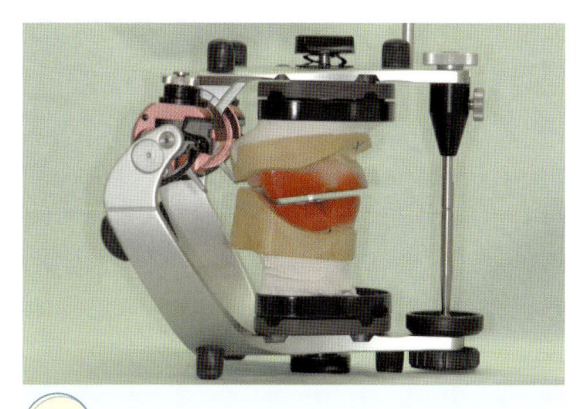

図5-38 ゴシックアーチ描記装置を設定した咬合器での矢状面観
本写真の咬合器はカンペル平面を基準平面としている

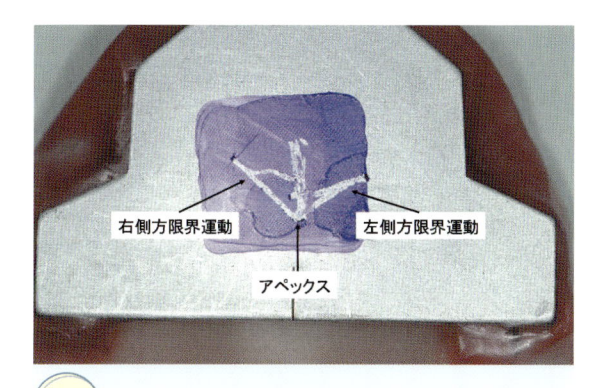

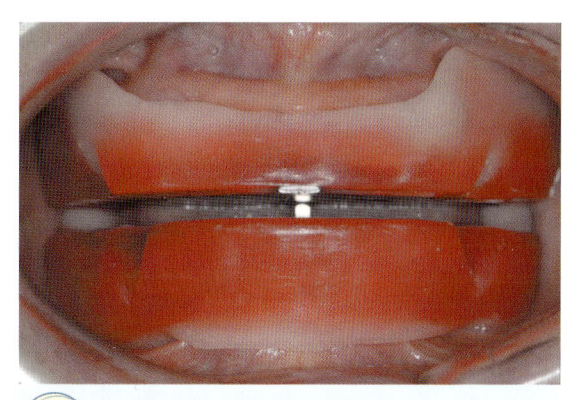

図5-39 ゴシックアーチ描記装置を設定した咬合床の口腔内装着
咬合器にて設定したのと同じ関係を，上下顎咬合床が維持していることを確認する

表5-6 ゴシックアーチ描記の臨床応用の限界

1. ゴシックアーチは定められた咬合高径での水平面上の限界運動路であり，機能運動は限界運動路上に存在しない．

2. 顎堤の負担域に問題がある場合には，ゴシックアーチ描記時に装置全体が動揺し下顎運動が精確に記録できない．

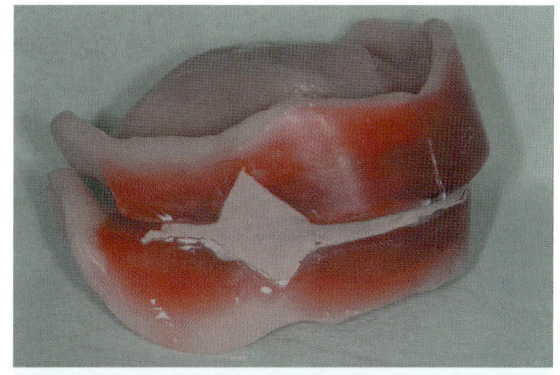

図5-40 ゴシックアーチ描記図
円滑な下顎運動を営む患者では，明瞭なアペックスが得られる

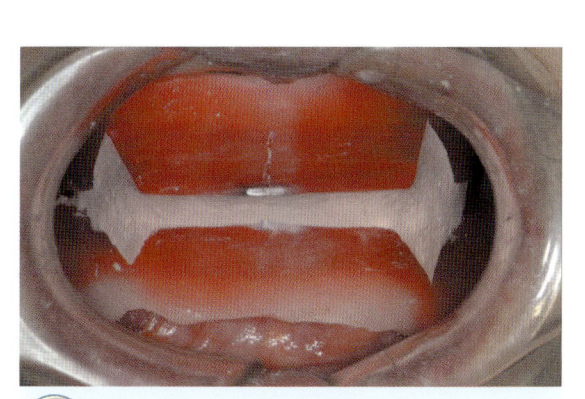

図5-41 チェックバイト採得（その1）
ゴシックアーチ描記図のアペックスと左，右および前方運動路上の一定の位置で，左右および前方チェックバイトを採得する

図5-42 チェックバイト採得（その2）
アペックスで採得したチェックバイトは，下顎作業用模型を患者の中心となる水平的下顎位で咬合器に付着するために用いる

中心となる水平的下顎位決定後の術式

次章の内容と深く関係するが，中心となる水平的下顎位が決定した後には，下顎作業用模型を咬合器に再付着する．

咬合器再付着に際しては，水平的下顎位として採得したチェックバイトで表現されている下顎の位置を精確に再現することが必要である．このことで，上下顎人工歯の咬合接触を均等に付与することが可能となる．

さらに，第 8 章の人工歯選択は，臨床では咬合採得が終了した同日に行う．

咬合器への下顎作業用模型の再付着が終了したならば，ゴシックアーチ描記装置設定のために削除した咬合堤を修復する．その後に，臼歯部相当部の咬合堤は歯槽頂間線法則に則り，咬合堤の位置を修正することが要求される．ただし，前歯相当部咬合堤は，その形態を咬合採得に際し審美性の観点から決定しているので，修正する必要はない．

7．嚥下運動利用法

正常有歯顎者で嚥下時の下顎位が咬頭嵌合位付近に誘導されることを利用し，中心となる水平的下顎位を決定する方法である．

8．頭部後傾法

頭部を軽く後方に傾けて下顎の前方偏位を制御した状態で閉口させ，中心となる水平的下顎位を決定する方法である．

9．筋触診法

下顎が正しい水平的な位置にあるなら，噛みしめ時の両側の咬筋および側頭筋の収縮が偏心位と比べて強く，左右が均等に触知されることを利用し，両側の咬筋あるいは側頭筋が最も強く収縮する下顎位で中心となる水平的下顎位を決定する方法である．これには，Gysi の咬筋把握法，Green の側頭筋把握法および咬筋側頭筋同時把握法がある．

10．筋疲労法

各種の下顎運動を繰り返し行わせ，筋の疲労を招き，筋の非生理的緊張や下顎の習慣性偏位などを除外することで，中心となる水平的下顎位を決定する方法である．

11．下顎頭触診法

両側の下顎頭を手指にて触診し，左右均等の圧迫を触知した位置で中心となる水平的下顎位を決定する方法である．

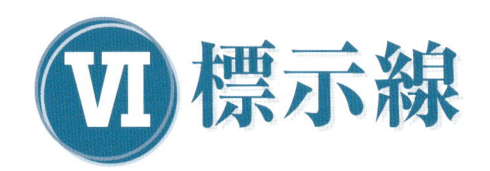

VI 標示線

咬合採得の最終段階で，前歯および臼歯部人工歯の選択と審美的・機能的排列の基準にする目的で，上下顎咬合床の唇側面に描記する線を標示線という．主に顔面の解剖的指標を参考にし，口腔内に装着された上下顎咬合床に直接刻印する（図 5-46）．

1．正中線

前頭面から見た顔面を左右に分割する線であり，解剖学的基準（顔面正中，人中，上下唇小帯，鼻尖，鼻中隔）を参考にして，顔貌の調和性と審美性から描記する．両側中切歯近心隣接面の接触の基準とする．

2．口角線

リラックスした状態で上下口唇を軽く接触させた時の口角の位置を上下顎咬合床に描記したのが口角線である．一般に，上顎犬歯遠心面が口角部に一致するので，咬合床の湾曲に沿った両口角線間が上顎 6 前歯幅

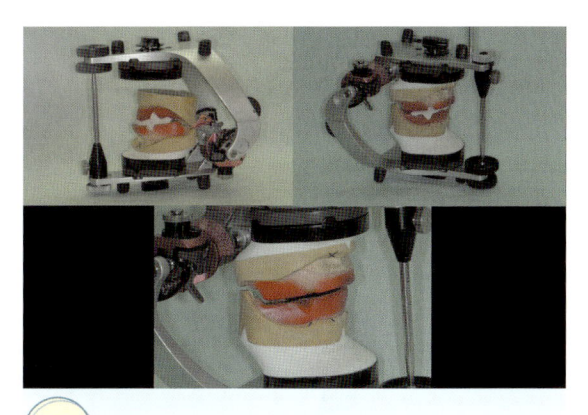

図5-43 下顎作業用模型の咬合器再付着
下顎作業用模型を，ゴシックアーチ描記図のアペックスの位置で採得したチェックバイトを用いて咬合器に再付着する．この位置が，適正な中心となる水平的下顎位である

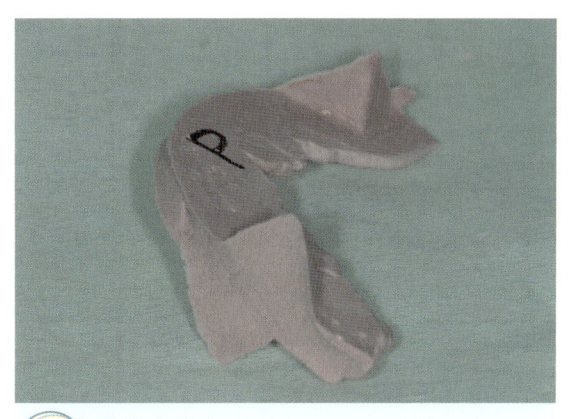

図5-44 前方チェックバイト
前方チェックバイトは半調節性咬合器の矢状顆路角の調節に，左右側方チェックバイトは平衡側の矢状顆路角と側方顆路角の調節に用いる

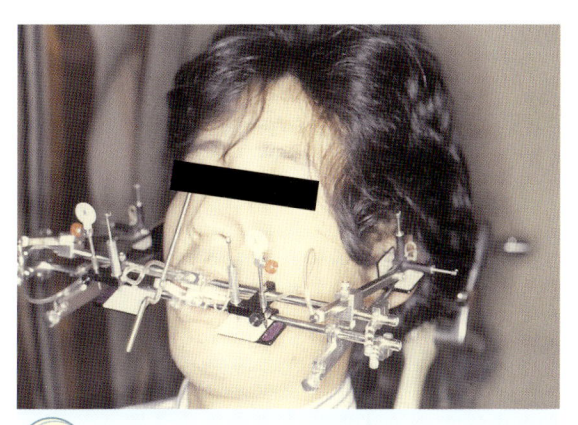

図5-45 パントグラフ描記

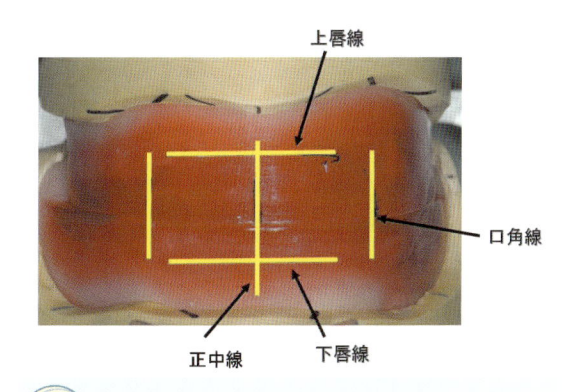

図5-46 標示線
咬合堤唇側面に記録する標示線の例を示す

径と同等な人工歯を選択する．

3．上唇線
　患者自身が上唇を最大限に挙上したときの，上唇下縁を描記したのが上唇線である．上顎中切歯の歯頸部の基準となる．

4．下唇線
　患者自身が下唇を最大限に下制したときの，下唇上縁を描記したのが下唇線である．下顎中切歯の歯頸部の基準となる．

5．鼻翼幅線
　前頭面で，鼻翼の外側面からの垂線を描記したのが鼻翼幅線である．一般的に上顎犬歯が位置するといわれており，上顎人工前歯選択の基準となる．

6．口唇閉鎖線
　リラックスした状態で上下口唇が軽く接触した位置を上顎咬合床の正中に描記したのが口唇閉鎖線である．一般に，この基準線から約2mm下方に上顎咬合床の仮想咬合平面は位置している．

7．笑線
　咬合状態で大きく笑ったときの上唇下縁と下唇上縁の位置を咬合床に描記したのが笑線である．前歯部歯頸線の位置といわれており，人工前歯選択の基準となる．笑線は上唇線および下唇線と一致する場合がある．

第6章
作業用模型の咬合器への付着

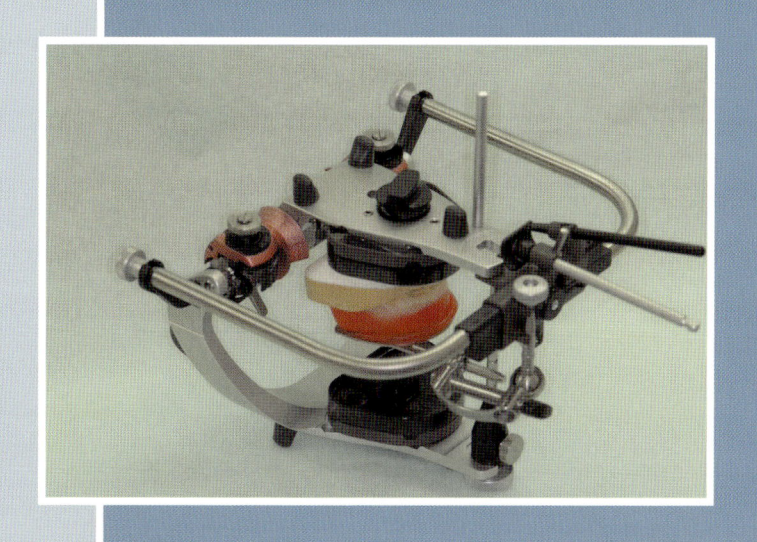

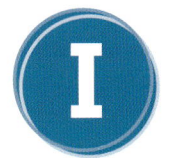

I 咬合器付着の意義・目的

Key Point

到達目標
・平均値咬合器および調節性咬合器の種類と特徴を説明できる．
・フェイスボウトランスファーとチェックバイト法を説明し，調節性咬合器の基本的操作ができる．

咬合器への下顎運動の再現
全部床義歯の目標の一つとして残存顎堤，顎関節，筋肉等の残存組織を長期にわたって保全することが要求されており，そのためには義歯床下組織に加わる圧を組織の性状に応じて配分することが必要で，平衡咬合が確立されていなければならない．
したがって，全部床義歯製作においては，平衡側顆頭の運動方向を再現することが要求される．

　無歯顎患者の口腔で全部床義歯の製作ができるならば，義歯装着による患者のリハビリテーションは満足な結果を容易に達成することが可能である．しかし，義歯製作過程を考えれば，不可能なことは周知の事実である．
　そこで，無歯顎患者の身体的特徴と調和のとれた全部床義歯を製作するためには，咬合採得された垂直的・水平的な顎間関係で作業模型と咬合床を固定する必要があり，そのための器械が咬合器である．さらに，咬合器には，生体の頭蓋骨（顎関節）に対する上下顎の相対的な位置関係や下顎運動を，生体外で再現することが要求される．したがって，咬合器は人工歯排列および上下顎の人工歯間に付与する咬合関係を，当該無歯顎患者の解剖学的状態および生理的機能運動に適合させる目的で用いられる（図6-1，2）．
　一般に咬合器には，診査・診断，治療計画の立案，患者説明および補綴修復装置の製作などの目的がある．

II 咬合器の選択基準

平均値咬合器
下顎運動の各要素および作業用模型の咬合器上での位置関係を平均化した咬合器であり，臨床で広く用いられている．個々の患者の運動が設定されている平均値より小さい範囲で運動する場合は，大きな問題を生じることはないが，設定値より大きく運動する場合には咬合干渉を招くこととなる．本咬合器で製作した全部床義歯を含む補綴装置には術者の技量が大きく要求される．

　咬合器は，金属で製作された最初の咬合器であるガリオ咬合器（1805年）をスタートとして，下顎運動を再現することを最大の目標に多くの機種が開発され，現在でもさまざまな咬合器が存在する．これらの中でいずれの咬合器を選択するかは，
1. 患者の咬合と下顎運動の特徴を再現する限界
2. 補綴治療の範囲
3. 患者の咬合と下顎運動の在り方
が基準となる．
　製作する補綴装置に付与する咬合接触が咬頭嵌合関係のみに限定されるならば，咬合器に調節機構を要求する必要はない．しかし，全部床義歯には，支台装置を持たないとの特殊性から，咬合採得した適正な上下顎の位置関係で均等な咬頭嵌合をもち，生体の下顎運動に調和した咬合関係を与える必要がある．

全部床義歯による機能回復の一つである咀嚼機能を考えた場合は，偏心咬合位での人工歯の咬合接触は必然的に生じる現象であり，この際の義歯の維持安定には咬合平衡の付与が必要である．そのため総義歯補綴用としての咬合器を選択する場合には，下顎運動の再現性，精度および操作性から，フェイスボウが使用でき，顆路および切歯路の調節機構を備えた半調節性咬合器の使用が望ましい．

咬合器は，調節機構および構造により分類することができる．

フェイスボウがなぜ必要か？
生体の顎関節に相当する咬合器の顆路指導部に対して作業用模型が前後・左右的にずれていた場合には，側方運動時の各人工臼歯の運動方向が咬合器上と生体に装着した場合とで異なり，咬合干渉を招くこととなる．

① 調節機構による分類

1．蝶番咬合器
上下顎フレームを連結する関節部分が単純な蝶番になっており，顆路調節機構を持たないため開閉運動しかできない．

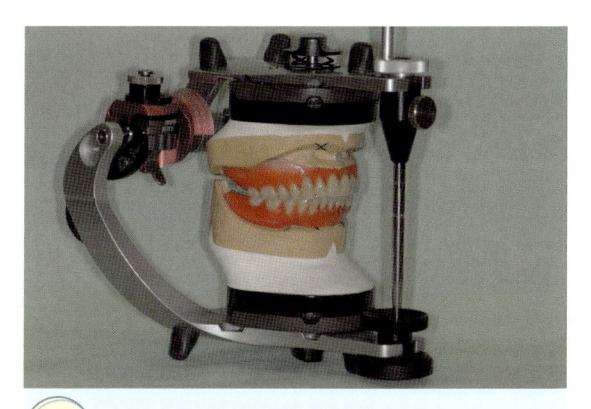

図6-1　全部床義歯製作と咬合器
全部床義歯には，中心となる下顎位での上下顎人工歯による咬合接触を確立することが要求される

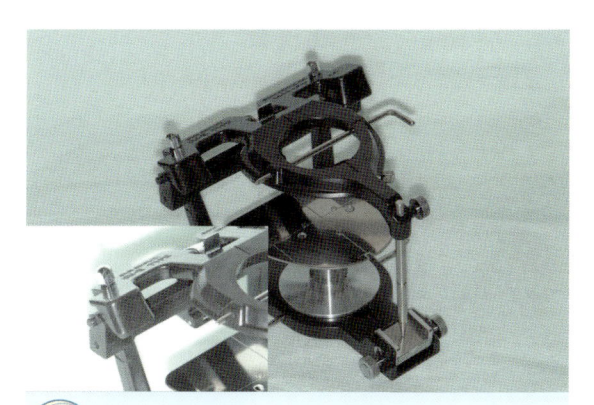

図6-2　咬合器上での全部床義歯の咬合平衡
装着した義歯が動揺や離脱することなく機能を果たすためには，偏心咬合での咬合平衡を付与する必要がある

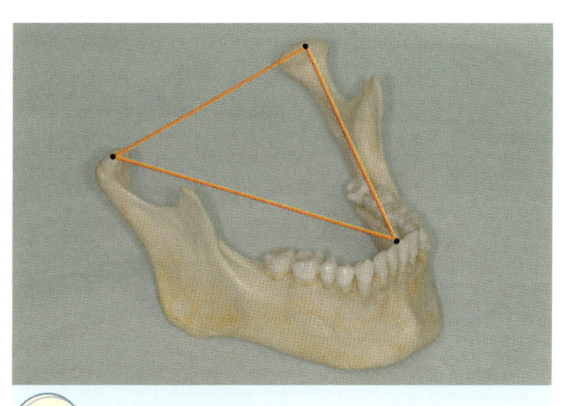

図6-3　平均値咬合器

図6-4　ボンウィル三角
切歯点と左右の下顎頭上面の中央部頂点を結んだ線で形成される，一辺4インチの三角形である

半調節性咬合器

作業側顆路が一定の方向に規定されている咬合器であり，このタイプの多くの咬合器が，生体での作業側顆路測定の平均値に近似する外側真横方向に規定されている．ただし，半調節性咬合器の中でディナーマークⅡ咬合器は，作業側顆路の運動方向が水平面内で外側後方25°になっている．

1. チェックバイトで運動量が調節できる．
2. 顆路が直線で再現される．
3. フェイスボウトランスファーができる．ヒンジアキシストランスファーが行える咬合器もある．
4. 矢状顆路傾斜度，側方顆路角，矢状切歯路傾斜度，側方切歯路傾斜度が調節できる．イミディエートサイドシフトが調節できる機種もある．
5. 一般には顆頭間距離の調節機構を持たない．

全調節性咬合器

全調節性咬合器はパントグラフを用いて下顎の運動経路の口外描記を行い，描記路に合わせて咬合器の運動経路調節機構を調節して下顎運動を再現するタイプと，咬合器の顆路指導部には下顎運動の調節機構を持たず，チューイン法（ステレオグラフ法）によって採得された運動記録に合わせて咬合器を運動させ生体のポステリアガイダンスを顆路指導部等に再現するタイプとがある．

イミディエートサイドシフト

側方運動時に発現する下顎全体の側方への移動をサイドシフトといい，イミディエートサイドシフトはその一型である．側方運動時に平衡側顆頭は全下内方へ移動するが，運動の初期に内側方向への運動要素が大きな経路を示す場合があり，この初期の内側への顆頭の運動をいう．平均は約1mmである．

2．平均値咬合器（図6-3～5）

下顎運動の要素である矢状顆路角，側方顆路角，ボンウィル（Bonwill）三角，バルクウィル（Balkwill）角などの平均値を付与した，非調節性の咬合器である．操作が容易であるため広く用いられているが，設定されている値よりも大きな値で下顎運動を行う場合には，製作した補綴装置が咬合干渉を生じる．

3．半調節性咬合器（図6-6～8）

調節性咬合器の中で平衡側顆路に対する調節機構は備えており，通常は直線で再現するが，作業側顆路が一定の方向に規定されている咬合器が半調節性咬合器である．近年では，不完全ではあるが作業側顆路に対する調節機構ができるもの，顆頭間距離調節機構がある咬合器なども開発されている．半調節性咬合器は，臨床において有用な咬合器として評価されている．

4．全調節性咬合器（図6-9, 10）

調節性咬合器の中で平衡側顆路と作業側顆路に対する調節機構を備え，それぞれの顆路を生体と同じ曲線で再現する咬合器が全調節性咬合器である．全調節性咬合器の下顎運動再現は，咬合力による顎骨の歪み，模型の精度や模型付着の精度の問題などがあり完全ではないが，歯列全体に及ぶような固定性の補綴装置を製作するような場合は有用である．

5．その他

咬合器として下顎運動の指導機構は持たないが，上下フレームに装着した模型の咬合小面に誘導された運動機構を有するのが，自由運動咬合器である．

② 構造による分類

1．顆路指導機構による

顆路型咬合器の顆路を再現するための関節機構である顆路指導機構では，生体の顆路に相当する顆頭球が回転および滑走運動を行うことができる．顆頭球の滑走運動に対する指導機構の相違により咬合器は，ボックス型咬合器とスロット型咬合器に分類される．

ボックス型は，顆頭球が下顎窩に相当するボックスの壁に沿って滑走運動する咬合器である．スロット型は，下顎窩に相当する部分が溝状をしたスロットになっており，顆頭球がこのスロットに沿って運動する咬合器である．

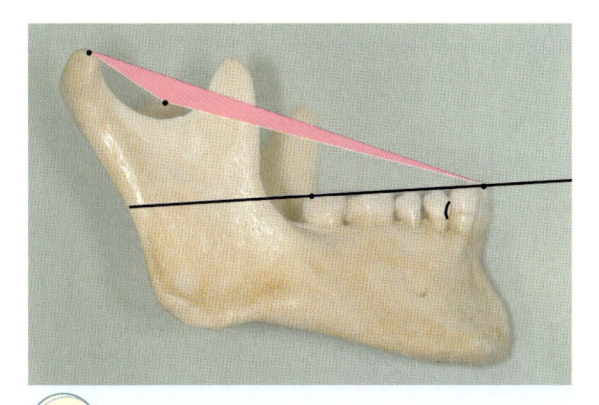

図6-5 バルクウィル角
　下顎頭上面中央部頂点と切歯点を結ぶ仮想平面が，咬合平面となす角である

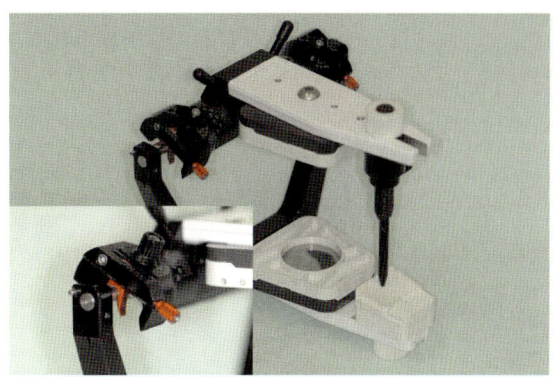

図6-6 半調節性咬合器（1）
　基準平面にフランクフルト平面を用いる，ボックス型でアルコン型の半調節性咬合器である

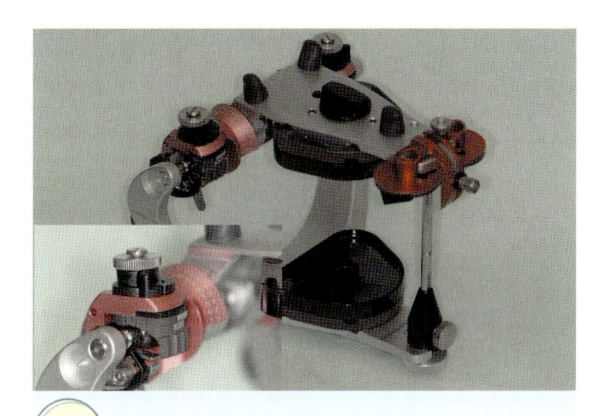

図6-7 半調節性咬合器（2）
　基準平面にカンペル平面を用いる，ボックス型でアルコン型の半調節性咬合器である

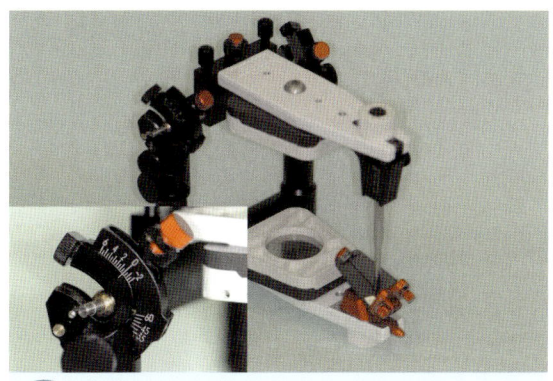

図6-8 半調節性咬合器（3）
　スロット型でコンダイラー型の半調節性咬合器である

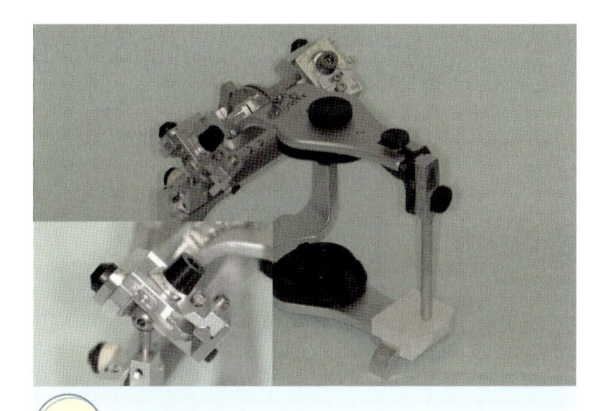

図6-9 全調節性咬合器（1）
　下顎運動の再現を，パントグラフ法で行う全調節性咬合器である

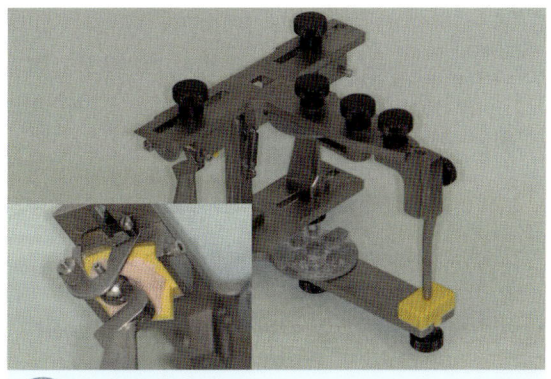

図6-10 全調節性咬合器（2）
　下顎運動の再現を，チューイン法を改良したステレオグラフ法で行う全調節性咬合器である

第6章　作業用模型の咬合器への付着

2．顆頭球の位置による

生体の関節部の構造と同様に顆頭に相当する顆頭球が咬合器の下弓（下顎部）に，下顎窩に相当する顆路指導部が上弓（上顎部）に設定されている顆路型咬合器がアルコン型咬合器である．これに対して，逆に設定されている咬合器をコンダイラー型咬合器という．

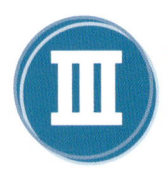

III　頭蓋に対する上顎の位置の採得

ヒンジボウ
生体の蝶番軸（ヒンジアキシス）を咬合器の開閉軸と一致させるために用いるフェイスボウであり，蝶番軸を試行錯誤法により実測するためのヒンジアキシスロケーターとしても用いる．

顆頭点
顆頭を代表する基準点であり，下顎運動の原点として利用される．顆頭点には平均的顆頭点，蝶番点，全運動軸点などがあり，平均的顆頭点と全運動軸点は近接している．

平均的顆頭点
下顎運動を指導する顎関節の顆頭内に設けられた代表となる点であり，皮膚の上から解剖学的な顔面頭蓋の平均値を基準に設定された点である．
平均的顆頭点の位置は，研究者によって，また使用する咬合器によって異なっているので注意が必要である．
Snow：カンペル線上で外耳道の前方 1/2 インチ（12.5 mm）
Gysi：耳珠上縁と外眼角を結ぶ線上で外耳道の前方 13 mm
Hanau：フランクフルト平面上で外耳道の前方 12 mm
Lundeen：Gysi の示した点の下方 3 mm

全部床義歯に要求される，上下顎義歯の咬頭嵌合時の均等な咬合接触や偏心咬合位での咬合平衡は，咬合器の正しい位置に上下顎作業用模型を位置付けなければ達成できない．頭蓋の左右に位置する顎関節には，左右の顆頭を結んだ仮想の軸である運動軸が存在し，下顎の運動はこの運動軸の回転や移動で成されている．したがって，この運動軸を咬合器に再現することは，生体と調和した咬合関係を全部床義歯に付与することを可能にするが，咬合器の顎関節に相当する顆頭球や顆路指導部を移動させることは不可能である．そこで，顎関節に対する上顎の空間的位置関係を計測，記録し，その関係を正確に咬合器に移し上顎模型を咬合器に付着する必要がある．

フェイスボウとは，頭蓋あるいは顎関節に対する上顎歯列もしくは上顎顎堤の三次元的位置関係を計測し，咬合器に再現するための器具である．フェイスボウの中には，単に位置的関係の採得のみでなく，パントグラフのように下顎運動を記録できる装置もある（図 5-45 参照）．

フェイスボウの使用においては，後方と前方の基準点を設定する必要があり，後方基準点の設定方法の違いでフェイスボウは 2 種類に分類される．一つは蝶番軸を求め，その点を基準とするヒンジボウで，他方は平均的顆頭点を基準とするシンプルボウであり，シンプルボウは皮膚面上の点を使用するフェイシャルタイプと外耳道から間接的に求めた点を使用するイヤーピースタイプに分類される．前方基準点には，眼窩下点，鼻翼下縁あるいは鼻根部を使用するが，この基準点もフェイスボウにより異なる（図 6-11〜14）．

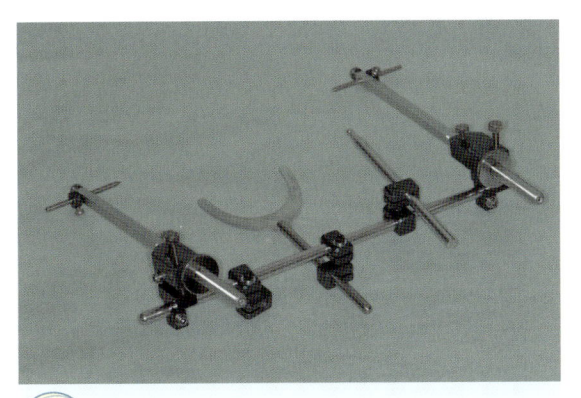

図6-11 ヒンジボウ
後方基準点に蝶番点を用いる

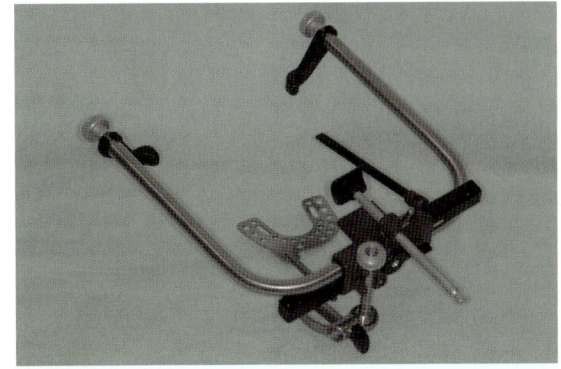

図6-12 シンプルボウ（1）
後方基準点に平均顆頭点を用いる中の，イヤーピースタイプである．写真のシンプルボウは，基準平面がカンペル平面になっている

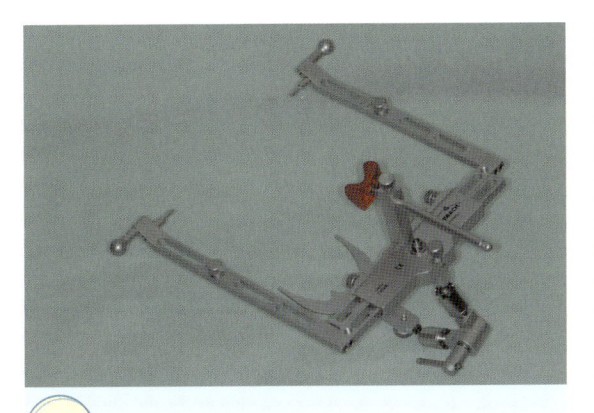

図6-13 シンプルボウ（2）
後方基準点に平均顆頭点を用いる中の，フェイシャルタイプである

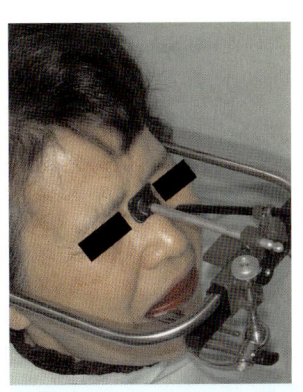

図6-14 フェイスボウ操作
イヤーピースタイプのシンプルボウを用いて，顎関節に対する上顎の位置を採得する操作である

Ⅳ 作業用模型の咬合器付着

　半調節性咬合器でフェイスボウを使用し咬合器に上顎作業用模型を付着する操作は，フェイスボウトランスファーと呼ばれる．この操作で下顎の開閉運動軸と咬合器の開閉運動軸が一致し，咬合器上に開閉運動を正しく再現することができる．さらに，フェイスボウトランスファーを行う際には，後方基準点と一緒に前方基準点も咬合器に移され，これにより咬合器上に水平基準面が設定される．調節性咬合器の大部分は，水平基準面をフランクフルト平面としている．

シンプルボウによるフェイスボウとそのトランスファーの術式

1. 後方基準点2点と前方基準点1点を設定する．
2. 顆頭軸指示桿を調節し，後方基準点の幅に合わせる．
3. バイトフォークに正中を合わせ，咬合床の圧痕を付与する．
4. 咬合床を口腔内に装着しバイトフォークの圧痕を口腔内で咬合床と合わせる．
5. バイトフォークの柄にフェイスボウのクランプを差し込み，クランプに付属する後方基準点と前方基準点の位置を指示するポインターを合わせ，固定する．
6. 咬合器のコンダイラーシャフトにフェイスボウの後方基準点のポインターを合わせ，咬合器とフェイスボウの前方基準点を一致させる．
7. バイトフォークの圧痕に一体化した上顎作業用模型と咬合床を合致させ，石膏を用いて咬合器に固定する．

フェイスボウトランスファーの意義には，

1. ボンウィル三角の再現
2. バルクウィル角の再現
3. 蝶番開閉口運動軸の再現
4. 下顎開閉口路の再現
5. 補綴装置における早期接触の予防
6. 下顎運動の再現性の向上
7. 歯軸と被蓋の設定基準
8. アンテリアガイダンスの設定基準

があげられる．

　臨床においてフェイスボウの使用とトランスファーは，通常，水平的顎間関係の決定に先立ち行われる．水平的顎間関係決定にゴシックアーチ描記を行うためには，垂直的顎間関係決定と上下顎の仮の中心関係位を採得し，フェイスボウトランスファーにて上顎作業用模型を，仮の中心関係位にて下顎作業用模型を咬合器に位置付けなければ，ゴシックアーチ描記装置が設定できないためである（図5-15～19）．

　フェイスボウトランスファーで上顎作業用模型を咬合器に付着した後に，下顎作業用模型は，水平的顎間関係決定において採得された，中心となる水平的下顎位の記録を用いて咬合器に付着する（図6-20，図5-43参照）．

Ⅴ 咬合器の調節

　咬合器の調節は，咬合採得の章で述べた下顎運動の記録法の相違によって異なるが，ここではゴシックアーチ描記法とゴシックアーチ描記によって得られた運動路で採得されたインターオクルーザルレコード（チェックバイト）を用いた，半調節性咬合器の調節方法について述べる．

　臨床では，ゴシックアーチ描記後に，チェックバイト法を適用する術式が通常行われている．チェックバイト法は，クリステンセン現象を応用したものであり，偏心咬合位における上下顎の関係を咬合採得材を用いて記録することで，顆路の出発点と偏心咬合位の点とを結んだ直線が基準平面となす角度を計測し，咬合器に再現するものである．

　無歯顎患者においては，下顎運動の特徴から前方運動を行うと咬合堤の前方から後方に開いたくさび状の空隙（矢状クリステンセン現象）を生

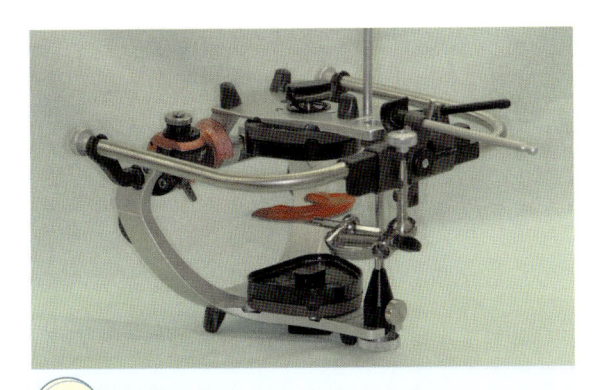

図6-15 咬合器へのフェイスボウの位置付け
咬合器とフェイスボウによって位置付けの操作方法が異なるので、使用方法に注意する必要がある

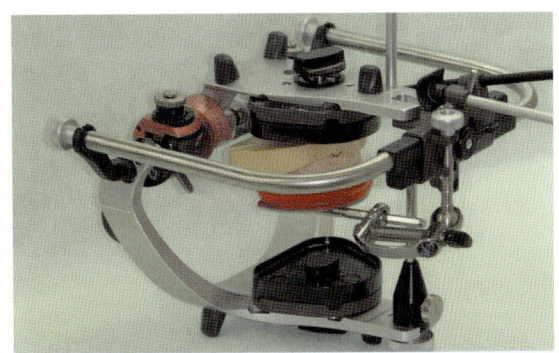

図6-16 フェイスボウトランスファー（1）
フェイスボウを用いて上顎模型を咬合器に付着する操作を、フェイスボウトランスファーといい、このことで下顎の開閉軸と咬合器の開閉軸が一致する

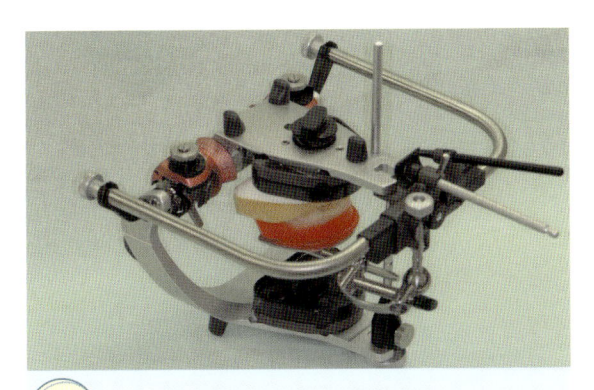

図6-17 フェイスボウトランスファー（2）
上顎作業用模型の咬合器付着は、位置のズレを招かないよう精確に行う。また、模型基底面には、スプリットキャストを適用する

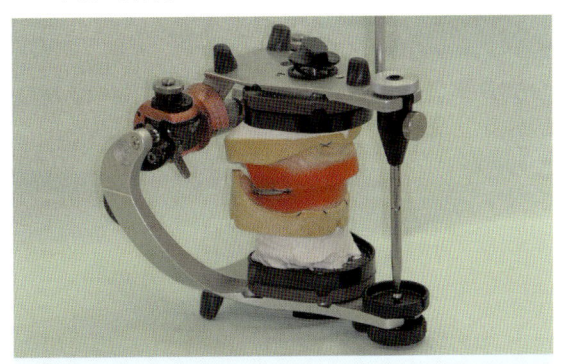

図6-18 下顎作業用模型の咬合器付着（1）
下顎作業用模型は、垂直的顎間関係決定の際に採得した、仮の中心となる下顎位として求めたチェックバイトを用いて、咬合器に仮付着する

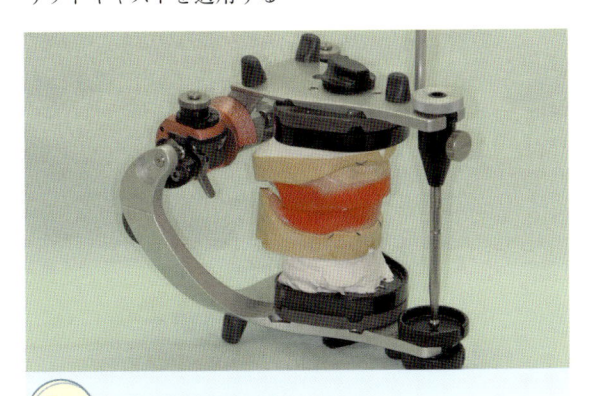

図6-19 下顎作業用模型の咬合器付着（2）
仮の位置で下顎作業用模型を咬合器に付着した後に、下顎咬合床が上顎咬合床と正しく対咬するように修正する。通常は、この後にゴシックアーチ描記装置を、咬合床に設置する

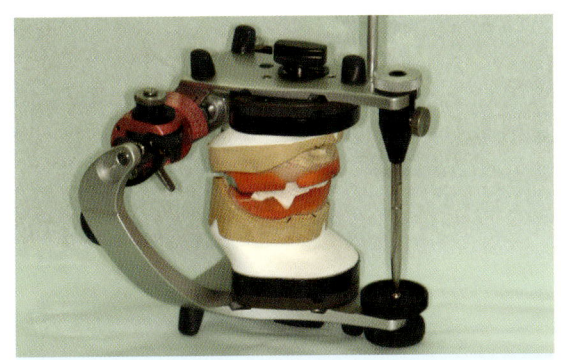

図6-20 下顎作業用模型の咬合器付着（3）
ゴシックアーチ描記を行い、中心となる下顎位が決定した際に採得したチェックバイトを用いて、再度下顎作業用模型の咬合器への付着を行う

クリステンセン現象

矢状クリステンセン現象として，咬合堤による前方運動中に出現する前方から後方への三角形の空隙は，矢状顆路傾斜度が大であるほど広くなり，空隙の大小に傾斜度が比例する．

側方クリステンセン現象として，咬合堤による側方運動中に出現する作業側から平衡側への三角形の空隙は，矢状顆路傾斜度および側方顆路角が大であるほど広くなり，空隙の大小に矢状顆路角が比例する．

これらの現象は，前方および側方運動時に顎関節の構造的な特徴によって，顆頭が滑走すると同時に，回転運動を伴うことで発現する．

クリステンセン現象が出現すると全部床義歯の安定が損なわれるため，臼歯部人工歯排列において調節湾曲を付与することで，上下顎臼歯部人工歯が離開することを防ぎ，咬合平衡の確立を行っている．

矢状顆路角（矢状顆路傾斜度）

矢状顆路角は前方チェックバイトと側方チェックバイトで角度の差（フィッシャー角）を生じることがあるが，現在では両者の差はわずかで，いずれの角度でも問題を生じないとされている．

ハノーの側方顆路算出法

ハノーH型咬合器は，作業側顆路の運動方向が外側真横方向に規定されているために，生体の側方咬合位で採得されたチェックバイトの情報を咬合器に受け入れることができない．そこで，前方咬合位でのチェックバイトから求めた矢状顆路傾斜度から側方顆路角を算出する方程式をハノーは案出した．

$L = H/8 + 12$

L：側方顆路角
H：矢状顆路傾斜角

じ，側方運動で咬合堤の作業側から平衡側に開いたくさび状の空隙（側方クリステンセン現象）が生じる．このくさび状の空隙を採得したのがチェックバイトであり，チェックバイトの前方と後方および作業側と平衡側との厚さの違いを利用して咬合器の顆路指導部の調節を行う．

ゴシックアーチは，前方および側方の限界運動路を描記させた図形であり，運動路は顆路の各方向への運動角度が基準平面となす最大の角度を表現していることになる．したがって，この運動角度をチェックバイトを用いて咬合器に再現することは，顆路の要素に従って人工歯排列および咬合調整を行うことになり，義歯に咬合平衡の付与が可能となる．

① 顆路の調節

咬合器顆路角の調節は，
1. 矢状顆路角：前方チェックバイト，側方チェックバイト
2. 側方顆路角：側方チェックバイト

を用いて行い，側方チェックバイトは平衡側の調節を行う．チェックバイトで側方顆路角が調節できない咬合器は，Hanauの公式（L=H/8+12）を用いて計算し付与する．

② 切歯路の調節

無歯顎患者では前歯が存在しないため，切歯路を計測し咬合器を調節することは不可能である．そこで，上下顎咬合床に6人工前歯の排列を行い，人工前歯の位置的関係を審美性や発音機能の回復の面から検討し，確定した対合関係に合わせて切歯路の調節を行う．ただし，無歯顎患者では，義歯の維持安定の観点から有歯顎より小さな値を付与する．

第7章
全部床義歯の咬合

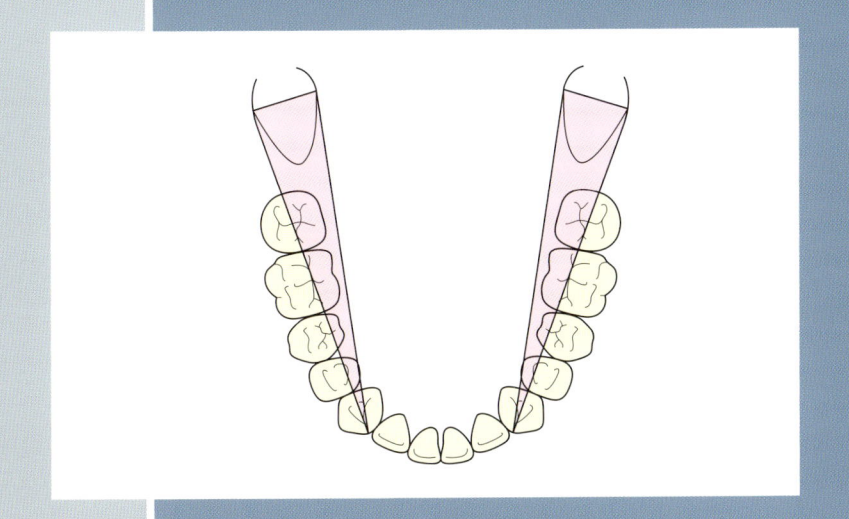

Ⅰ 全部床義歯に必要な咬合の条件

全部床義歯においては特定の部位に咬合力が加わると義歯の安定を損なう．したがって，咀嚼や発音時の前方および側方運動時においても咬合力はバランスよく配分されなければならない．すなわち，中心咬合位および機能的な範囲内の偏心咬合位での上下顎人工歯間の咬合接触時にも，人工歯間に食片が介在した場合にも義歯は安定していなければならない．咬合時および食片介在時の義歯の安定状態を咬合平衡(occlusal balance)という．

KeyPoint

到達目標
・可撤性義歯の咬合様式とその意義を説明できる．

前歯部での咬合接触
中心咬合位における前歯部での咬合接触は，前方運動時に臼歯部の離開を招き咬合平衡を損なうことが多い．

3点接触咬合
これが得られない義歯は，2本脚の机と同じで，偏心位で咬合するとすぐに脱落する．

クリステンセン現象
この現象は咬合床に対して生じる現象である．義歯においては前歯部は矢状切歯路に従って，前下方に移動するために臼歯部の離開度は咬合床とはやや異なる．

① 中心性咬合平衡 (centric occlusal balance)

中心咬合位において，臼歯部人工歯が均等に咬合接触する状態である．なお，前歯部の中心咬合位での咬合接触は前方運動時に義歯の安定を損なうことが多く，フラビーガム形成の原因ともなるので注意が必要である．

② 前後的咬合平衡 (protrusive occlusal balance)

下顎を前方運動させて上下顎前歯が切端咬合で接触している範囲内において，最後方臼歯が咬合接触している状態を前後的咬合平衡という．理想的には，前方運動時にすべての人工歯が咬合接触し臼歯咬頭間に菱形の間隙が生じるが，少なくとも前歯部1点と左右最後方臼歯部の2点の合わせて3点での咬合接触が得られる必要がある．この状態を3点接触咬合という．

しかしながら，咬合床を適合した無歯顎者が下顎の前方運動を行うと，下顎頭の前下方への移動によって，咬合床後方部の咬合面が離開する．このような現象をクリステンセン現象(Christensen phenomenon)と呼び，前方運動の場合を矢状クリステンセン現象と呼ぶ(図7-1)．このために，全部床義歯の人工歯の咬合面を単純な平面に排列しても前後的咬合平衡は成立しない．そこで，全部床義歯の咬合平面には下方に膨らんだ湾曲を与える必要がある．このような湾曲を調節湾曲(前後的調節湾曲)と呼ぶ(図7-2)．

Hanau(1922)は義歯の平衡には，顆路傾斜度，調節湾曲の程度，咬合平面の傾斜度，切歯路傾斜度および咬頭の高さの5要素が互いに関与

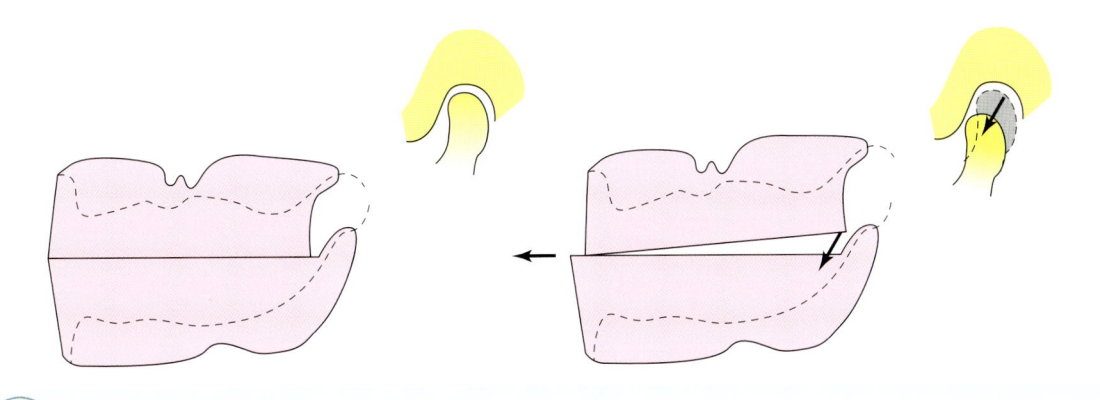

図7-1 矢状クリステンセン現象
咬合床を装着して下顎を前方運動すると，下顎咬合床の前歯部は前方に移動するが，臼歯部は下顎頭の前下方への移動に伴って，前下方に移動するために，上下顎の咬合床間に楔状の間隙ができる

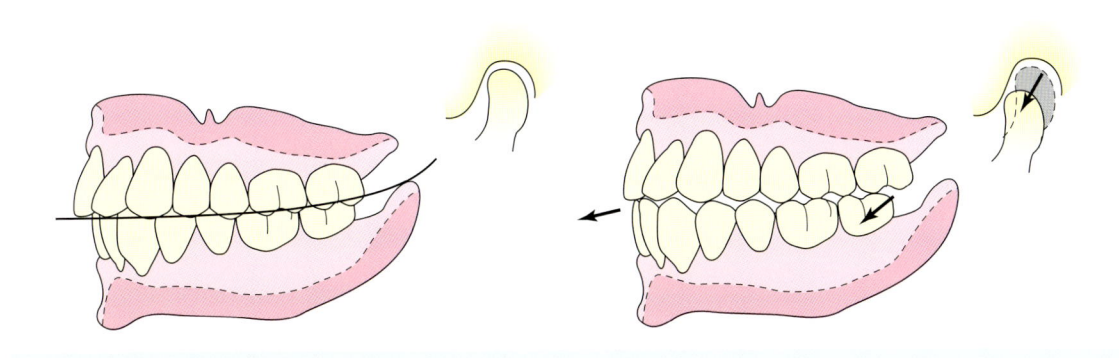

図7-2 前後的調節湾曲と前後的咬合平衡
適切な前後的調節湾曲によって臼歯部の離開は防止される．また，後方歯ほど近心傾斜させると咬頭傾斜も大きくなり下顎頭の動きに調和した咬合が得られる

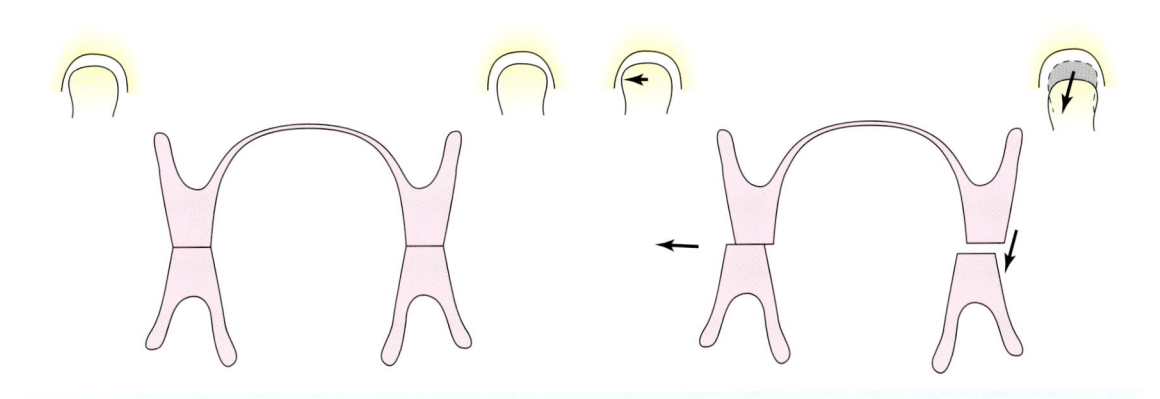

図7-3 側方クリステンセン現象
咬合床を装着して下顎を側方運動すると，下顎咬合床の作業側は水平に移動するが，平衡側は下顎頭の前下内方への移動に伴って，前下内方に移動するために，上下顎の咬合床間に間隙ができる

していろとした．そして，これらの5要素の関係を5辺形の図として示し，咬合5辺形（articulation quint・咬合5原則）と名付けた．

顆路傾斜度は患者固有の値であり，他の要素は術者の診断に基づいて調節する．

顆路傾斜度とハノー咬合5辺形
顆路傾斜度が大きい症例では，調節湾曲の程度，咬合平面の傾斜度を大きくするか，切歯路傾斜を小さくする．咬頭を高くすることも考えられるが，咬頭が高いと側方分力が大きくなって，義歯の安定が損なわれやすい．

③ 両側性咬合平衡（bilateral occlusal balance）

下顎を側方運動させて作業側臼歯が咬合接触している範囲内において，平衡側臼歯が咬合接触している状態を両側性咬合平衡という．作業側では上下顎の同名咬頭，平衡側では異名咬頭が咬合接触する．このような平衡咬合の考えはBonwill（1858）によって提唱された．彼は全部床義歯の安定には側方運動時に人工歯が作業側2点と平衡側1点の合わせて3点の咬合接触が必要であるとした．

側方運動においても平衡側下顎頭の前下内方への移動によって，側方クリステンセン現象が生じる（図7-3）．このため，前後的咬合平衡と同じく，側方調節湾曲が必要である（図7-4）．

ハノー咬合5辺形を数式化したThielmanの公式

$$咬合の平衡 = \frac{Co \cdot In}{Op \cdot Cu \cdot Oc}$$

Co：顆路傾斜
In：切歯路傾斜
Op：咬合平面の傾斜
Cu：咬頭の高さ
Oc：調節湾曲の程度

④ 片側性咬合平衡（unilateral occlusal balance）

咀嚼時に作業側臼歯部人工歯間のみに食片が介在し，平衡側臼歯部人工歯が咬合接触していなくても，義歯が安定する状態を片側性咬合平衡という．

1．顎堤との関係

片側性の咬合平衡を得るためには，臼歯部人工歯咬合面が上下顎の歯槽頂を結んだ線（歯槽頂間線）上もしくはわずかに舌側に向かうように排列されていることが重要である．これによって，咀嚼時に歯槽頂を支点として義歯を転覆させる力が発生することを防止し，平衡が保たれる（歯槽頂間線法則，図7-5）．

また，可能な限り咬合面を顎堤に接近させることや咬合面の頰舌径を小さくすることによって，義歯の水平方向に向かう力を減少させて平衡が保たれる．さらに，義歯床を広くすることも片側性の咬合平衡を保つには重要である．

2．筋との関係

口唇，頬および舌などの口腔周囲を構成する筋の力が釣り合う区域をニュートラルゾーン（neutral zone，筋圧中立帯）という．筋圧中立帯に人工歯を排列することによって義歯と周囲組織との平衡が得られる．さ

歯槽頂間線と舌房
歯槽頂間線よりも大きく舌側に人工歯を排列すると，義歯は安定するが，舌房が狭くなり，舌を圧迫する．

歯槽頂間線と側方調節湾曲
小臼歯部で，下顎の歯槽頂のほうが上顎の歯槽頂よりも舌側にある症例が多い．このような場合，歯槽頂間線に従うと上顎では舌側咬頭のほうが低く，下顎では頰側咬頭のほうが低くなって，側方調節湾曲が得られない．この場合，咬頭を構成する斜面の傾きを調整して咬合平衡を得る．

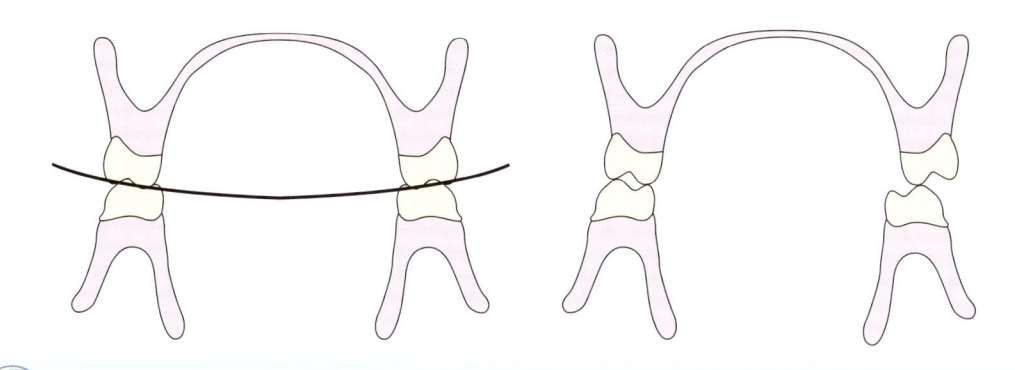

図7-4 側方調節湾曲と両側性咬合平衡
側方運動時には，作業側では上下顎の同名咬頭，平衡側では異名咬頭が咬合接触する．また，平衡側の咬頭傾斜は作業側よりも急になる

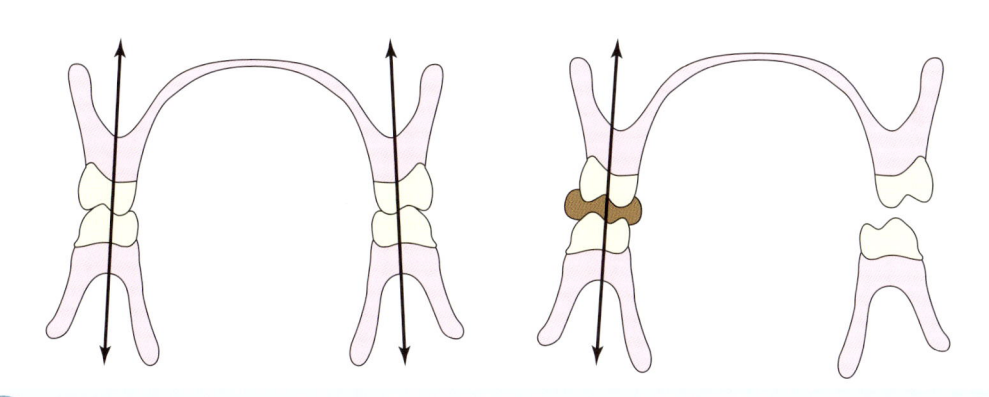

図7-5 歯槽頂間線法則と片側性咬合平衡
歯槽頂間線上あるいはわずかに舌側に人工歯を排列すると，片側性咬合平衡は保たれる．頬側に排列すると作業側の歯槽頂を支点として義歯が回転する

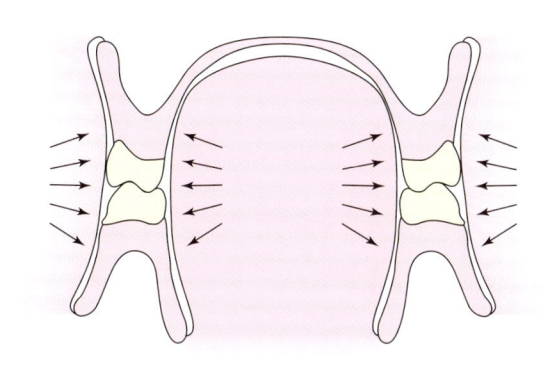

図7-6 ニュートラルゾーン（筋圧中立帯）
唇頬側と舌側にかかる筋力のバランスがとれた位置に人工歯を排列する

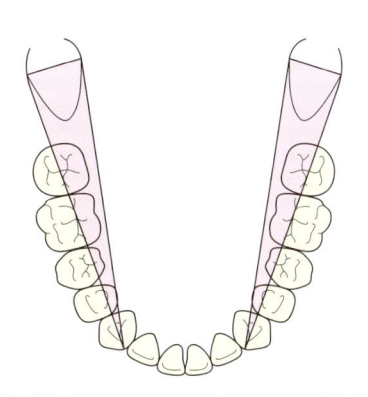

図7-7 パウンドライン（Pound's line）
天然歯の位置を参考にして人工歯を排列し，義歯の平衡を保つ

第7章　全部床義歯の咬合

らに，歯肉部の形態（フレンジ）を筋機能によって形成することによって，筋圧による維持・安定が高められる（図7-6）．

3．天然歯との関係

天然歯があった位置に人工歯を排列することによって，義歯の平衡が保たれる．犬歯近心面，レトロモラーパッドの舌側縁および頬側縁の3点を結んだ三角形（Pound's line）の中に下顎臼歯舌側面が存在する（図7-7）．あるいは，犬歯尖頭からレトロモラーパッド中央を結ぶ線上に中心窩が存在するなどの考えがある．

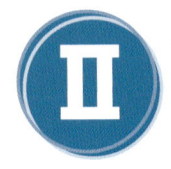

II 咬合様式の種類

① フルバランスド・オクルージョン（full balanced occulusion）

両側性平衡咬合（bilateral balanced occulusion）とも呼ばれる．中心咬合位において，すべての臼歯部人工歯が咬合接触するとともに，前方および側方運動時にはすべての人工歯が咬合接触する．すなわち，フルバランスド・オクルージョンにおいては中心性咬合平衡，前後的咬合平衡および両側性咬合平衡が確立されている．

Gysiは1929年までに下顎運動を開閉運動，前後運動および側方運動の下顎の3基本運動を，軸を中心とした回転運動に対比する軸学説としてまとめるとともに，軸学説を用いた幾何学的作図法によって導いた咬合面軸学説を発表し，今日のフルバランスド・オクルージョンの基礎を確立した．

咬合面軸学説によれば，下顎運動に一致させて削合した臼歯部人工歯では，機能咬頭には前方咬合小面，後方咬合小面および平衡咬合小面の3小面が形成され，非機能咬頭には前方咬合小面および後方咬合小面の2小面が形成される（図7-8）．

② リンガライズド・オクルージョン（lingualized occlusion）

Payne（1941）やPound（1971）らによって提唱された咬合様式であり，中心咬合位において，上顎臼歯の舌側咬頭だけが下顎臼歯に咬合し，下顎臼歯の頬側咬頭は咬合しない．舌側化咬合とも呼ばれる．

中心咬合位では，片側において，上顎の小臼歯で2点，大臼歯で第二大臼歯に遠心舌側咬頭を除く3点の計5点が下顎臼歯の中央窩に咬合す

Gysiの軸学説
この理論が発表されてから多くの年月を経たが，現在においても全部床義歯の咬合の基本となっている．

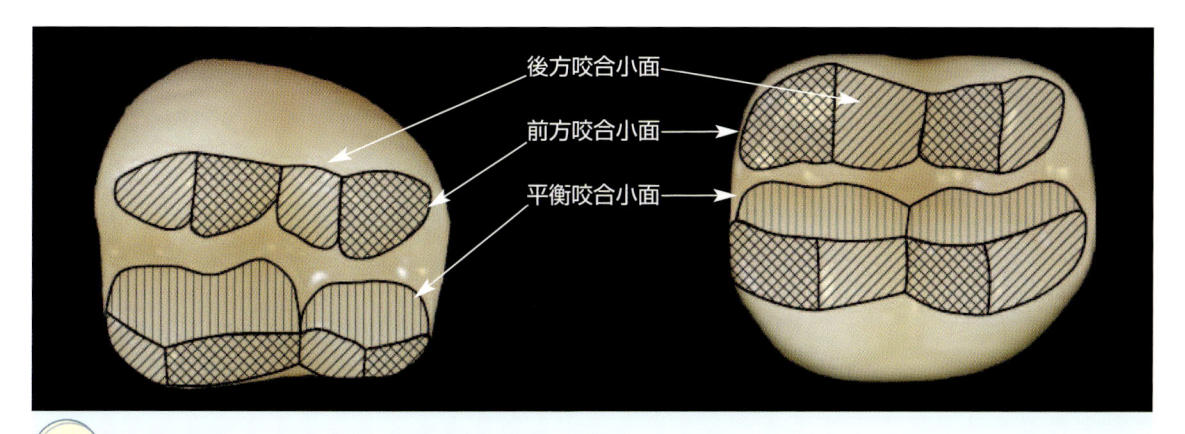

図7-8 上下顎左側第一大臼歯に出現する咬合小面
　フルバランスド・オクルージョンになるように削合すると，臼歯部には，前方，後方および平衡咬合小面が出現する．また，中切歯と側切歯には前方咬合小面，犬歯には前方および後方咬合小面が出現する

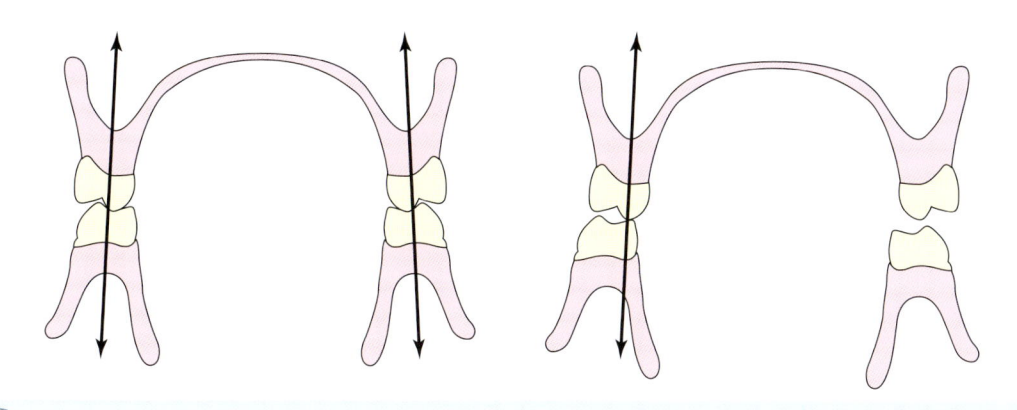

図7-9 リンガライズド・オクルージョン
　リンガライズド・オクルージョンでは，頬側咬頭の咬合接触がないために，フルバランスド・オクルージョンよりも咬合力は舌側に向かう

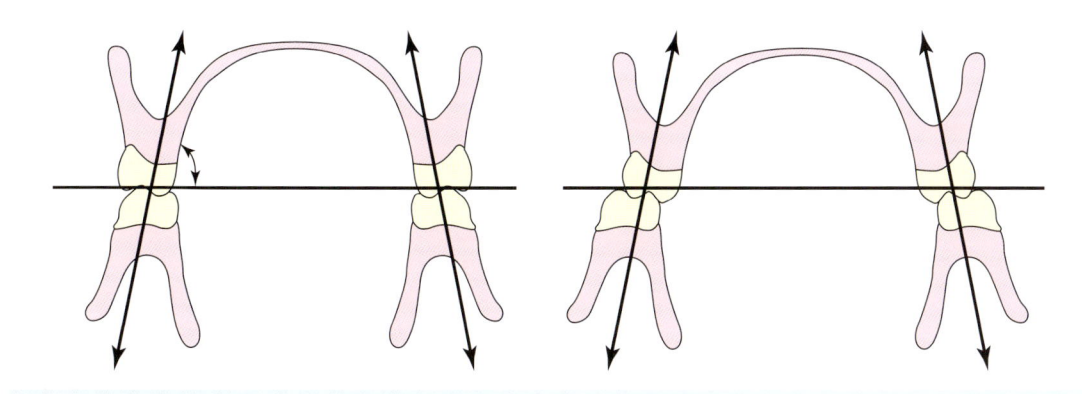

図7-10 交叉咬合
　歯槽頂間線と咬合平面のなす角が80°以下になると咬合力は頬側に向かい，正常排列では義歯の力学的に安定した咬合平衡を得ることは困難である．そこで，交叉咬合排列にすることによって咬合力を舌側に向かわせる

1歯対1歯の咬合
1歯対2歯の排列にすると，舌側咬頭が辺縁隆線に嵌合するために，側方運動時に咬頭が咬合面から外れてしまう．

リンガライズド・オクルージョンの削合
削合箇所が限定されるため，フルバランスド・オクルージョンよりも削合しやすい．

るのが基本であり，1歯対1歯の排列となる．側方運動時には，作業側では上記の5点が接触滑走する．平衡側においては，両側性咬合平衡をごく狭い範囲にのみ与える場合が多い．

　下顎臼歯の頬側咬頭が咬合しないために，咬合力はフルバランスド・オクルージョンよりも舌側よりに配分される．また，咬合接触面積が狭いために，単位面積あたりの咬合力の配分は大きくなるので咬断能力に優れている．小さな咬合力で咬断できるので，顎堤の保護にもつながる（図7-9）．

③ 交叉咬合

　歯の喪失後，上顎では唇頬側の歯槽壁が吸収しやすいので，歯槽頂は口蓋側に移動する．一方，下顎では顎堤は垂直的に吸収するが，下顎骨体の形態から歯槽頂は頬側に移動する．このように骨吸収が顕著で，上顎よりも下顎の歯槽頂が著しく頬側にある症例では，歯槽頂間線上に正常咬合で人工歯を排列すると，舌房が狭くなるとともに上顎顎堤の頬側よりに咬合力が向かうことがある．このような症例において，臼歯部の被蓋を正常咬合とは反対，すなわち上顎臼歯の頬側咬頭よりも下顎臼歯の頬側咬頭を頬側に排列する咬合様式を交叉咬合という．Gysiによれば，歯槽頂間線と咬合平面とのなす角が80°以下になった症例に交叉咬合の必要がある（図7-10）．

片側のみの交叉咬合
症例によっては片側の臼歯だけを交叉咬合にすることもある．

④ モノプレーン・オクルージョン

　咬頭傾斜が0°，すなわち咬合平面が平坦な人工歯による咬合をいう．咬合による義歯の側方圧や推進現象による義歯の安定，顎堤や顎関節の保護などを目的にして考案された．

文　献

1) Hanau R L : Articulation defined, analysed and formulated, J Am Dent Assoc, 13 : 1694～1707, 1926.
2) Beresin V E, Schiesser F J : The neutral zone in complete dentures - Principles and technique, Saint Louis, Mosby, 1973.
3) Gysi A : Practical application of research results in denture construction, J Am Dent Assoc, 16 : 199～223, 1929.
4) Payne S H : A posterior set-up to meet individual requirement, Dent Digest, 47 : 20～22, 1941.
5) Pound E: Utilysing speech to simplyfy a penonalized denture survice, J Pros Dent, 24 : 586～600, 1971.

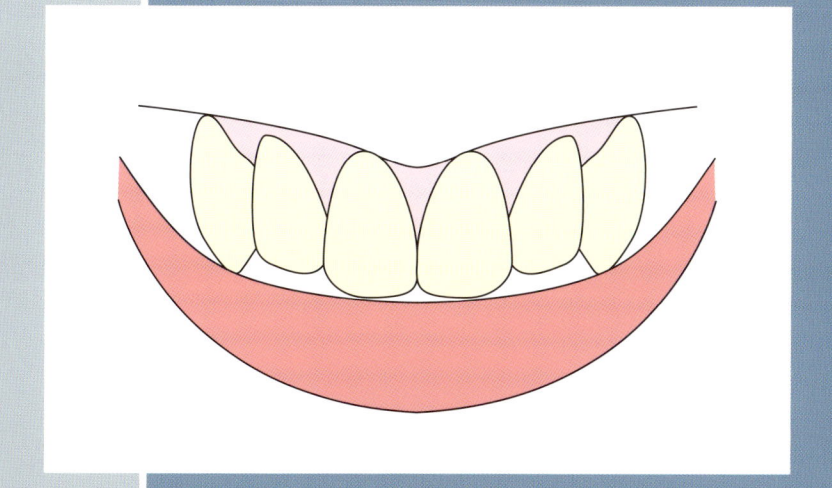

第8章
人工歯選択

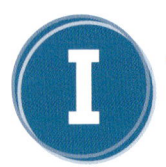

I 前歯部人工歯の選択

KeyPoint

人工歯選択
全部床義歯に使用する人工歯（artificial tooth）は，天然歯の個人の差違（表8-1）を理解したうえで，その個人にあったものを選択する必要がある．
一般的には，形態（mould），大きさ（size），色調（shade）の3要素を組み合わせて選択する．
生体材料として人工歯は表8-2のような所要性質を備えていることが望ましい．

陶歯の長所
1. 耐摩耗性に優れる．
2. 耐変色性がよい．
3. 吸水性がない．

レジン歯の長所
1. 床と強く結合する．
2. 削合性がよい．
3. 修正・研磨が容易．

硬質レジン歯の長所
1. 陶歯とレジン歯の中間的な特徴．
2. レジン歯より硬い．
3. 耐摩耗性が良好．

1 人工歯の分類 (表8-3, 図8-1)

1. 陶歯

陶歯の長所は，硬くて耐摩耗性に優れ，吸水性がなく耐変色性に優れていること，短所としては，削合や形態修正が困難な点が挙げられる．また，陶歯はレジン床と化学的に結合しないので，ピンでレジン床と結合させる有頭釘陶歯（主に前歯）と基底面の中央部に維持孔をあけてレジン床と結合させる有孔陶歯（主に臼歯）に分類される．

2. レジン歯

アクリリックレジンで作られたレジン歯の長所は，床用レジン（アクリリックレジン）と化学的に結合し，削合が容易で，形態の修正や研磨が簡単である．また，弾性があり，衝撃に強く破折しにくく，歯の接触音が少ない，などが挙げられる．

一方，レジン歯の短所として，耐摩耗性に劣るため咬耗により咬合高径が変化しやすく，歯ブラシによっても摩耗しやすい．吸水性があるため変色や変質をきたしやすいことが挙げられる．

3. 硬質レジン歯

硬質レジン歯は一般的に表層を1層ないしは2層の特殊なコンポジットレジンで被い，基底面などの残りの部分を，床用レジン（アクリリックレジン）と接着するようアクリリックレジンで作られた人工歯の総称である．全体として2層ないし3層の異なる材質が化学的に接着しており，レジン歯に比べ硬さや耐摩耗性に優れた特徴を持つ．すなわち，陶歯とレジン歯の中間的な特徴を持つ人工歯で，最近では臨床に広く使用されている．

表8-1 天然歯の特徴

◎個人差（形態，大きさ，色調）
◎加齢変化
　　形態的変化
　　　　　切縁や咬合面の咬耗
　　　　　唇面の摩耗
　　色調の変化
　　　　　主に象牙質

表8-2 人工歯の所要性質

(1) 口腔組織に対して刺激や毒性がほとんどないこと．
(2) 天然歯に似た色調および透明度を持っていること．
(3) 咬合圧に十分に耐える強度があること．
(4) 硬さおよび耐摩耗性に優れていること．
(5) 熱，電気の不良導体であること．
(6) 吸水性が少なく，耐変色性にも優れていること．
(7) 床用材料との結合が強いこと．
(8) 技工操作や修理が容易なこと．

表8-3 陶歯・レジン歯・硬質レジン歯の比較

	陶歯	レジン歯	硬質レジン歯
削合性	△	○	○
研磨性	×	○	○
耐摩耗性	◎	×	○
粉砕能力の維持	○	×	○
耐衝撃性	×	○	△
床用レジンとの接着	×	◎	○
化学的安定性	○	△	△
抗プラーク付着性	○	△	△
耐変色性	◎	○	△
衝撃音（咬合音）	×	○	○
咬合面の修理	×	○	△
対合歯の摩耗	×	○	○
顎堤間距離の短い症例への適応	×	◎	○
顎位の不安定な症例への適応	×	◎	○
前歯部に陶歯を用いた場合の臼歯部人工歯の適応	◎	×	△

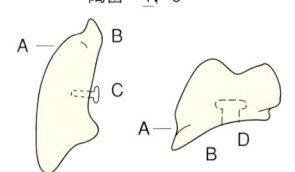

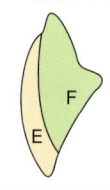

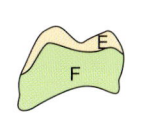

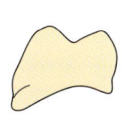

図8-1 陶歯・レジン歯・硬質レジン歯の図による比較

A：歯頸部，B：歯槽部，C：維持部（ピン），D：維持部（維持孔），E：硬質レジン層，F：アクリル層

② 人工歯の選択

1. 形態

中切歯唇側の外形は顔の正面観の外形を上下逆さまにした形態と類似している（Williams J. L., 1914）ため，顔面形態に合わせて人工歯を選択する．人工歯の形態は方形（S；square），卵円形（O；ovoid），尖形（T；taper）がWilliamsの3基本形として重要である（図8-2）．

さらに，自然感を出すため個人の特徴に合わせた人工歯の選択あるいは人工歯の修正も必要となる．これはSPA要素といい，性（sex），性格（personality），年齢（age）的特徴を考慮した人工歯選択をいう（表8-4）．

現在でも，人工歯の各メーカーの基本形態（モールド）は方形（S；square），卵円形（O；ovoid），尖形（T；taper）であり，短方形（SS；shortsquare）および混合形（C；combination）などを加えて，選択の幅を広げている．

一般的には，前述のSPA要素で判断すれば，性に関しては，女性の歯はやや小型で丸みを帯び透明感が強い，男性の歯は大きくて角ばっている傾向がある．性格的に繊細な人にはより女性的特徴を，一方，力強い性格の人には男性的特徴を表現した人工歯を選択する．また，中庸の性格の人にはその中間型の人工歯を選択する．年齢的な特徴は，天然歯が加齢に伴って次第に着色し，切縁に生理的咬耗状態や亀裂を認めるように人工歯にも同様な表現を与えることもある．

人工歯の形態および大きさは，使用する人工歯のメーカーが用意しているモールドガイド（mould guide，形態見本，図8-3）を用い，選択する．

2. 大きさ

1）6前歯の幅径

咬合堤唇側面に記入した左右の鼻翼幅線（鼻翼から下した垂線）に上顎犬歯の尖頭が一致する．この長さを測定し，6前歯の幅径とする（図8-4）．なお，口角線（安静時の口角の位置）は上顎犬歯の遠心と一致するといわれるが，口角線の設定は軟組織のため動きやすく困難であり，鼻翼幅線の計測を優先し，口角線を参考とすればよい．

また，上顎中切歯の幅径は頰骨弓における両側頰骨弓間幅の1/16，6前歯の幅径は両側頰骨弓間幅の1/3.3になると報告されている．Trubyte tooth indicatorは両側頰骨弓間幅の1/16が上顎中切歯の幅径であり，頭髪の生えぎわから下顎下縁までの長さの1/16が上顎中切歯の長径であることから生み出された形態計測用具である．

Williamsの3基本形
1. 方形（S；square）
2. 卵円形（O；ovoid）
3. 尖形（T；taper）

SPA要素
性（sex），性格（personality），年齢（age）的特徴を考慮した人工歯の選択．

モールドガイド（mould guide，形態見本）

上顎犬歯と鼻翼幅線
上顎犬歯の尖頭は左右の鼻翼幅線と一致する．

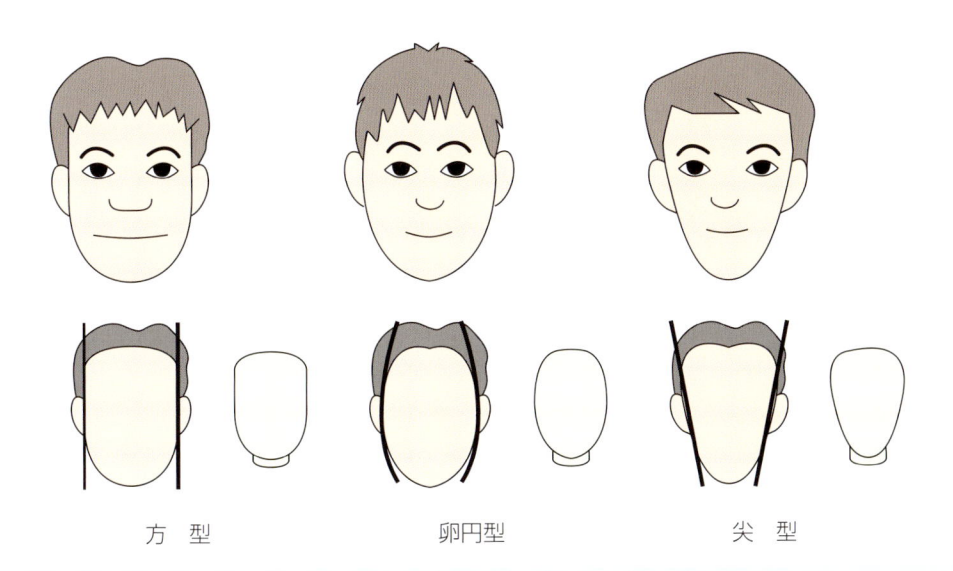

方型　　　　　　　卵円型　　　　　　　尖型

図8-2 Williamsの3基本形
中切歯唇側の外形は顔の正面観の外形を上下逆さまにした形態と類似している

表8-4 前歯部人工歯を選択する際に考慮すること（Frush & Fisher, 1955）

SPA要素
　S：性（sex）
　P：個性（personality）
　A：年齢（age）

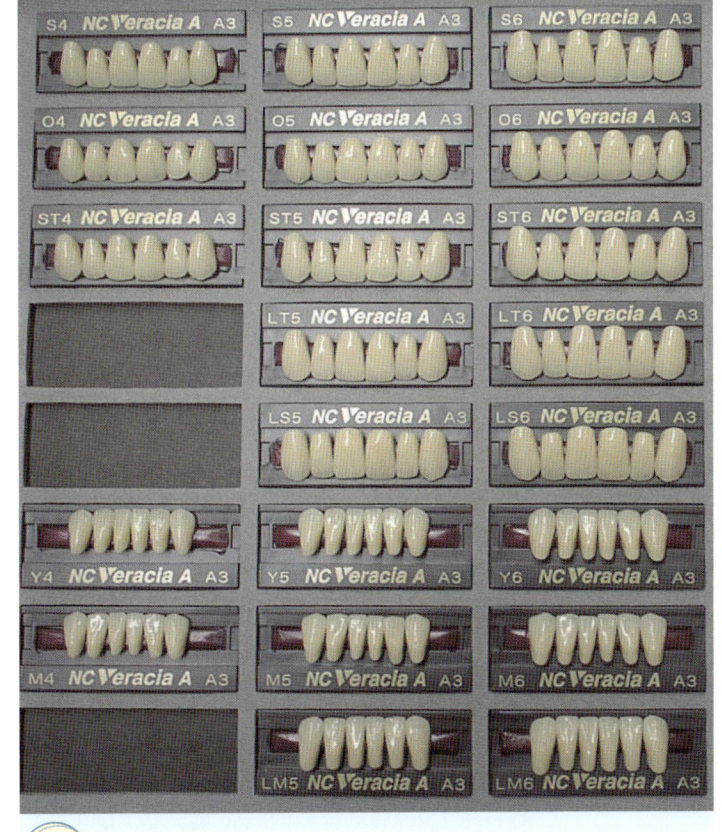

図8-3 モールドガイド（mould guide，形態見本）

2）長径

　上顎中切歯の長径は咬合平面に切縁が一致し，上唇線に歯頸部が一致するものを選ぶ．あるいは微笑時の上口唇ならびに下口唇（笑線，スマイルライン）の間に人工歯が排列できる大きさのものを選ぶ（図8-5）．下顎中切歯は下唇線と口唇接合線（口唇閉鎖線）との距離に一致するものを選ぶ（図8-5）．人工歯各部の寸法は各メーカーのモールドチャート（mouldchart）に示されており（図8-6），人工歯のわずかな形態差，寸法差はモールドチャートを参考に術者が修正することができる．

3．色調の選択基準

　色の属性は彩度（濃度），色相，明度（光沢）と3つに分かれており，これを色の3属性という．歯の色調はこれに透明度を加えた4つの要素で構成されている．

1）人工歯色調の特徴

（1）SPA要素が関わってくる．

①性（sex）：女性は白色で透明度の強いもの，男性では黄色を帯び，透明度の弱いものを選択する．

②性格（personality）：繊細な人は淡く透明度が強く，頑健な人は濃く透明度の弱いものを選択する．

③年齢（age）：高齢者では色調が濃くなり，黄褐色が強くなる．色素，金属イオンなどの侵入，咬耗，歯ブラシなどによる摩耗などを考慮し，クラック，ステイン，充塡物などを入れることもある．

（2）顔の色沢：皮膚，口唇，口腔粘膜，毛髪との調和をはかる．

（3）歯種：側切歯→中切歯→犬歯の順に明度が下がり，彩度が上がる．

2）色調の選定法

　シェードガイド（shade guide，色見本）により選定する．使用する人工歯のメーカーが用意しているシェードガイドを用い，選択する（図8-7）．

　考慮する事項は，

（1）照明による影響を考慮する．曇天下の自然光のもとで，光線が患者の顔にむらなく当たる状態を保つ．人工光線で選択すると色調を誤りやすい．

（2）色順応を避けるため短時間で行う．

（3）シェードガイドの表面を水で濡らす．口腔内の歯は唾液によって表面が湿潤している理由による．

（4）患者の旧義歯または抜歯直後の歯と照合する．対顎に歯があればそれを参考にする．

笑線（スマイルライン）
上顎前歯の切端を連れた線で，下口唇の赤唇線（乾燥している口唇の外表面と浸潤した内表面との境界）に沿っているのが理想である．

色の3属性
1．彩度（濃度）
2．色相
3．明度（光沢）

シェードガイド（shade guide，色見本）
人工歯の色調基準は，最近では製作メーカーが異なってもほぼその統一性がはかられている．しかし，材質等で若干の違いが出るので，使用する人工歯と同じ材質で製作されたシェードガイドがメーカーから用意されている．

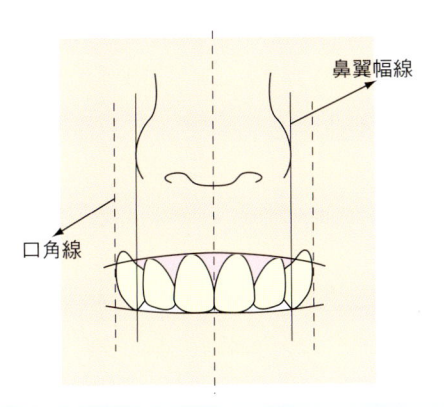

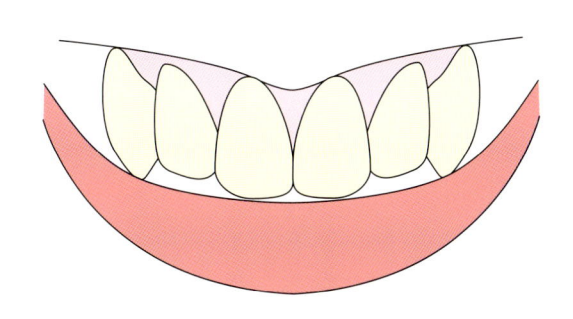

図8-4 6前歯の幅径と左右の鼻翼幅線

図8-5 スマイルラインと前歯部人工歯の大きさ

寸法 型番号		中切歯の長径(mm)（カラーを除く）		上顎中切歯の幅径(mm)	6歯全幅径(mm)	
		上顎	下顎		上顎	下顎
S 方型	3	10.5	9.5	7.5	41.0	30.5
	4	11.0	10.0	8.0	44.0	33.5
	5	12.0	10.5	8.5	47.0	35.5
	6	12.5	11.0	9.0	49.5	37.0
T 尖型	3	10.5	9.5	7.5	41.0	30.5
	4	11.0	10.0	8.0	44.0	33.5
	5	12.0	10.5	8.5	46.5	35.0
	6	12.5	11.0	9.0	49.5	37.5
O 卵円型	3	10.5	8.5	7.5	41.0	30.5
	4	11.0	9.0	8.0	44.0	33.0
	5	11.5	9.5	8.5	47.0	35.0
	6	12.5	10.0	9.0	50.0	37.0

寸法 型番号		中切歯の長径(mm)（カラーを除く）		上顎中切歯の幅径(mm)	6歯全幅径(mm)	
		上顎	下顎		上顎	下顎
SS 短方型	3	9.0	8.5	7.5	41.5	31.0
	4	9.5	9.0	8.0	44.5	34.0
	5	10.0	9.5	8.5	47.0	36.0
	6	11.0	10.0	9.0	50.5	39.0
C 混合型	3	10.5	9.5	7.5	40.5	30.5
	4	11.0	10.0	8.0	43.5	33.5
	5	11.5	10.5	8.5	46.0	35.5
	6	12.5	11.0	9.0	49.5	37.5

● 6歯全幅径は直線的に排列した場合の寸法を示す．
形態　上顎　20種／方型(S)，尖型(T)，卵円型(O)
　　　下顎　20種＼短方型(SS)，混合型(C)
色調　〈4色〉　52．　55．　56．　58．

図8-6 人工歯各部の寸法を示したモールドチャート

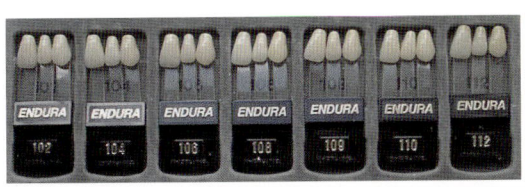

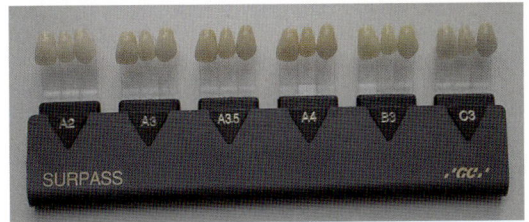

図8-7 シェードガイド（shade guide，色見本）

第8章　人工歯選択

(5) 患者位置にあまり近づきすぎないで，むしろ少し離れる．全体との調和をみる必要がある．近づきすぎると，白すぎるものを選択することがある．また，歯肉，口唇，顔との調和をはかる．
(6) 患者に手鏡を持たせて一緒に点検する．また，患者の同意を得る．

II 臼歯部人工歯の選択

1 人工歯の分類

臼歯部に用いられる人工歯材料は，前歯部人工歯に用いられる陶歯，レジン歯，硬質レジン歯に加えて，金属歯も選択することができる．

金属歯
患者個々の下顎運動に調和した咬合面形態を付与できる．

金属歯は審美的な面から臼歯部のみに使用され，自家製のものと既製のものに分類される．自家製に使用する金属は，金銀パラジウム，白金加金，金合金，チタンなどであり，患者個々の下顎運動に調和した咬合面形態を付与できる．なお，人工歯排列スペースの不足した顎堤間距離の短い症例に有効である．また，既製のものとしては図8-8のような特殊な形態を持つブレード人工歯がある．このような人工歯を機械的人工歯と呼ぶこともある．どちらも耐摩耗性に優れ，削合も行いやすく，陶歯やレジン歯よりも咬合接触点を見つけやすい利点を持つ．

2 人工歯の選択

1. 形態

臼歯部人工歯は，咬合面形態によって以下のように分類する．表8-5には各々の人工歯の性質を示す．

1) 解剖学的人工歯

解剖学的人工歯
解剖学的形態を模倣．咬頭傾斜は30°以上．

基本的には天然歯の解剖学的形態を模倣して作られた人工歯で，咬頭，溝，窩などの形態を持つ．咬頭傾斜は30°以上である．

臼歯部人工歯の咬頭傾斜は，歯軸に直交する直線に対する各咬頭斜面とのなす角で，近遠心的および頬舌的に同じ咬頭傾斜角が与えられている（図8-9）．

2) 機能的人工歯（準解剖学的人工歯）

解剖学的形態に準じて作られており，下顎運動の円滑化，義歯の安定，咀嚼能率の向上を目的に機能的な形態に作られた人工歯である．こ

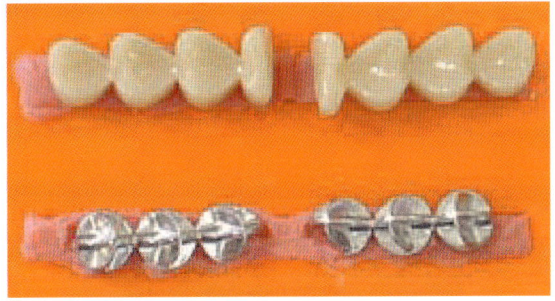

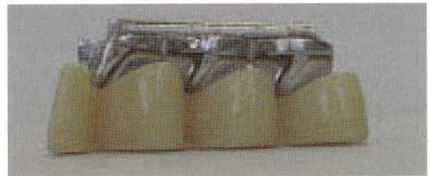

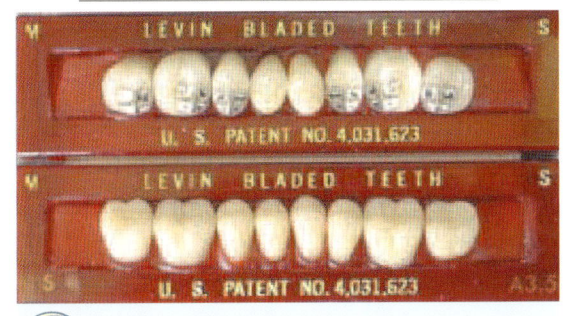

図8-8 特殊な形態を持つブレード人工歯がある

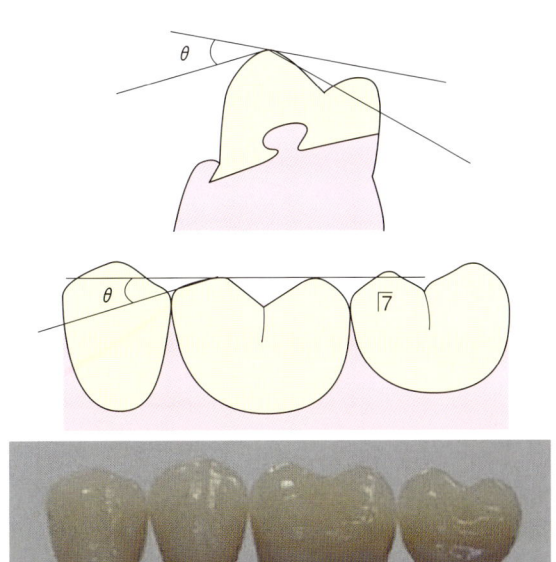

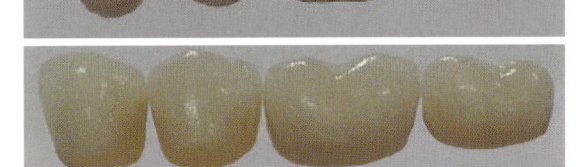

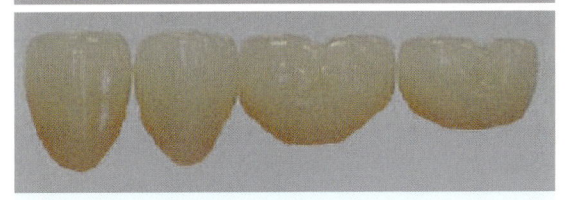

図8-9 咬頭傾斜は，歯軸に直交する直線に対する各咬頭斜面とのなす角（θ）

表8-5 解剖学的人工歯・機能的人工歯・非解剖学的人工歯の比較

	解剖学的人工歯	機能的人工歯	非解剖学的人工歯
咬頭傾斜角	30°，33°	20°	0°
平衡咬合の確立	◎	○	△
咀嚼能率	◎	○	△
水平分力発生の抑制	△	△	◎
咬合調整の難易度	△	○	◎
審美性	◎	○	△
顎堤の保護	○	○	◎
交叉咬合排列への適応	△	△	◎
咬合修正	○	○	◎
装着感	◎	○	△
難症例への適応	△	○	○

第8章 人工歯選択

の人工歯はGysi理論からできたものであるが，解剖学的人工歯と非解剖学的人工歯の性質の中間的な性質を示す．咬頭傾斜は20°である．

3）非解剖学的人工歯

天然歯の解剖学的形態を考慮せず，義歯の安定，顎堤の保護や食物の切断に適した構造を持つなど，機能面を重視して作られた人工歯である．咬頭傾斜は0°である．すなわち，平坦な咬合面形態を持つことから0°臼歯ならびに無咬頭歯とも呼ぶ．ブレード人工歯も含まれる．

非解剖学的人工歯
無咬頭歯．咬頭傾斜は0°．

2. 形態の選択基準

臼歯部人工歯を選択する場合，用いる人工歯の材質や咬頭傾斜角は主に以下の要素で判断する．

1）顎堤の状態

人工歯を選択するとき，最も考慮しなければいけないのは義歯の安定である．義歯の安定は顎堤の状態によって影響を受けるため，顎堤の診査が重要となる．顎堤の状態がよいと咬頭傾斜角の強い解剖学的人工歯を選択できる．解剖学的人工歯を用いることで咬合平衡の確立や咀嚼能率の良好な義歯を製作できる．顎堤の条件が悪い，すなわち顎堤吸収の著しい症例では，機能的ならびに非解剖学的人工歯を選択する．咬合平衡の確立や咀嚼能率の低下を招くが，義歯の安定は保つことができる．

顎堤吸収の激しい症例
機能的あるいは非解剖学的人工歯を選択．

非解剖学的人工歯を用いる場合は，下顎の臼歯部人工歯の最後方に咬合の平衡を保つためバランシングランプを付与する等の工夫が必要な場合がある（図9-30～33参照）．

バランシングランプ
非解剖学的人工歯を用いる場合に，下顎の臼歯部人工歯の最後方に付与し，咬合の平衡を保つもの．

2）上下顎の対咬関係（顎間距離，歯槽頂間線）

上下顎堤間距離が短い症例では，削合の困難さや床用レジンとの接着程度を考え，陶歯は使用せず，レジン歯，硬質レジン歯および金属歯から選択する．

3）下顎運動要素（顆路）

矢状顆路傾斜度が大きい場合は顎堤の条件を考慮しつつ，咬頭傾斜角の大きな解剖学的人工歯を用いることが多い．この場合の矢状切歯路傾斜度は顆路角および人工歯の咬頭傾斜角と同様に大きな値となる．人工歯に機能的ならびに非解剖学的人工歯を用いる場合，矢状切歯路傾斜度は小さな値となる．

矢状顆路傾斜度が大きい場合
咬頭傾斜角の大きな人工歯を用いる．

矢状切歯路傾斜度
無歯顎では，矢状顆路傾斜度よりも小さく設定する．

3. 大きさの選択基準

1）臼歯部人工歯の近遠心径

片側の臼歯部人工歯4歯の近遠心径は，下顎犬歯人工歯の遠心からレトロモラーパッド前縁部までの距離により決定する（図8-10）．しかし，レトロモラーパッド前縁部の前方顎堤部に仮想咬合平面に対して，

なお強い傾斜が認められる場所（スキーゾーン）には人工歯を並べず，排列する人工歯の数を減ずることがある（図8-11）．

天然歯における臼歯部4歯の近遠心幅径の総和は上顎が平均34mm，下顎は37mmである．市販の人工歯では臼歯部の近遠心幅径の総和は上顎27〜34mm，下顎29〜37mmとなっており，患者の臼歯部顎堤長に合わせて何種類かの大きさの人工歯の中から適切な人工歯を選べるようになっている．人工歯を収納したケースには，その各々の人工歯の大きさを判別できるように，全幅径の数字が記入されている（図8-12）．

2）臼歯部人工歯の頰舌径

臼歯部人工歯の頰舌径は天然歯と比べ，やや狭くなっている．これは義歯の安定を優先するためであり，義歯の支持様式である粘膜支持における咬合圧負担軽減の目的からも適している．

3）臼歯部人工歯の歯冠長

歯冠長は上下顎顎間距離に応じて選択するが，製品の分類として長型（L），中間型（M），短型（S）があり，その中から選ぶ．第一小臼歯は審美的に犬歯とつり合いのとれる長さのものを選択するとよい．なお，形態，大きさについては前歯部と同様に各メーカーのモールドガイドやモールドチャートを参考にする．

4．材質の選択基準

人工歯の材質の選択にあたっては明確な規程はないが，表8-3を参考にして症例によって判断して選択する．

ただ，前歯に陶歯を選択している場合は臼歯部人工歯に耐摩耗性が劣っているレジン歯を使用するのは避ける．また，原則として上下顎で材質の異なる種類の人工歯は用いない．金属歯を用いる場合は，対顎に異なった材質の人工歯を選択する場合もある．

臼歯部人工歯の幅
下顎犬歯人工歯の遠心からレトロモラーパッド前縁部までの長さ．

臼歯部にレジン歯を用いる注意点
臼歯部にレジン歯を用いる場合は前歯に陶歯を用いてはいけない．

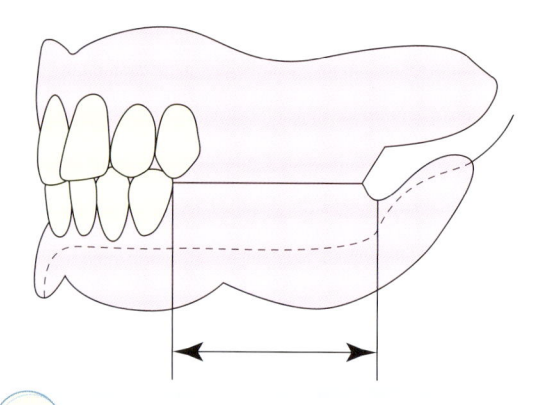

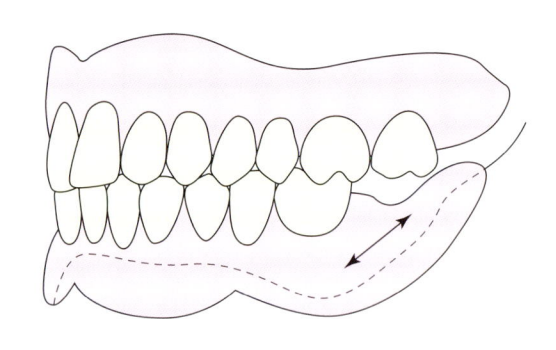

図8-10 臼歯部人工歯4歯の近遠心径を下顎犬歯人工歯の遠心から臼後パッド前縁部までの距離で求める

図8-11 レトロモラーパッド前縁部の前方顎堤部の強い傾斜（スキーゾーン）

形態番号		第一小臼歯長径（カラーを除く）(mm)	第一大臼歯長径（カラーを除く）(mm)	片側全横径(mm)
28M	上顎	8.7	7.3	28
	下顎	8.7	7.3	30
30M	上顎	9.3	7.8	30
	下顎	9.3	7.8	32
32M	上顎	9.9	8.7	32
	下顎	9.9	8.7	34

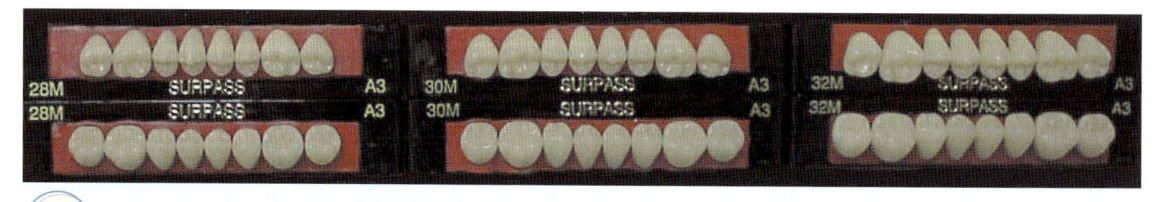

図8-12 臼歯部顎堤長に合わせて適切な人工歯を選ぶ

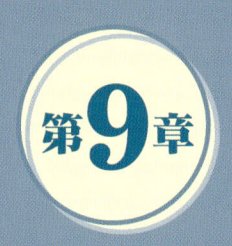

第9章
人工歯の排列および削合

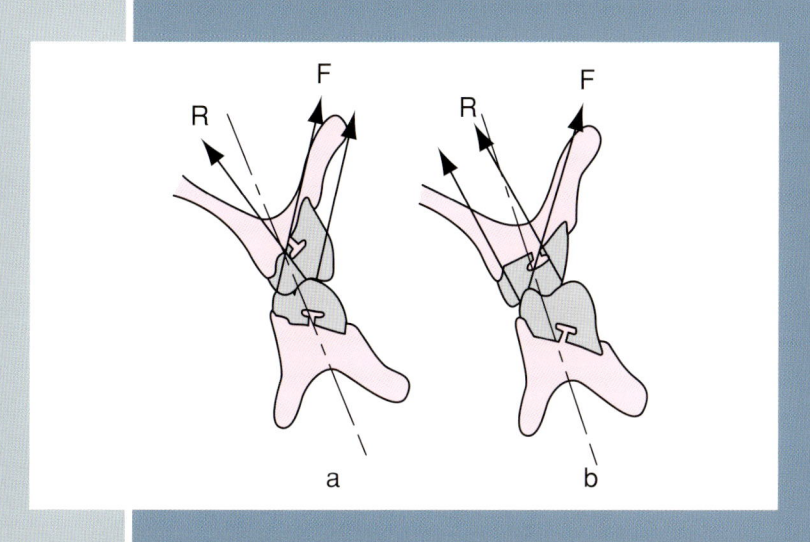

a b

I 前歯部の排列・削合

1 前歯部の基本的排列法

前歯部人工歯の排列で最も重要視されるのは，審美的要素と発音機能である．特に，上顎前歯部は審美的要素を優先させる位置に，下顎前歯部は発音，咀嚼などの機能がスムーズに行われ，維持安定に有利な位置に排列されなければならない．前歯部人工歯の排列術式は，仮想咬合平面に設定された咬合床を基準にして行う．仮想咬合平面の設定は，後述する臼歯部人工歯の排列法（上顎法，下顎法）によって異なる（図9-1）．ここでは，臼歯部人工歯を上顎法で排列する場合の前歯部人工歯の排列術式について述べる．

1. 上顎前歯（図9-2〜8）

1）中切歯

唇側面観は切縁を下顎咬合堤に一致させ，歯冠軸傾斜は近遠心的に87〜90°とする．隣接面観の歯冠軸傾斜は頰舌的に80〜87°とする．咬合面観は，遠心面をわずかに遠心傾斜させ前頭面に対して約6°捻転させる．なお，中切歯は左右対称的に排列する．

2）側切歯

唇側面観は切縁を中切歯より0.5mm上方に，歯冠軸傾斜は近遠心的に80〜85°とする．隣接面観の歯冠軸傾斜は頰舌的に75〜85°とする．咬合面観は，切縁を前頭面に対して約26°捻転させる．また，歯冠全体を中切歯よりわずかに舌側に後退させ，歯列に立体感を与える．

3）犬歯

唇側面観は尖頭を下顎咬合堤に一致させ，歯冠軸傾斜は近遠心的に80〜90°とする．隣接面観の歯冠軸傾斜は頰舌的にほぼ垂直（90°）とし，前頭面に対して約57°捻転させる．また，唇面は咬合堤の湾曲に沿うように植立するが，犬歯の唇側面隆線が発育しているため，咬合堤の唇側面より突出して見える．

2. 下顎前歯（図9-2〜8）

1）中切歯

唇側面観では切縁を下顎咬合堤から約1mm突出した位置とし，歯冠軸傾斜は近遠心的にほぼ垂直とする．隣接面観の歯冠軸傾斜は頰舌的に75〜85°とし，前頭面に対して約3°捻転させる．

Key Point

前歯部人工歯のアーチ
前歯部歯列の近遠心的な湾曲は，人工歯の唇面を咬合堤の湾曲に沿わせて排列することによって与えられる．前歯部の被蓋関係や上下的な切縁の湾曲は，仮想咬合平面に対する切縁の位置を基準値に合わせて排列することによって得られる．

前歯部人工歯の傾斜
各歯に定められている歯冠軸の近遠心的傾斜，頰舌的傾斜および捻転を与えることによって，前歯部に平均的な外観の変化が与えられる．

前歯部人工歯の上下顎間の排列関係（図9-5）
1. 上下顎中切歯と正中線を一致させる．
2. 上顎1歯対下顎2歯の対合関係にする．
3. 上下顎人工歯に垂直的および水平的な被蓋関係を与える．

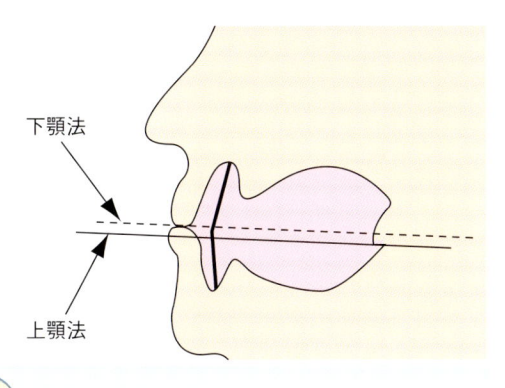

図9-1 仮想咬合平面の違い
上顎法と下顎法では仮想咬合平面が異なる

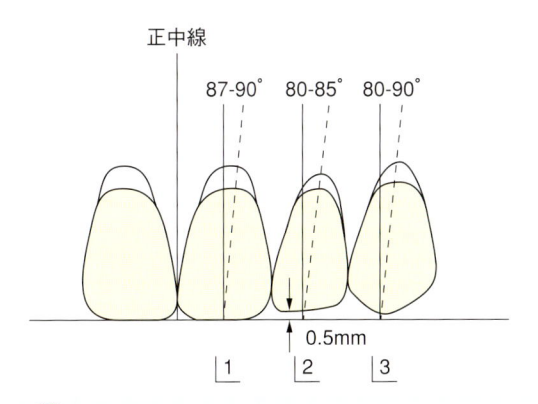

図9-2 上顎前歯部人工歯排列の唇側面観（上顎法）
上顎前歯部人工歯の正中線と咬合平面に対する近遠心傾斜

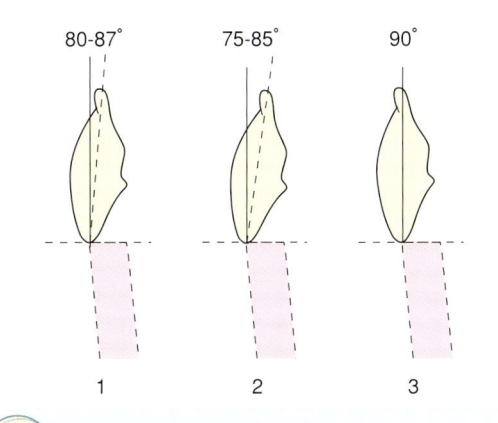

図9-3 上顎前歯部人工歯排列の隣接面観（上顎法）
上顎前歯部人工歯と咬合平面に対する頰舌的傾斜

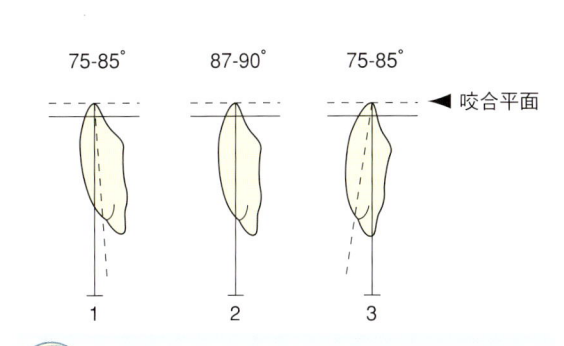

図9-4 下顎前歯部人工歯排列の隣接面観（上顎法）
上顎前歯部人工歯と咬合平面に対する頰舌的傾斜

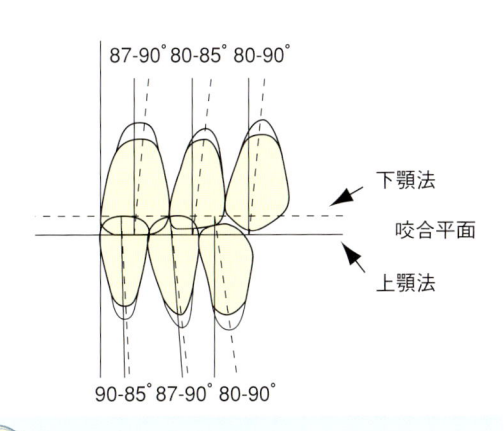

図9-5 前歯部人工歯排列の唇側面観（上顎法・下顎法）
前歯部人工歯とそれぞれの咬合平面に対する頰舌的傾斜

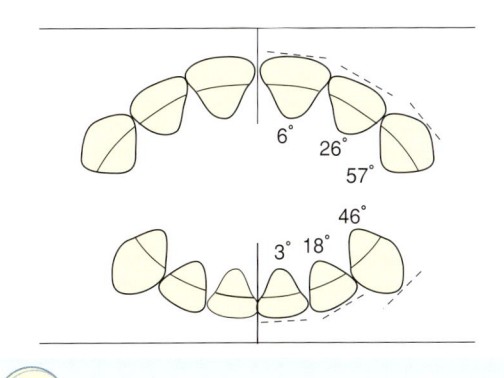

図9-6 前歯部人工歯列弓と捻転度（上顎法・下顎法）
前歯部人工歯の咬合面観と正中線に直行する基準線に対する捻転度

第9章　人工歯の排列および削合

下顎法での前歯部人工歯排列
下顎法では，仮想咬合平面設定時に上顎前歯部咬合堤下縁が安静時の上唇下縁の高さに設定されているので，前歯部排列は，左右口角線間の下顎咬合堤切縁部のワックスを約1mm削除しておく．

2）側切歯

唇側面観は，切縁を下顎咬合堤から約1mm突出した位置とし，歯冠軸傾斜を近遠心的に87〜90°とする．隣接面観の歯冠軸傾斜は頰舌的に87〜90°とし，前頭面に対しては約18°捻転させる．

3）犬歯

唇側面観は，尖頭を下顎咬合堤から約1mm突出した位置とし，歯冠軸傾斜は近遠心的に80〜90°とする．隣接面観の歯冠軸傾斜は頰舌的に下顎中切歯とは反対方向に尖頭を舌側に75〜85°とし，前頭面に対して約46°捻転させる．

② 前歯部の被蓋と咬合様式

咬合採得後の咬合堤上顎前歯相当部は，患者固有の審美的および機能的な形態に修正されている．前歯部人工歯は咬合堤を基準に排列するが，下顎前歯部を排列する場合，発音機能および咬合様式を考慮した上顎人工歯との間に適度な被蓋関係を与えなければならない．被蓋関係には上下的な位置関係と前後的な位置関係があり，前者を垂直被蓋 vertical overlap (overbite)，後者を水平被蓋 horizontal overlap (overjet) という．垂直・水平被蓋の程度によって矢状切歯路傾斜が変化し，審美性と発音を損なわない範囲で被蓋関係を決定する（図9-9）．また，被蓋関係は発音機能に関係し，前歯部人工歯排列時に参考にされるのは唇歯音 (f, v) で，f, v音発音時には上顎中切歯切縁が下唇の上縁に接する．

前歯部の被蓋関係と咬合様式の関係には次の3つの型がある（図9-10）．

咬合様式と被蓋
一般的な症例には1），2）の排列が行われることが多く，3）は前歯部の咬合接触が総義歯の維持安定を損なう要因となる場合に用いる．

1）咬頭嵌合位および偏心滑走運動時には，臼歯部，前歯部ともに咬合接触が生じる咬合様式．
2）咬頭嵌合位では前歯部に咬合接触せず，偏心滑走運動時には前歯部に咬合接触が生じる咬合様式．
3）前歯に接触関係を与えず，臼歯のみで咬頭嵌合位の確保および滑走運動の誘導を行わせる咬合様式．

③ 審美的排列

個性的な排列
全体の調和（unity）（審美の基本原則）を大きく逸脱しない程度に個性を与える．

基本的な排列方法は，有歯顎者における平均的な計測値に基づいて決定されている．しかし，前歯部人工歯の排列では審美性も非常に重要である．審美性には個人差があることから，個々の症例に応じた個性的な

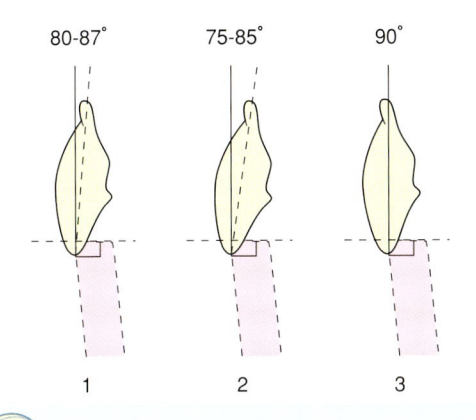

図9-7 上顎前歯部人工歯排列の隣接面観(下顎法)
上顎前歯部人工歯と咬合平面に対する頰舌的傾斜

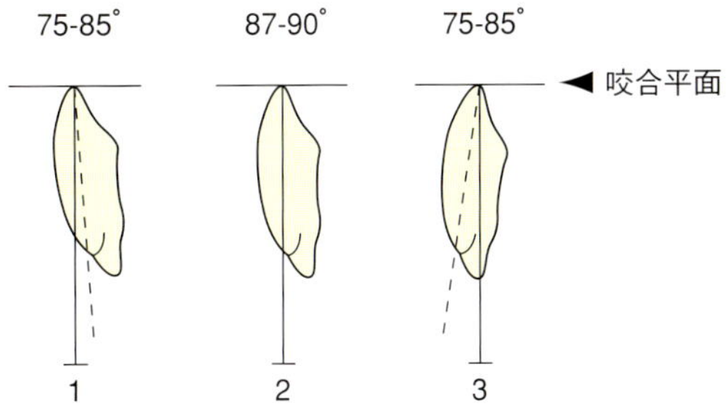

図9-8 下顎前歯部人工歯排列の隣接面観(下顎法)
下顎前歯部人工歯と咬合平面に対する頰舌的傾斜

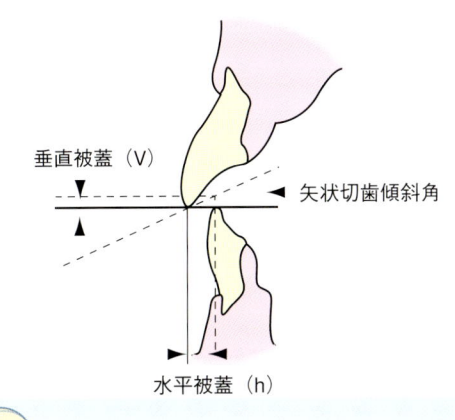

図9-9 前歯部の被蓋
被蓋の量は垂直被蓋(v)と水平被蓋(h)で表され、その関係によって矢状切歯路傾斜度が決まる

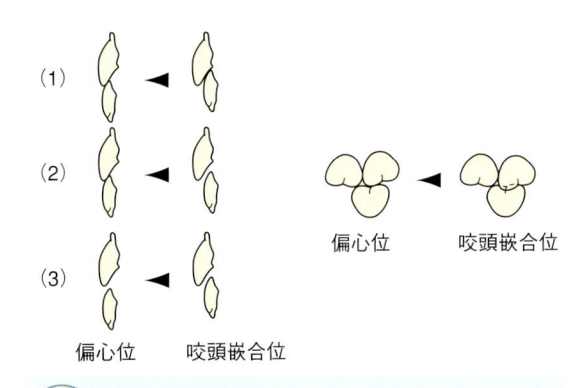

図9-10 前歯部の被蓋関係と咬合様式
(1) 咬頭嵌合位および偏心滑走運動時に臼歯部とともに前歯部に咬合接触が生ずる.(2) 咬頭嵌合位では前歯部に咬合接触はないが、偏心滑走運動時に前歯部に咬合接触が生ずる.(3) 前歯に接触関係を与えず、臼歯のみで咬頭嵌合位の確保および滑走運動の誘導を行わせる

第9章 人工歯の排列および削合

歯列および口もとが得られるよう，原則を逸脱しない範囲で排列に修正を加える必要がある．

1. 歯の捻転，傾斜，位置

側切歯は，大きさ，形態とも自由度が高いので，まず第一に強調したい排列要素を変化させ，さらに個性を強調したいときには中切歯を変化させる．犬歯の修正は，前歯の排列全体に影響を与え，臼歯部人工歯排列の基準にもなることから慎重に行う．

1) 捻転

人工歯遠心端が舌側に入るように捻転させると「やさしさ」が，遠心端が唇側に出るように捻転させると「逞しさ」が表現される（図9-11）．

中切歯は原則として捻転させないが，個性美を表現する場合には左右対称に行う．側切歯は左右非対称であることが多いので，捻転を活用することによって十分な自然感を表現できる．犬歯は中切歯と側切歯との中間的な自由性を持つ．

2) 傾斜

(1) 唇舌的傾斜

中切歯の唇舌的傾斜は，患者の口もとを考慮して調整した咬合堤の唇側傾斜に従う．側切歯の唇舌的傾斜は中切歯との相関関係が強い．犬歯の唇舌的傾斜角は咬合平面に対して垂直に排列する（犬歯の3原則）が，静的な表現ではやや舌側傾斜を，動的な表現ではやや唇側傾斜を与える．

(2) 近遠心的傾斜

犬歯の遠心面は咬合平面に対して垂直に排列するが，やや鋭角にすることにより力強さを表現することができる（図9-12）．

3) 位置

スマイルラインに急なカーブを与えることにより「若さ」，「やさしさ」を，緩やかなカーブを与えることにより「加齢」，「逞しさ」を表現できる[1]（図9-13）．中切歯切端と側切歯切端に垂直的な段差を大きく与えると若さが表現でき，逆に高齢者ではあまり段差を設けない（図9-14）．

2. 形態修正

切縁を角張った形態にすると男性的な力強さを，丸みのある形態にすると女性的なやさしさが表現できる（図9-15）．また，犬歯切端部に年齢に応じた咬耗状態を付与する．

3. 顎堤弓形態との関係

患者個々の顎堤弓形態は異なり，大きく方形，卵円形および尖形の3形態に分類され，前歯部人工歯は患者の顎堤弓形態と調和を図りながら

修正の手順
まず，側切歯に修正を加え，次に中切歯に修正を加える．

審美の基本原則
中切歯は左右の対称性（symmetry）を重視する．

犬歯の3原則
1. 前方から見て近心面が見える．
2. 前方から見て歯頸部が尖頭より出る．
3. 側面より，犬歯長軸が咬合平面と垂直．

形態修正
切端の咬耗状態を意図的に作り年齢を表現する．

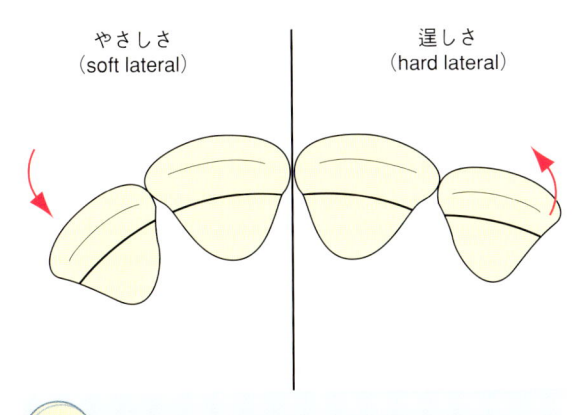

やさしさ
(soft lateral)

逞しさ
(hard lateral)

図9-11 捻転
　遠心端が舌側に入るように捻転すると女性的に，逆に唇側に出るように捻転すると男性的になる

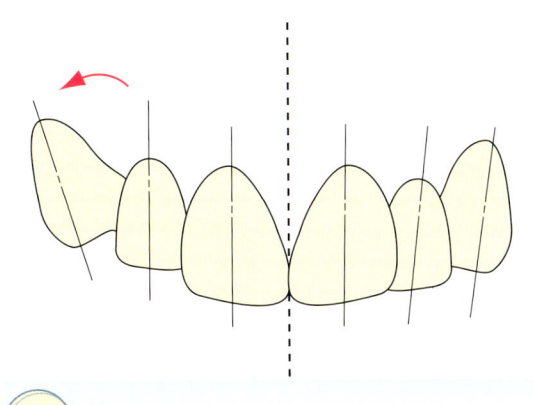

図9-12 近遠心的傾斜
　犬歯遠心面を咬合平面に対して，鋭角になるように傾斜させると，力強さを表現し男性的になる

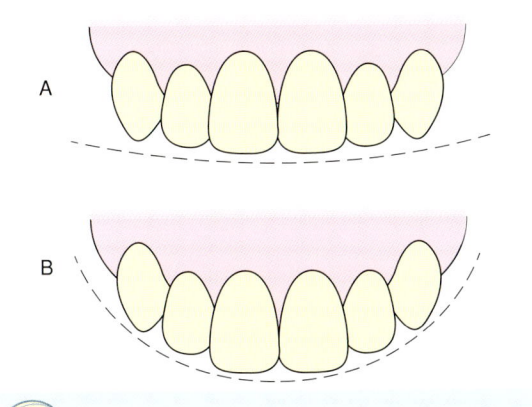

A

B

図9-13 位置
　スマイルラインが急なカーブを描くときは若さおよび女性らしさ（B）を，平坦であるほど逞しさおよび高齢者（A）の口元を表現する

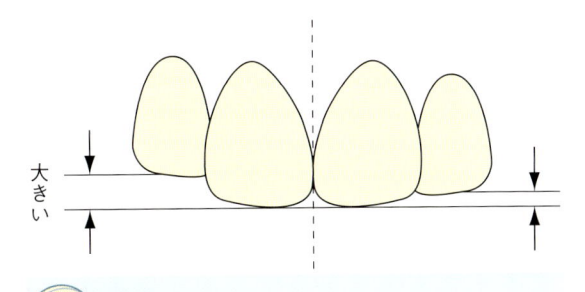

大きい

図9-14 位置
　中切歯と側切歯の垂直的な段差により年齢が表現できる．若年者では段差を大きく，高齢者では段差を小さくする

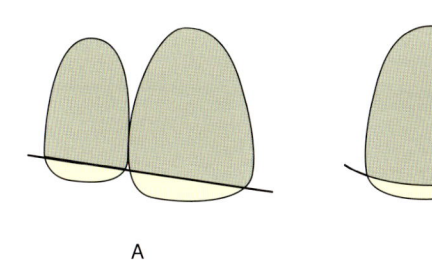

A

B

図9-15 形態修正
　人工歯の形態を修正することにより，個性が表現できる
A：角張った形態－男性的
B：丸みのある形態－女性的

第9章　人工歯の排列および削合

歯列形態と前歯排列
1. 方形顎堤弓の排列
両中切歯は直線的に，側切歯の遠心を舌側にわずかに内転させ，犬歯は目立つように前面に押し出し排列する．
2. 卵円形顎堤弓の排列
中切歯は正中に対してやや直角に，側切歯は顎堤弓に従い，犬歯は臼歯部歯槽頂線に向けて排列する．
3. 尖形顎堤弓の排列
中切歯はその遠心を強く内転させ正中部で角度をなすように，側切歯は顎堤弓にしたがい，犬歯は臼歯部歯槽頂線に向けて排列する．

排列しなければならない（図9-16）．

1) 方形顎堤弓の排列
両側の犬歯間は幅が広く，前歯部顎堤弓の湾曲が緩やかであるため，直線に近い排列となり力強い感じとなる．

2) 卵円形顎堤弓の排列
両側の犬歯間は幅がやや狭く，前歯部顎堤弓が円形であるため，全体的に豊かな円弧をなす排列となり，前方から見て滑らかで穏やかな印象を与える．

3) 尖形顎堤弓の排列
両側の犬歯間は幅が狭く，前歯部顎堤弓の湾曲が強い円弧をなし，全体的に鋭い印象を与える．

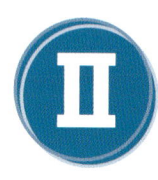

II 臼歯部の排列・削合

① フルバランスド・オクルージョン

排列術式
上顎法が下顎法より容易であるが，下顎義歯の維持安定を優先するには下顎法が合理的とされている．

臼歯部の人工歯排列で最も重要視されるのは，円滑な咀嚼運動が行えるような機能面である．フルバランスド・オクルージョンは，中心咬合位において，すべての臼歯部人工歯が咬合接触するとともに，前方および側方運動時にもすべての人工歯を咬合接触させる咬合様式である．その排列方法には，上顎臼歯部から先に排列する上顎法と，下顎から排列する下顎法がある（図9-17）．

1. 上顎法（図9-18〜22）

上顎法
1. 4 の歯冠軸はやや近心傾斜し，中央溝を歯槽頂間線に一致させる．
2. 下顎臼歯部人工歯を排列しやすくするために，3 の遠心面と 4 の近心面との間に1mm程度の間隙をつけて排列することがある．この間隙（Tench's space）と呼び，下顎臼歯部人工歯の排列時に間隙量を調整して，人工歯排列後には無くすことが好ましい．
3. 3〜6 の近心頬側部の頬面を一直線にして，6 の遠心頬面をやや舌側よりに排列する．

1) 上顎第一小臼歯
頬側咬頭頂は下顎咬合床に接触し，舌側咬頭頂はそれより0.5mm上方に位置するように排列する．

2) 上顎第二小臼歯
頬側および舌側咬頭頂ともに下顎咬合床に接触するように排列する．

3) 上顎第一大臼歯
近心舌側咬頭頂は下顎咬合床に接触させ，近心頬側および遠心舌側咬頭頂では0.5mm上方に，遠心頬側咬頭頂では1.0mm上方に位置するように排列する．

4) 上顎第二大臼歯
近心舌側咬頭頂は1.0mm，近心頬側および遠心舌側咬頭頂では1.5mm，

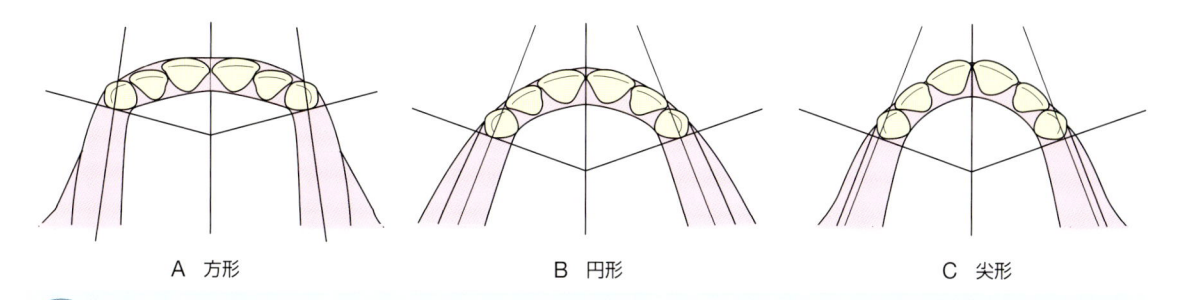

A 方形　　　　　　　　　B 円形　　　　　　　　　C 尖形

図9-16 歯列形態と前歯排列
　A 方形顎堤弓：直線に近い排列を行い，力強い印象を与える
　B 卵円形顎堤弓：豊かな円弧をなし，前方から見て滑らかに見えるため穏やかな印象を与える
　C 尖形顎堤弓：前歯部顎堤弓の湾曲が強い円弧をなし全体的に鋭い印象を与える

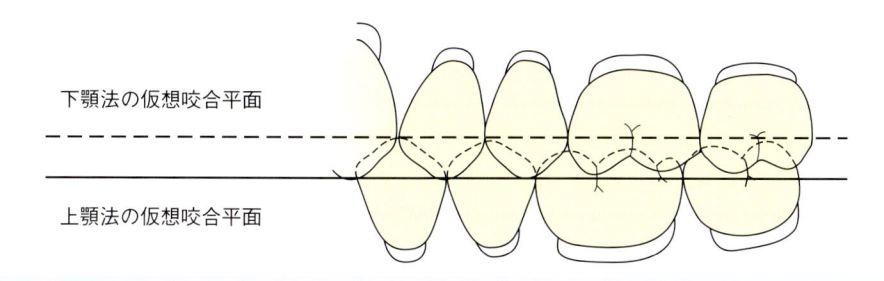

下顎法の仮想咬合平面
上顎法の仮想咬合平面

図9-17 臼歯部での，上顎法・下顎法の比較および1歯対2歯の関係
　上顎法と下顎法とでは，仮想咬合平面の設定が異なるが，完成した歯列はほとんど同じ位置関係となる

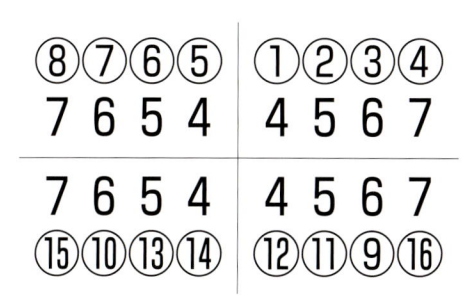

⑧⑦⑥⑤　①②③④
7 6 5 4　4 5 6 7

7 6 5 4　4 5 6 7
⑮⑩⑬⑭　⑫⑪⑨⑯

図9-18 上顎法の一般的な臼歯部人工歯排列順序
　上顎から排列する，歯槽頂間線法則を重視した方法である．上図では左側から排列を開始しているが，右側から始めても差し支えない

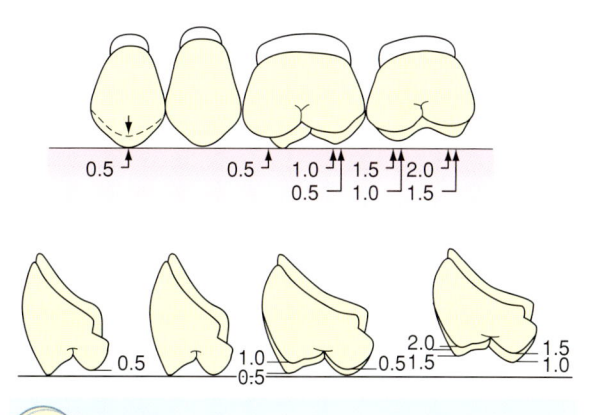

図9-19 上顎法の一般的な矢状および側方調節湾曲の付与（mm）
　ただし，この数値はハノーの公式等により異なった値を示す

6̄ の遠心頬側面と 7̄ の頬面が一直線になるようにし，4̄，5̄，6̄ および 7̄ 近心のそれぞれ頬側と舌側咬頭頂を結ぶ線は平行になる．
4. 各隣在歯との辺縁隆線の高さは一致しなければならない．

5. 5̄ の歯冠軸は近遠心的に垂直にする．

6. 6̄ の歯冠軸はやや近心傾斜させる．
7. 上下の臼歯部は第一小臼歯以外，3点均衡接触咬合（ABC コンタクト）を確保する．

下顎法
1. 4̄ の歯冠軸はやや近心傾斜させる．

2. 5̄ の歯冠軸はほぼ垂直にする．
3. 4̄ から 6̄ 近心部までの中央溝は歯槽頂間線に一致し，6̄ 遠心部から 7̄ の中心溝はわずかに舌側に入り一直線になるが，舌房が狭くならないように注意が必要である．
4. 各隣在歯との辺縁隆線の高さは一致しなければならない．

5. 5̄ の歯冠軸はほぼ垂直である．

遠心頬側咬頭頂では 2.0mm 下顎咬合床より上方に位置するように排列する．

5）下顎第一大臼歯

上顎第一大臼歯の近心頬側咬頭を頬側面溝に一致させ，上顎第一大臼歯の近心舌側咬頭が下顎第一大臼歯中心窩に嵌合するように排列する．

6）下顎第二小臼歯

上顎第二小臼歯舌側咬頭が下顎第一小臼歯と下顎第二小臼歯間の辺縁隆線に嵌合するように排列する．

7）下顎第一小臼歯

頬側咬頭が上顎犬歯と上顎第一大臼歯の辺縁隆線に嵌合するように，舌側咬頭では咬合接触しないように排列する．

8）下顎第二大臼歯

上顎第二大臼歯の近心舌側咬頭を下顎第二大臼歯中心窩に，遠心舌側咬頭を遠心辺縁隆線に嵌合するように排列する．

2. 下顎法（図 9-23～25）

1）下顎第一小臼歯

頬側咬頭頂は上顎咬合床より 0.2mm 下方に，舌側咬頭頂は 1.6mm 下方に排列する．

2）下顎第二小臼歯

中心溝を歯槽頂間線に一致させ，頬側咬頭頂は上顎咬合床より 0.8mm 下方に，舌側咬頭頂は 0.9mm 下方になるように排列する．

3）下顎第一大臼歯

上顎咬合床より近心頬側咬頭頂では 1.2mm，遠心頬側咬頭頂では 1.0mm 下方に，近心舌側咬頭頂では 2.0mm 下方に位置するように排列する．

4）下顎第二大臼歯

遠心頬側咬頭頂は上顎咬合床に接触させ，近心頬側咬頭頂では 0.6mm，舌側咬頭頂では 1.8mm 下方に位置するように排列する．

5）上顎第一大臼歯

近心頬側咬頭は下顎第一大臼歯の頬側面溝に一致させ，近心舌側咬頭を下顎第一大臼歯の中央窩と，遠心舌側咬頭を下顎第一大臼歯および下顎第二大臼歯の辺縁隆線と嵌合するように排列する．

6）上顎第二小臼歯

舌側咬頭を下顎第二小臼歯と下顎第一大臼歯間の辺縁隆線と嵌合するように排列する．

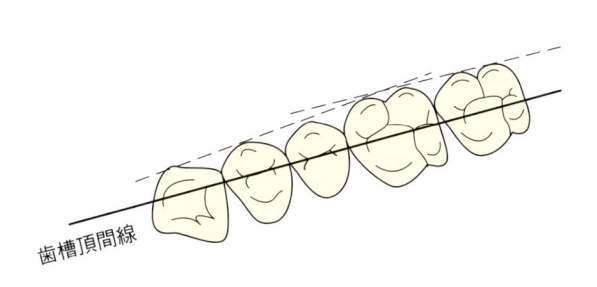

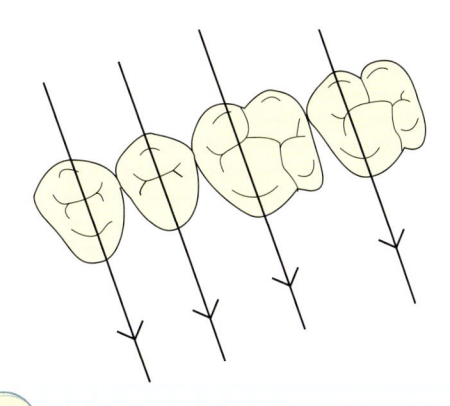

図9-20 上顎法の臼歯部排列の咬合面観（1）

　3～6の近心頬側部の頬面を一直線にし，6の遠心頬側面でやや舌側に入れ，6の遠心頬側部と7の頬面が一直線になるように排列する

図9-21 上顎法の臼歯部排列の咬合面観（2）

　4および5，6および7近心のそれぞれ頬側および舌側咬頭頂を結ぶ線は平行になる

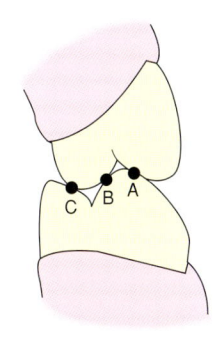

図9-22 3点均衡接触咬合（ABCコンタクト）

　第一小臼歯以外の臼歯は，3点均衡接触咬合（ABCコンタクト）を確保する

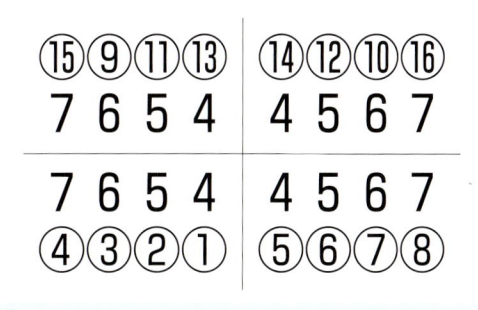

図9-23 下顎法の一般的な臼歯部人工歯排列順序

　下顎から排列する，維持安定を重視した方法である．上図では右側から排列を開始しているが，左側から始めても差し支えない

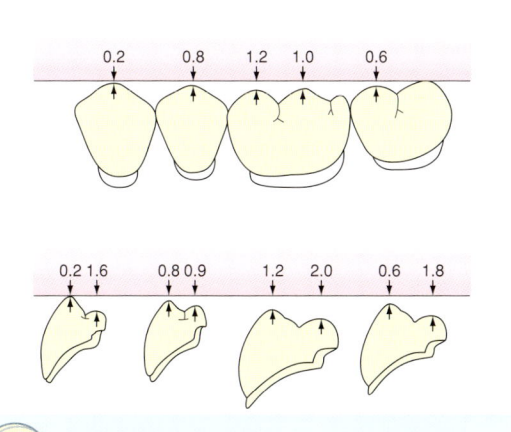

図9-24 下顎法の一般的な矢状および側方調節湾曲の付与（mm）

図に示した値は，平均的な数値であり，症例によって異なる

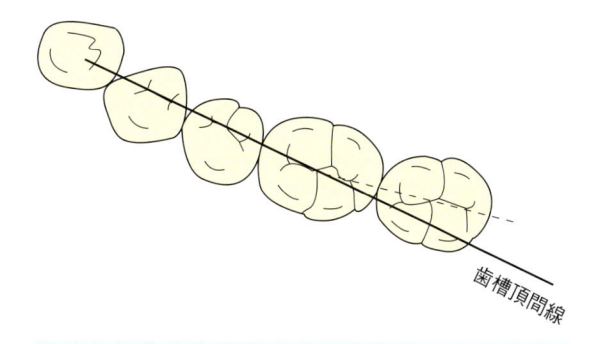

図9-25 下顎法の臼歯部排列の咬合面観

　4から6の近心部までの中央溝は歯槽頂間線に一致し，6遠心部から7の中心溝はわずかに舌側に入り一直線になる

6. $\overline{4}$ の歯冠軸は上顎犬歯の傾斜と一致させる.
7. 第一小臼歯以外, 3点均衡接触咬合（ABCコンタクト）を確保する.
8. $\overline{4}$および$\overline{5}$, $\overline{6}$および$\overline{7}$近心のそれぞれ頬側および舌側咬頭頂を結ぶ線は平行になる.
9. $\overline{3}$から$\overline{6}$の近心頬側部の頬面が一直線に, $\overline{6}$遠心頬側部と$\overline{7}$の頬面が一直線になる.

パウンドライン
天然歯列では, 下顎臼歯の舌側面は下顎犬歯近心隅角と臼後パッドの頬側縁と舌側縁を結ぶ2本の線の内側にあるといわれている.

7) 上顎第一小臼歯

近心および遠心の辺縁隆線とそれぞれ下顎第一小臼歯と下顎第二小臼歯の咬頭が嵌合するように排列し, 舌側咬頭を緊密に嵌合しないように排列する.

8) 上顎第二大臼歯

近心および遠心の舌側咬頭がそれぞれ下顎第二大臼歯の中心窩と遠心辺縁隆線に咬み込むように排列する.

② リンガライズド・オクルージョン

リンガライズド・オクルージョンは, パウンドの提唱する下顎天然歯列上の解剖学的指導線であるパウンドラインを基準に下顎人工歯の位置が決定される. 排列術式はパウンドが提唱した下顎から排列するのが基本であるが, 最近では上顎から排列する上顎法もある.

ここでは基本的な下顎法について述べる.

1) 咬合堤上に下顎犬歯の近心隅角と臼後パッドの内縁側とを結んだ線（パウンドライン）を記入する（図9-26）.

2) 下顎4, 5, 6, 7の順に左右側どちらか片側ずつ排列する. 各歯の咬頭頂は, 図9-27に示すように近遠心的および頬舌的咬頭に差を与え, 仮想咬合平面から間隙を設て排列する. 間隙は, 後方臼歯ほど大きくすることによって調節湾曲が与えられる. なお, 図に示した間隙量は平均的な値であり, 症例によって異なる.

3) 顎堤に対する各人工歯の頬舌的位置は, 咬合面から見てパウンドラインより内方に排列し, 咬合面上の小窩が歯槽頂上に位置するように排列する.

4) 上顎の臼歯部人工歯は, 6, 5, 4, 7の順に排列する. 上顎第一大臼歯は舌側の2咬頭頂が下顎第一大臼歯の近遠心小窩と嵌合するように排列する. このとき上下顎頬側咬頭間隙量は1mmとする.

5) 上顎第二小臼歯は, 舌側咬頭頂が下顎第二小臼歯の遠心小窩と嵌合するように排列する. このとき上下顎頬側咬頭間隙量は1mmとする.

6) 上顎第一小臼歯は, 舌側咬頭頂が下顎第一小臼歯の遠心小窩と嵌合するように排列する. このとき上下顎頬側咬頭間隙量は1mmとする.

7) 上顎第二大臼歯は, 近心舌側咬頭頂が下顎第二大臼歯の近心小窩と嵌合するように排列する. このとき上下顎頬側咬頭間隙量は1mmとする.

上下顎臼歯の嵌合関係は1歯対1歯で, 上顎咬頭頂に対して下顎小臼

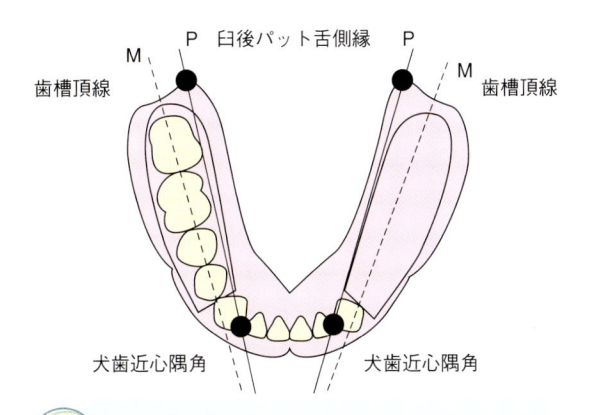

図9-26 歯槽頂線とパウンドライン
　犬歯尖頭と臼後パッド中央部を結んだ歯槽頂線と，犬歯の近心隅角と臼後パッド舌側縁を結んだパウンドラインが下顎臼歯部人工歯の排列基準となる

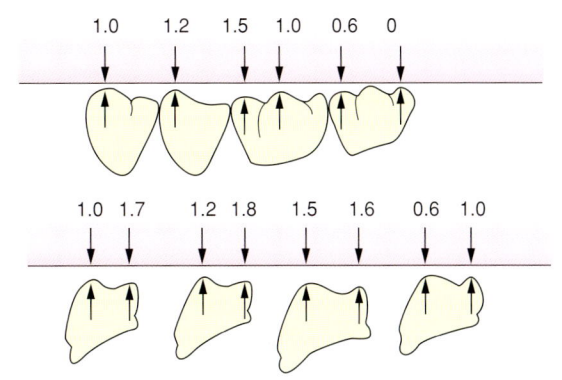

図9-27 矢状調節湾曲の与え方（mm）
　間隙量は 調節湾曲の平均的な数値であり，その値は顆路ならびに切歯路傾斜度によって異なる

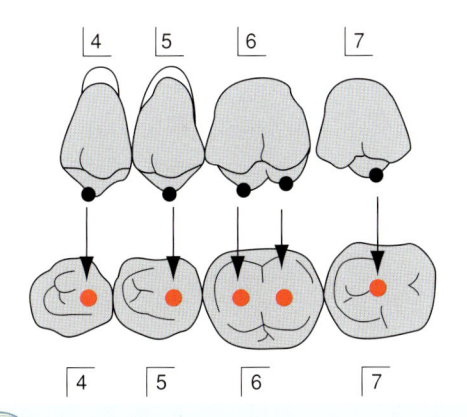

図9-28 a　1歯対1歯の嵌合関係
　1歯対2歯の嵌合関係で排列することも可能であるが，辺縁隆線上で咬合することになり咀嚼能率が低下する

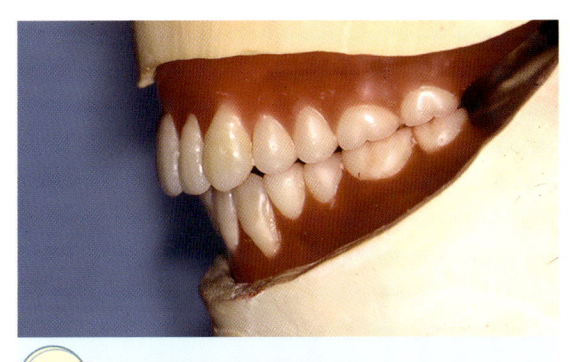

図9-28 b　1歯対1歯の嵌合関係
　咬頭嵌合位では，下顎小臼歯遠心小窩，下顎第一大臼歯では近遠心小窩，下顎第二大臼歯では近心小窩の計5点で嵌合する

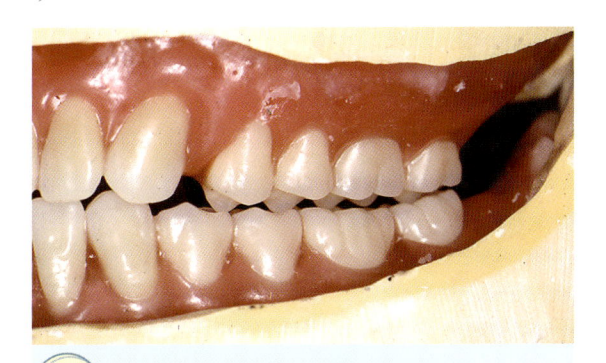

図9-28 c　1歯対1歯の嵌合関係
　側方運動時には，上顎機能咬頭のみが，接触滑走する

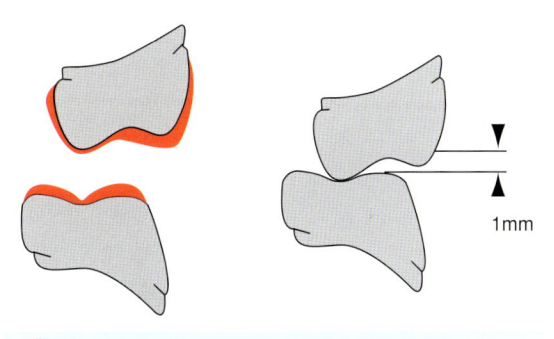

図9-29 解剖学的人工歯の形態修正
　赤い領域を削除し，下顎臼歯の頰舌側咬頭内斜面を約20°にする．嵌合状態では上下顎の頰側咬頭頂間に1mm程度の間隙を設ける

リンガライズド人工歯
既製のリンガライズドオクルージョン用の臼歯部人工歯を使用しない場合，解剖学的な臼歯部人工歯を形態修正して使用する（図9-29）．

歯部では遠心小窩の各1点で，第一大臼歯部では近遠心小窩の2点で，第二大臼歯では近心小窩の1点で，合計片側5点で嵌合させる（図9-28-a～c）．

なお，各歯の頬側咬頭間隙量は症例によって大きく与える場合もある．

③ モノプレーン・オクルージョン

モノプレーン・オクルージョンの咬合様式を与える人工歯は，平坦な咬合面を有する非解剖学的無咬頭人工歯を用いる．排列法は主に次の3つに大別される．

無咬頭歯の排列時の注意点
1. 前歯部の垂直被蓋は少なくし，中心咬合位での接触を避ける．
2. 下顎義歯の安定を重視して臼歯部は下顎から排列する．
3. 下顎臼歯部の咬合力は歯槽頂より舌側へ向ける．
4. 下顎顎堤後方斜面には人工歯は排列しない．
5. 咬合力は下顎顎堤に垂直に加える．
6. 下顎顎堤形態を重視するため，咬合採得時に設定した仮想咬合平面とは異なる基準面を設けることが多い．

1）偏心位での平衡関係は考えず，中心咬合位での咬合接触を重視し，平面に排列する方法（図9-30，31）．
2）臼歯部は平面に排列するものの，前歯部および臼歯後方部で3点接触をえるため，バランシングランプ（balancing ramp）を付与する方法（Sears法，図9-32，33）．
3）咬合面に調節湾曲が与えられた人工歯を用い，両側性咬合平衡を与える方法．

④ 交叉咬合

歯槽頂間線と咬合平面のなす角度が小さい場合，正常排列では下顎臼歯部が顎堤の舌側よりに位置し舌房が狭くなる．また，上顎臼歯部は頬側よりに位置するため，上顎義歯を外方へ転覆する力が働き，義歯床の維持安定が阻害される．そこで第一大臼歯部の歯槽頂間線と仮想咬合平面のなす角度が80°以下の場合，下顎の臼歯が上顎の臼歯を被蓋する交叉咬合排列を行う（図9-34）．

排列方法には次のような方法がある．

交叉咬合排列のケース
第一大臼歯部歯槽頂間線と仮想咬合平面のなす角度が80°以下の症例に適応（Gysi）．

1. Müller法（図9-35）
上下顎左右側の人工歯をすべて逆に排列し，臼歯部すべてを反対被蓋にする方法．嵌合関係が近遠心的に1咬頭ずつずれるため，十分な嵌合を得るには多く削合する必要がある．

排列の実際
前歯部では正常咬合に排列されるため，小臼歯部において正常咬合と交叉咬合との交叉部ができる．

2. Gysi法（図9-35）
Müller法に準じる．下顎第一小臼歯はやや小さく修正して下顎歯列の最後方に排列し，偏心咬合時に上顎最後臼歯との咬合接触を図る．しかし，排列のスペースがないときは省略する．上下顎大臼歯間の咬合関係は逆ではあるが，ほぼ適正な咬頭対小窩・裂溝の対咬関係が得られる．

交叉咬合排列時の注意点
1. 人工歯頬舌幅のほぼ1/2の水平的被蓋を与え咬頬，咬舌を避ける．
2. 歯槽頂間線と咬合平面の関係が左右で異なるとき一側のみに交叉咬合排列を与える．
3. 最後臼歯のみに必要な場合は，通常人工歯でそのまま交叉咬合を与える．

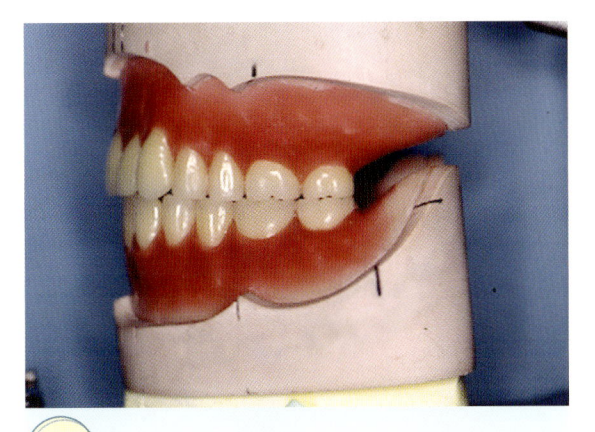

図9-30 モノプレーン・オクルージョン
　前歯部では垂直被蓋を少なくし，中心咬合位での接触は避ける．また，下顎顎堤後方斜面には人工歯を排列しない

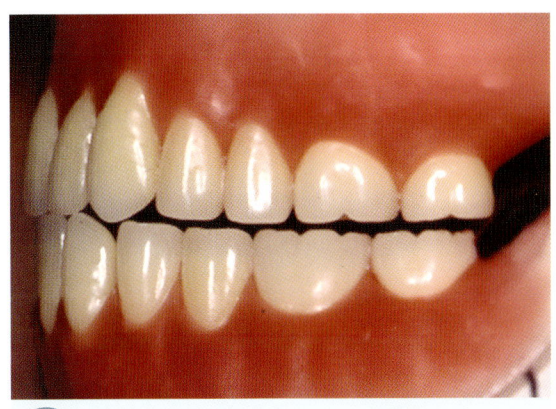

図9-31 モノプレーン・オクルージョン（前方位）
　中心咬合位での平衡関係を重視し，平面に排列する方法

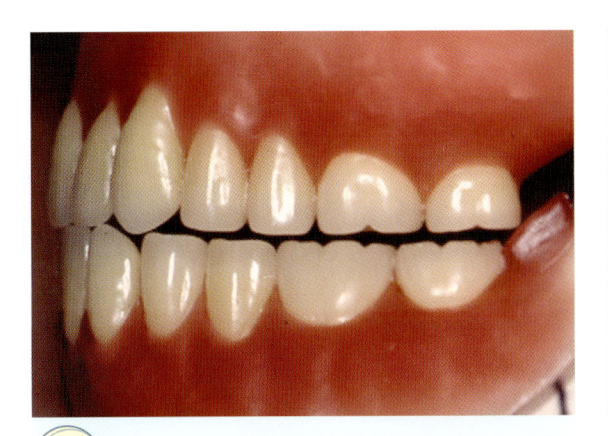

図9-32 モノプレーン・オクルージョン（Sears 法）
　$\overline{7}$の遠心に，ワックスによりバランシングランプを付与する

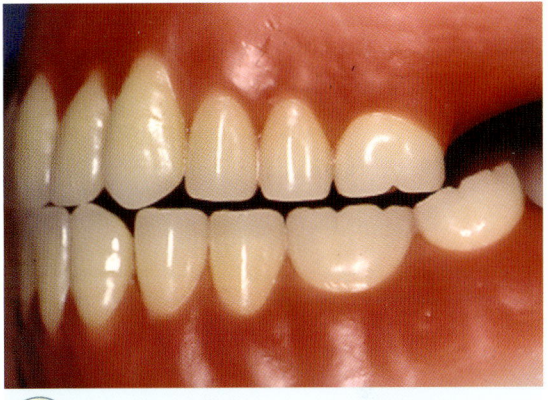

図9-33 モノプレーン・オクルージョン（Sears 法）
　$\overline{7}$を排列せず，$\overline{7}$の人工歯によってバランシングランプを付与する

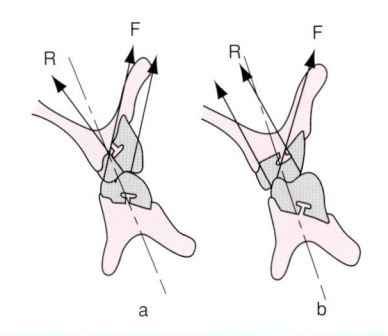

図9-34 歯槽頂間線と咬合平面のなす角度が小さい場合の咬合力の方向
a：正常排列：咬合分力（F）は床縁の外側へ向かう
b：交叉咬合排列：咬合分力（F）床縁の内方へ向かう

| 7 6 5 4 3 2 1 | 1 2 3 4 5 6 7 |
| 7 6 5 4 3 2 1 | 1 2 3 4 5 6 7 |

Müller 法

| 7 6 5 3 2 1 | 1 2 3 5 6 7 |
| 4 7 6 5 4 3 2 1 | 1 2 3 4 5 6 7 4 |

Gysi 法

図9-35 交叉咬合排列方法
　Gysi 法は，ほぼ適正な咬頭対小窩・裂溝の関係が得られるが，Müller 法では近心に一咬頭分ずれるため削合量が多くなる

3. その他の方法

1) 交叉咬合用人工歯（Gysi）や無咬頭歯を使用する方法．
2) 上顎の小臼歯，大臼歯にすべて犬歯を使用する方法．
3) 下顎臼歯のモールドを一回り大きなものにする方法．
4) 上顎大臼歯2歯を小臼歯3歯に置き換えて臼歯全体を反対咬合位排列する方法．

文　　献

1) Frush J P, Fisher D R著，横田　亨，岸本満夫訳：美的歯科補綴学入門，書林，東京，1982.

第10章 歯肉形成

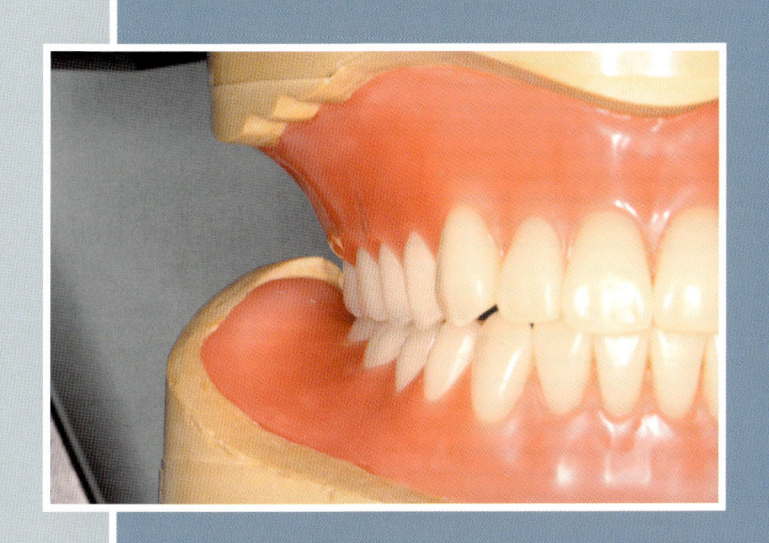

I 歯肉形成とは

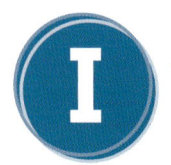

KeyPoint

辺縁封鎖
義歯床縁と義歯床下粘膜および義歯周囲軟組織との封鎖状態をいい、床縁封鎖ともいう。義歯は、義歯床と義歯床下粘膜との間に生じる陰圧により吸着力が生じるが、辺縁封鎖はこの状態を保持するために重要な役割をもつ。

コルベン状形態
辺縁封鎖による義歯の維持の強化や床下への食片の侵入防止などを目的として付与される、義歯床縁部の断面形態のこと。原義はドイツ語のKolben（棍棒）であり、丸く、厚くなっている形態に因む。

High-Low-High の関係
上顎前歯歯頸線の上下的位置関係を示し、中切歯と犬歯は咬合平面に対してほぼ同じ高さで側切歯がやや切縁側に位置するため、High-Low-High の関係という。天然歯の正常な排列状態を示しており、審美的な排列の原則ともなっている。

S字状隆起
上顎義歯の歯肉形成時に前歯部口蓋側に付与される、矢状断面形態がS字状の隆起。呼気流を整え構音機能の回復などを目的とする。1899年にSnowにより提唱され、sの発音に特に関与する。

口蓋皺襞
・切歯乳頭
・正中口蓋皺襞
・第一・第二・第三横口蓋皺襞

舌房
義歯の人工歯歯列弓で囲まれる舌側領域は、機能時に舌が運動する場として特に重要であり、この領域を舌房と称する。舌の運動で義歯が押し上げられたりしないように、特に下顎舌側床翼は、可及的に薄く凹面に仕上げる。

蠟義歯の人工歯歯頸部から義歯床縁に至る、いわゆる床研磨面にワックスで形態を付与する操作を歯肉形成という。歯肉形成では、口腔周囲の筋肉を義歯に有効に作用させ、維持・安定を増すための形態を付与する。また、審美的形態を付与し、発音機能などの口腔機能との調和を図る。

① 唇・頬側研磨面

1. 蠟義歯の辺縁形態は、辺縁封鎖を図るとともに、義歯の維持・安定が増すようコルベン状形態を付与する（図10-1）。

2. 小帯部は、適切な筋圧形成のもとに採られた印象から製作された作業模型では、小帯を避けるのではなく積極的に封鎖するようワックス形成する。ただし、頬小帯では、筋圧形成時に前方に引きやすく、その結果として小帯の消失や近心側にスペースが生じ義歯脱落の原因となることがあるので注意を要する（図10-2）。

3. 歯頸部の形態は、上顎前歯ではU字形、下顎前歯ではV字形を呈する。また、上顎前歯部では、中切歯、犬歯の歯頸部はほぼ同高となるが、側切歯ではやや切縁側に位置する（High-Low-Highの関係）。なお、下顎前歯部の歯頸部では、6前歯がほぼ同じ高さとなる（図10-3）。

4. 前歯部唇側歯肉では、歯根の方向に位置した豊隆を与え審美性に配慮するが、臼歯部頬側歯肉では、前歯より控え目な豊隆を与える。なお、犬歯と第一小臼歯部の歯頸線の位置で不連続となりやすいので、できるだけ移行的となるように注意する（図10-7参照）。

② 舌・口蓋側研磨面

1. 上顎前歯部の口蓋面の形態は、発音時の呼気の流れを助けるために緩やかなS字状隆起を与え、発音機能に調和させる。特に"s"の発音に関係するといわれている（図10-4）。

2. 口蓋側および舌側歯頸部では、人工歯の維持部を十分覆い脱落に対処する（図10-5）。

3. 口蓋皺襞（口蓋ヒダ）は、発音機能や咀嚼機能を助けるとされてい

る（図 10-6）．

4．下顎臼歯部舌側部は，舌の妨げとならないように舌房を広くとり，緩やかな凹面となるように形態を付与する（図 10-12 参照）．

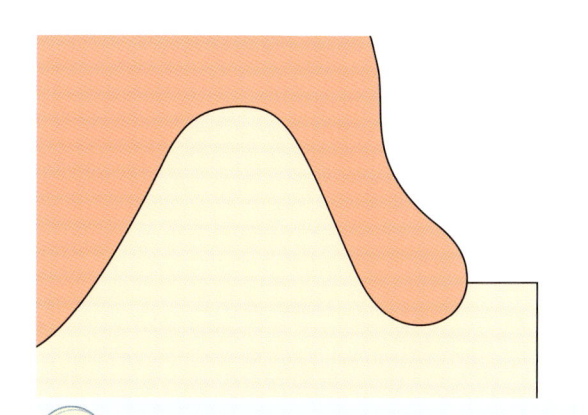

図10-1　前歯部および臼歯部床縁の形態
　口輪筋，頬筋の働きを有効に床形態に作用させ，かつ，周縁封鎖性を高めるためにコルベン状の形態を付与する

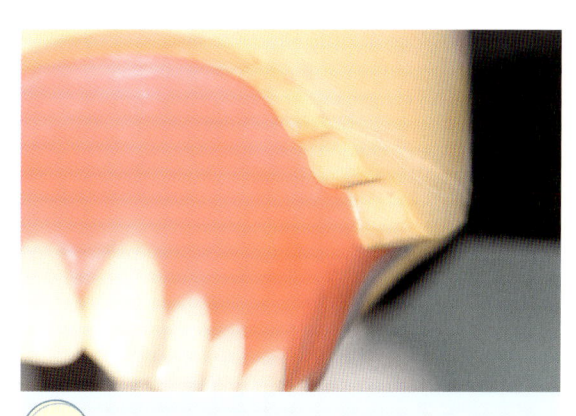

図10-2　小帯部の辺縁封鎖性
　適切に筋圧形成された印象から作製された模型では，小帯部を避けるように外形設定すると封鎖性が失われるため，完全に被覆して吸着を損なわないようにする必要がある

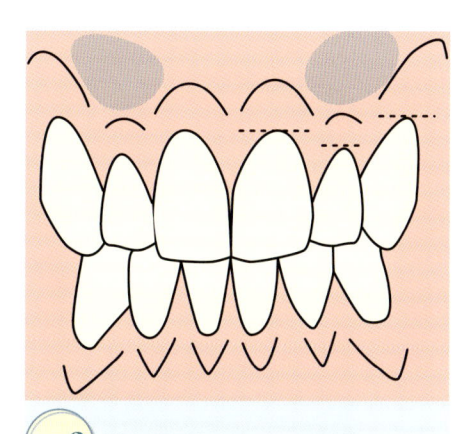

図10-3　前歯部の歯肉ラインの形成
　上顎前歯部は，特に審美的な要素が強いため，患者の年齢などを考慮のうえ，歯肉ラインの位置を決定する．一般に，歯頸部の露出を多くすることで加齢が表現できる

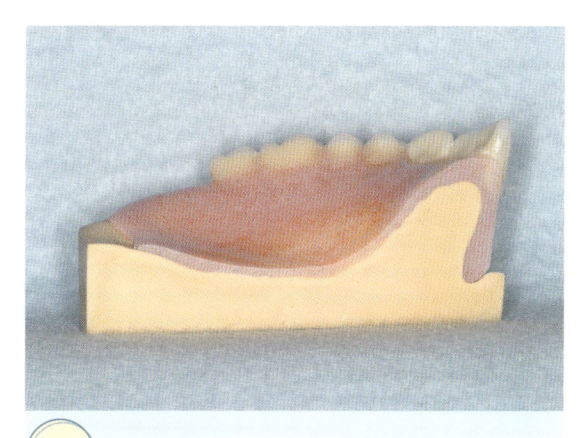

図10-4　S字状隆起
　S字状隆起は，咀嚼機能や発音機能に関係する．基本的には，歯の喪失前の状態を回復するよう，顎堤の形態変化を考慮して付与する

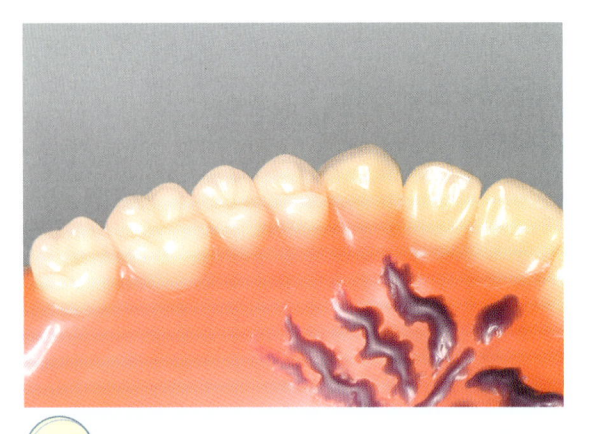

図10-5 **人工歯維持部の歯肉形成**
脱落を防止するため，人工歯の維持部は確実に床で覆う．前歯部では，舌面歯頸隆線の形態を付与し，臼歯部では頰側の高さまで形態付与する

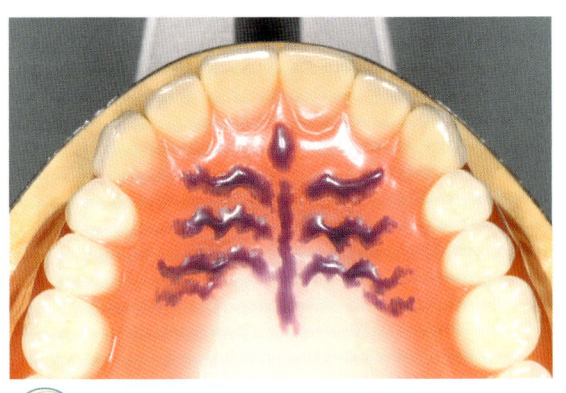

図10-6 **口蓋皺襞の走行**
口蓋皺襞は，発音機能，咀嚼機能に関与し，切歯乳頭，正中口蓋皺襞，第一横口蓋皺襞，第二横口蓋皺襞，第三横口蓋皺襞から構成される

③ 歯肉形成の実際

歯肉形成の実際については，図10-7～12に示す．

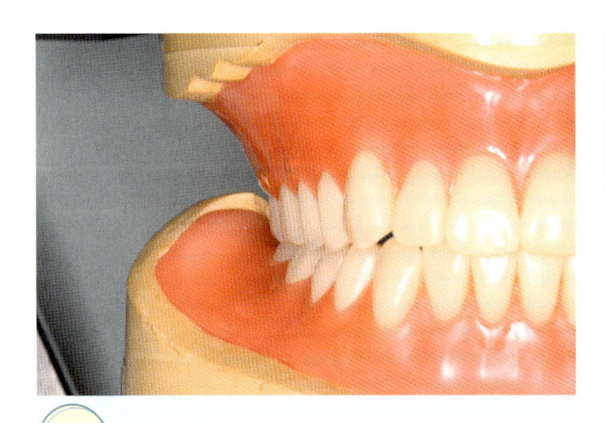

図10-7 **周縁の処理とコルベン状形態の付与**
蠟堤と作業模型の焼き付けを確実に行い，歯肉頰移行部からコルベン状形態へスムースな曲線となるよう歯肉形成する

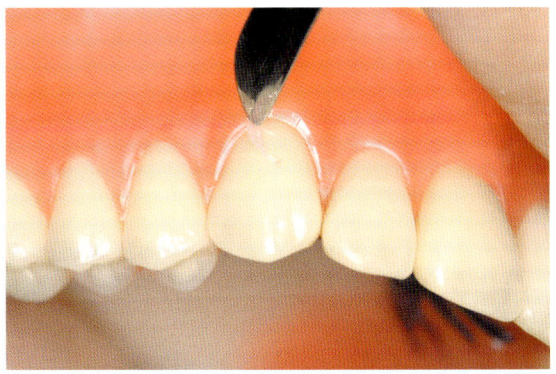

図10-8 **上顎前歯部歯頸部の歯肉縁形成**
中切歯と犬歯の歯頸部は，側切歯の歯頸部より高位に形成する．また，歯頸部は解剖学的歯頸線に合わせた湾曲を付与し，最凸部はやや遠心寄りに位置させる

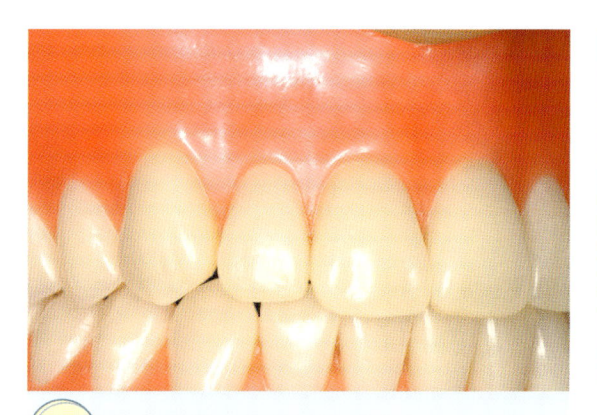

図10-9 唇・頬側面歯肉の形態付与
　上顎前歯部では，歯根の走行に位置して豊隆を与える．犬歯，中切歯には豊隆を与え，側切歯の歯根部には切歯窩を付与する．なお，頬側面の歯肉形態は，前歯より緩やかに付与する

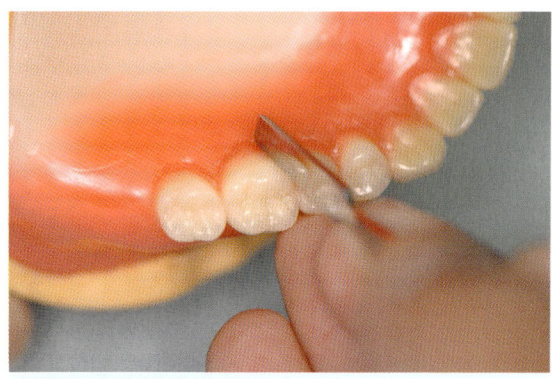

図10-10 舌側部の歯肉形成
　人工歯の脱落防止のため，維持部を覆い適切な歯冠形態を付与する．さらに，上顎前歯部では，歯頸部より緩やかなＳ字状の豊隆をなして経過し，口蓋に移行させる

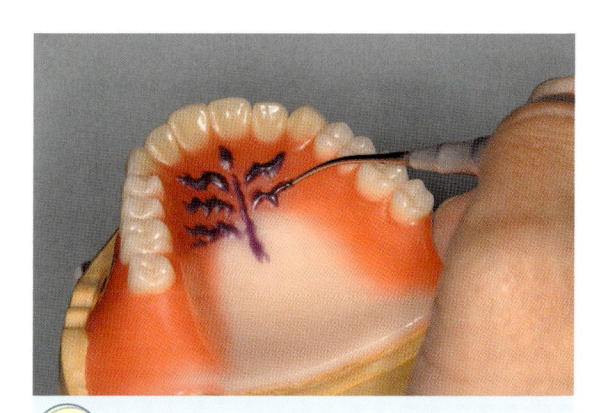

図10-11 口蓋皺襞の歯肉形成
　切歯乳頭は，正中と両犬歯先頭を結んだ線との交点に位置させ，第一横口蓋皺襞，第二横口蓋皺襞，第三横口蓋皺襞では，それぞれ犬歯，第一小臼歯，第二小臼歯に向かう．また，後方に位置するほど高さや幅が劣勢となるように形成する

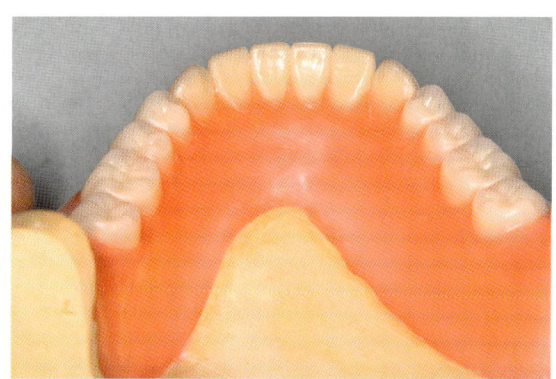

図10-12 下顎臼歯部舌側部の歯肉形成
　人工歯歯頸部から床縁に向かいやや凹面となるよう形成し，舌房を阻害しないよう配慮する

文　献

1) 豊田　實，他："神奈川歯科大学歯科補綴学実習マニュアル"平成15年度，神奈川歯科大学歯科補綴学講座，2003．
2) 細井紀雄，平井敏博編：無歯顎補綴治療学，医歯薬出版，東京，2004．
3) 小出　馨，他編：歯科技工別冊　クリニカル・コンプリートデンチャー，医歯薬出版，東京，2000．
4) 小林賢一：総義歯臨床の押さえどころ，医歯薬出版，東京，2001．
5) 日本補綴歯科学会編：歯科補綴学専門用語集，医歯薬出版，東京，2001．
6) 豊田静夫，他編：標準補綴学総論・コンプリートデンチャー，医学書院，東京，1989．
7) 稲葉　繁：新しい総義歯のあり方を求めて―上下顎同時印象による総義歯の臨床―，日本歯科評論，675：117〜128，676：141〜152，677：135〜148，1999．

第11章 蠟義歯の試適

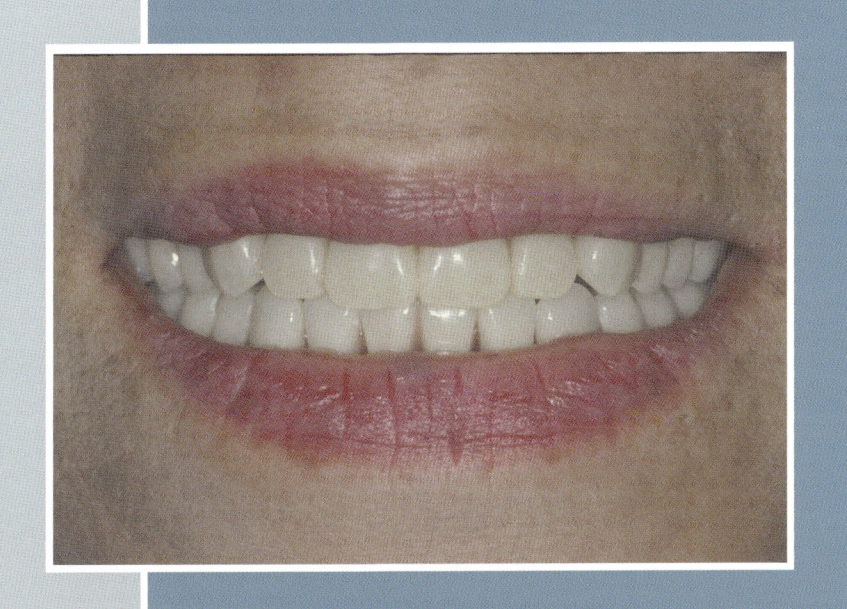

Ⅰ 蠟義歯とは

　人工歯排列ののちワックスで歯肉形成が行われたものを蠟義歯と称し，蠟義歯には，完成義歯と同等の形態，機能，審美性などがすべて盛り込まれている．なお，蠟義歯に施されるワックスを用いた人工歯排列や歯肉形成は，単に重合操作のために必要であるばかりではなく，前ステップの誤りや細部の見落としなどを試適時にチェックし修正を加える事ができるという大きな意味がある．完成した蠟義歯は，患者の口腔内に試適して，咬合関係の検査，人工歯排列の不備，床形態の確認などが行われる．

① 咬合

KeyPoint

転覆試験
彫刻刀やスパチュラ等を上下顎蠟堤や人工歯間に挿入してこじり，咬合状態の緊密性を左右的もしくは前後的に差異がないかを確認する試験方法をいう．

　試適時の咬合診査は，細かな咬合接触よりも，主として大きな咬合採得時のエラーをチェックし，必要に応じて再咬合採得や人工歯排列の修正を行う．なお，ここでは，大きな削合は避け，排列を中心に調整する（図11-1，2）．

1）咬合採得の誤りのチェック
（1）咬合高径
（2）咬合平面
（3）咬頭嵌合位（中心咬合位）
2）偏心位での咬合平衡のチェック

引き抜き試験
咬合時の左右差，前後差や咬合平衡状態を診査するために，咬合させたセルロイドストリップスなどを引き抜くことで咬合の緊密性を調べる方法をいう．

　フルバランスを基本とし，各偏心位（左右側方位，前方位）での咬合平衡について診査を行う．

② 義歯床縁および研磨面

　蠟義歯床縁については，小帯や歯肉頰（唇）移行部との関係および舌との関係を診査し，封鎖性が損なわれていないかどうかを確認する．研磨面については，口腔周囲筋との関係について診査し，維持安定を促すよう調整する．また，咀嚼，発音機能を障害していないかを診査し，必要に応じて修正を施す．

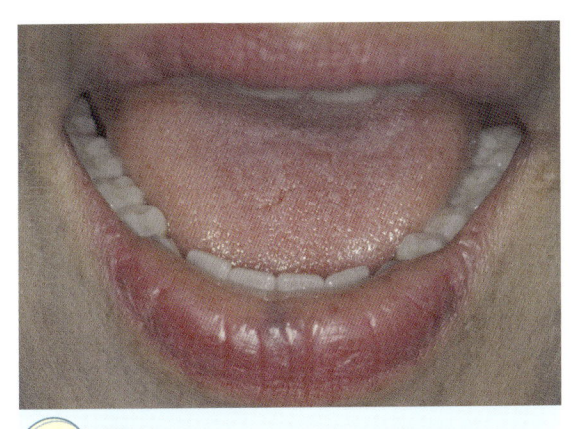

図11-1 歯列と舌の関係
　咬合平面の左右的なバランスの診査や，舌背の高さなどを参考にして咬合平面の位置を診査する．また，歯列弓と舌の大きさの違いや舌の緊張度を診査し，舌房を侵し咀嚼や発音などの機能を阻害する場合には再排列する

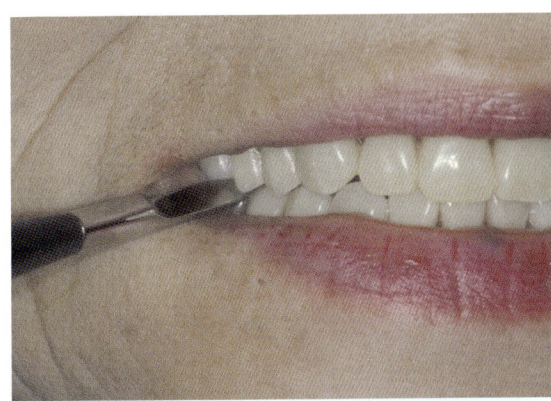

図11-2 咬頭嵌合位での転覆試験
　転覆試験や引き抜き試験および咬合紙などにより，左右的・前後的な咬合の緊密性をチェックする

1) 蠟義歯床縁部
(1) 床外形
(2) 床後縁部
2) 蠟義歯床外面の歯肉形態
3) 舌房の大きさ
4) 床内面

　この段階での床内面の調整は通常行われないが，骨隆起部等のリリーフ不足などについては，十分な診査を行い完成義歯に反映させる必要がある．

③ 審美性

　審美性は，主に上顎前歯の排列がポイントとなるが，歯列全体のバランスも考慮して，以下に列挙した項目を必要に応じて調整する．また，一般に天然歯の辺縁歯肉は，加齢により根尖側に移動するため，年齢に合わせた歯肉形成が必要となる場合もある（図11-3〜12）．

1) 上顎前歯人工歯の大きさ，形態，色が調和しているかどうかを診査
2) 上顎左右中切歯間と正中線との一致度について診査
3) 咬合平面に前頭面観で水平的な傾きがないかどうかを診査
4) 上顎中切歯歯面露出度の診査
(1) 軽く開口した際の歯面露出度（安静時）

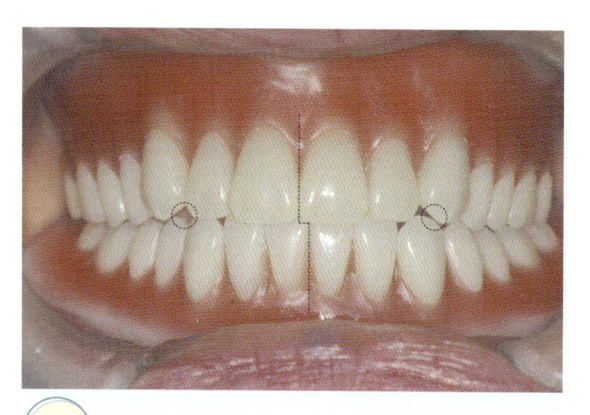

図11-3 審美性の診査
審美性については上顎前歯部について特に留意し，患者の個性を加味してチェック項目に準じた診査を行い，必要に応じて修正を加える．人工歯排列や歯肉部形態は天然歯を模倣し，歯の植立方向や左右対称性および連続性が再現されているかどうか診査する

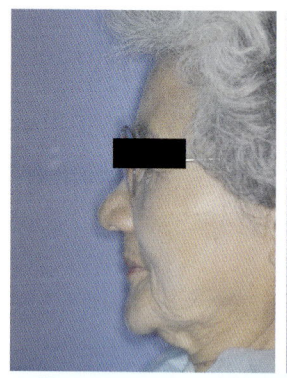

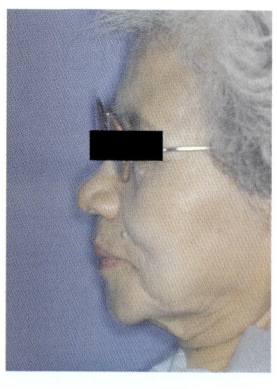

図11-4 蠟義歯試適前後の審美性の比較（側貌）
口唇の陥入が見られる蠟義歯試適前の顔貌（左）と，改善された顔貌（右）

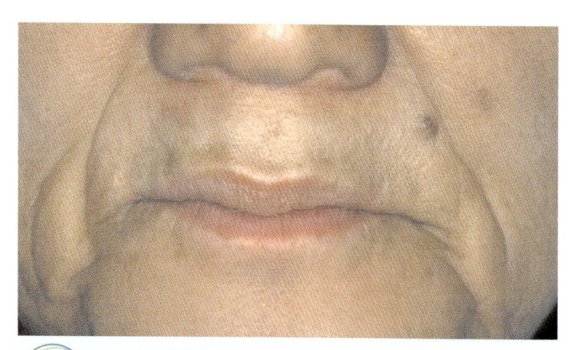

図11-5 旧義歯装着時の顔貌
深い鼻唇溝と口角部の陥入が観察される

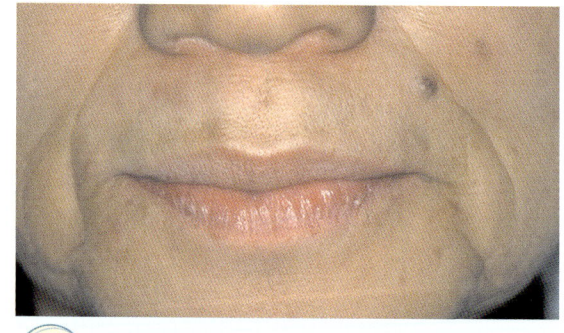

図11-6 蠟義歯を挿入後の顔貌（正貌）
鼻唇溝が浅くなり，赤口唇の厚みや口唇の張りが改善された状態

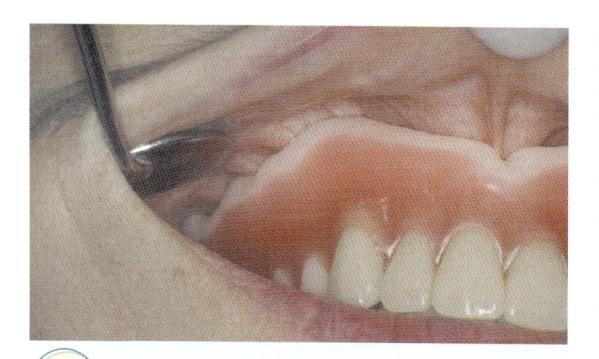

図11-7 頰小帯と床縁との関係
試適時には，頰小帯の近心側にスペースが生じて封鎖性が損なわれないかどうかを綿密に診査する必要がある

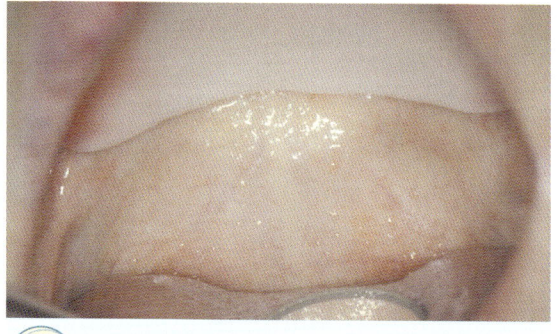

図11-8 口蓋床後縁の位置の診査
口蓋床後縁の診査では，鼻をつまみ鼻腔に息を吹き入れて軟口蓋を膨隆させる方法や，発音させてアーラインとの関係を診査する方法がとられる

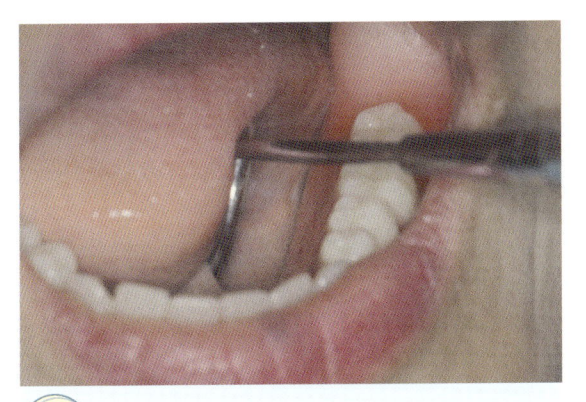

図11-9 下顎臼歯部舌側床縁の診査
舌側床縁は，デンタルミラーなどを用いて床縁の長さや舌の緊張度を観察する

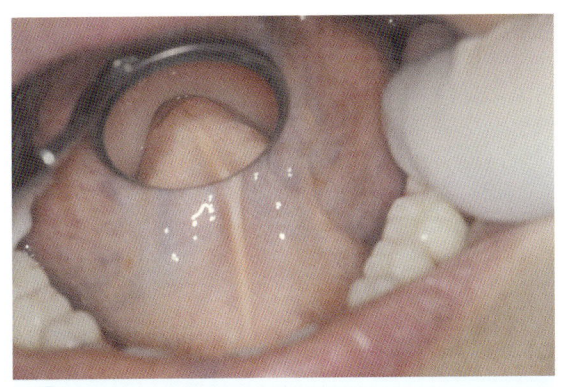

図11-10 舌小帯部の診査
舌小帯部の床縁を過剰に避けると，咀嚼時に封鎖性が損なわれるため，注意深く診査する必要がある．封鎖性を確保するために，舌小帯を両側から挟み込むように床縁を延長する場合がある

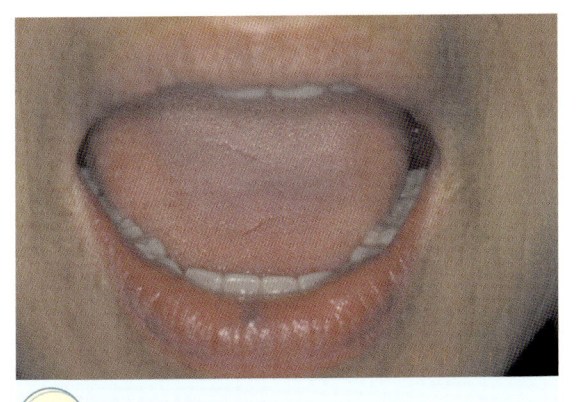

図11-11 浮き上がりの診査
封鎖性が失われていると，大きく開口した際下顎蠟義歯に浮き上がりを生じる．適切な，床縁の位置・形態，舌房，小帯部の封鎖性を与え，改善を図る

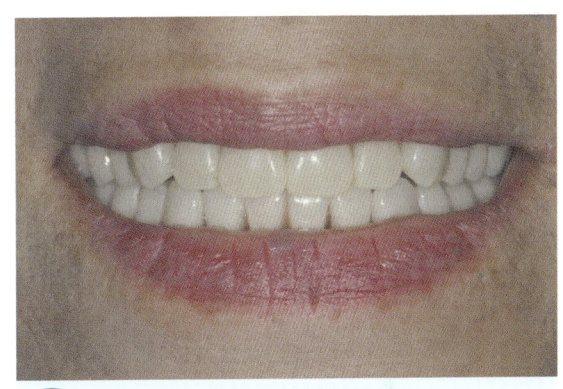

図11-12 発音時の歯面露出度の関係
「s」発音時の歯面露出度，「にー」発音時の上顎前歯部歯面露出度，「いー」発音時の下顎前歯部歯面露出度について診査する

(2)「s」発音時の歯面露出度
(3)「にー」発音時の歯面露出度（最大露出）
5) オーバージェット・オーバーバイトの診査
6) 下顎前歯の露出度の診査
 「いー」発音時の歯面露出度（最大露出）
7) 歯軸傾斜度の連続性および歯列湾曲の診査

④ 発音機能

発音機能の診査には，語，語句を発することで発音明瞭度を調べることが行われる．また，f音，s音を発音させて，人工歯の位置を診査する．f音では，上顎前歯切縁と下口唇のDry-wet lineとの関係を検査し，s音では，最小発音スペースを利用して，前歯の垂直的・水平的被蓋関係や人工歯の位置関係などを検査する．

また，舌と床との接触関係から発音機能を診査する方法として，パラトグラムが用いられる（図11-13〜16）．

1．パラトグラム

発音機能の診査を行うに際し，蠟義歯が脱落せずに発音できることが重要なポイントとなるため，吸着についてよく診査する必要がある．

蠟義歯の口蓋にアルジネート印象材を散布し，サ，シ，ヒ，タ，ナ，カ，キ，ラなどを発語させて口蓋への舌の接触関係を診査する．なお，この接触関係には，一定の法則がある．

2．周波数分析

発音の明瞭度の診査には，音声周波数分析などの方法が用いられる．発音方法には，簡単な文章を読ませる方法と単音を発語させる方法とがある．

パラトグラム
上顎義歯の口蓋側歯肉部豊隆の違いにより，発音の容易さ，発音明瞭度が変化する．発音機能の検査としては，口蓋面にアルジネート印象材を散布したのち発音させ，舌との接触関係を調べるパラトグラム法が一般的に用いられる．なお，発音に応じた口蓋側歯肉と舌との接触関係には，一定の法則がある．

文　献

1) 豊田　實，他：" 神奈川歯科大学歯科補綴学実習マニュアル " 平成15年度，神奈川歯科大学歯科補綴学講座．
2) 細井紀雄，平井敏博編：無歯顎補綴治療学，医歯薬出版，東京，20004．
3) 山縣健祐：総義歯の神髄．10. 総義歯作成法 発音機能を重視した無歯顎補綴，クインテッセンス出版，東京，2001．
4) 豊田静夫，他編：標準補綴学総論・コンプリートデンチャー，医学書院，東京，1989．
5) 稲葉　繁：新しい総義歯のあり方を求めて―上下顎同時印象による総義歯の臨床―，日本歯科評論，675：117〜128，676：141〜152，677：135〜148，1999．

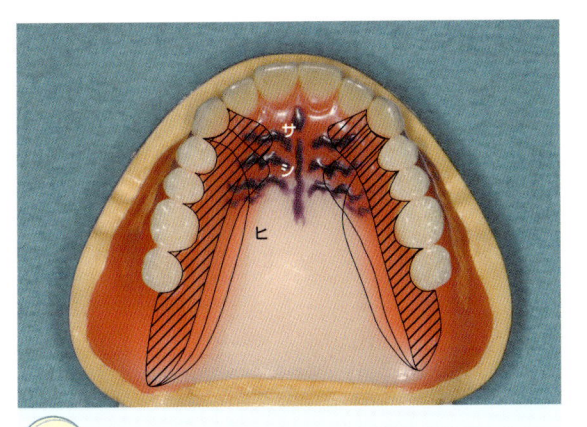

図11-13 パラトグラム（サ音，シ音，ヒ音）
　サ音を発音させた際には，前歯部舌側歯肉に接触はみられない．サ，シ，ヒとなるにつれて，後方へ接触位置が移動する

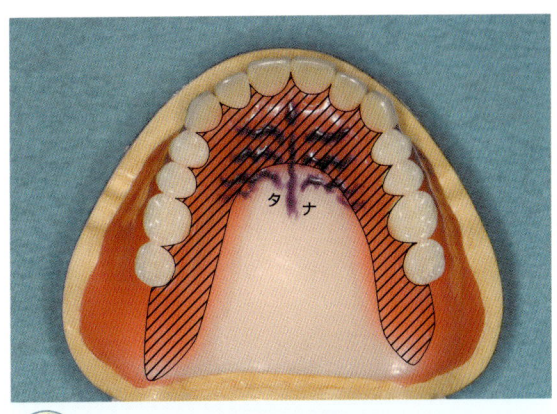

図11-14 パラトグラム（タ音，ナ音）
　タ音，ナ音を発音させた際には，前歯部口蓋側から臼歯部口蓋側の全面に接触がみられる

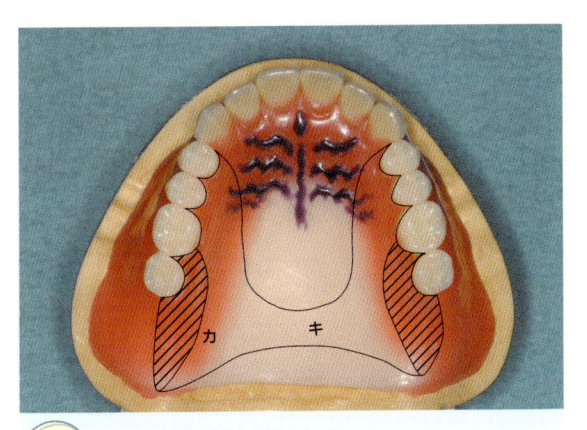

図11-15 パラトグラム（カ音，キ音）
　カ音では，上顎結節舌側部から第一大臼歯部付近に接触する．また，キ音では，第一小臼歯部から後方に接触し，後方が閉鎖される

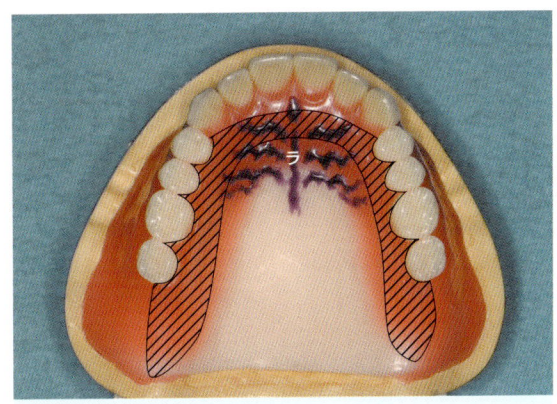

図11-16 パラトグラム（ラ音）
　前歯部から臼歯部まで連続的な接触を示すが，サ音と異なり歯頸部付近の接触がなく，アーチ状を呈する

第12章

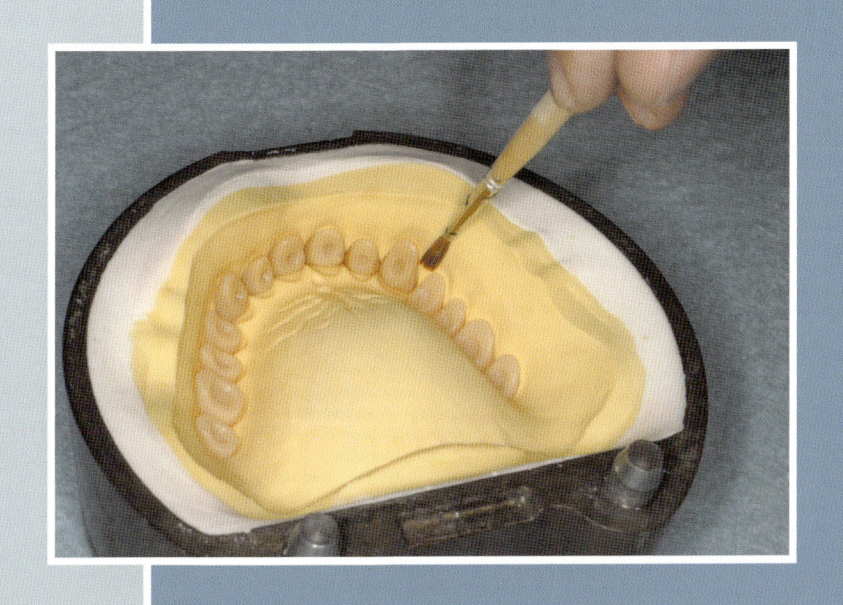

埋没，重合

I 埋没，重合とは

試適が完了した蠟義歯を人工の床用材料に置き換えるための手順を重合操作という．重合操作のうち，主に石膏などの型材で被覆・包埋することを埋没，熱湯により蠟型を洗い流すことを流蠟，流蠟後に生じた空室に餅状レジンを加圧填塞することを填入，さらに加熱や重合促進剤などによりレジンを硬化させることを重合という．なお，重合後に掘り出した完成義歯を，特に重合義歯という．

① 歯型採得

KeyPoint
テンチの歯型（コア）
重合時に生じた咬合の変化を削合によって修正するために，咬合器へ重合義歯を再付着する一方法．石膏にて上顎の蠟義歯人工歯の歯型を採得しておき，重合後にこの圧痕に合わせて再付着を行う．この歯型のことをテンチの歯型という．重合操作に際して人工歯の移動を伴う場合には，もとの位置に戻らないことがある（図12-6）．

床用材料として用いられるアクリリックレジンは，重合過程により硬化するが，その際，縮合重合するため収縮を伴う．また，重合操作の際に人工歯の移動を伴うこともある．したがって，重合前の咬合平衡を回復させるためには，咬合器に再付着して咬合調整を行う必要がある．咬合器への再付着のための方法については後述するが，歯型（テンチの歯型）を用いる方法では，埋没の前に歯列の歯型を採得しておく手順が必要となる（図12-6参照）．

② フラスクの種類

フラスクには上顎用と下顎用があり，上下顎の顎堤形状に合わせて埋没が容易となるよう設計されている．見分け方は，下顎用では下盆の後方が高くなっている（図12-1，2）．

③ 埋没材料

一般的に，埋没に用いられる材料としては普通石膏を使用するが，二重埋没法や流し込み法などでは，一次埋没に硬石膏やシリコンパテが用いられる．

④ 埋没方法

フラスク下部に蠟義歯を埋没する手順を一次埋没，フラスク上部を石膏で満たし埋没を完成する手順を二次埋没といい，両者を分離可能とするため，一次埋没後石膏面に分離剤を塗布する．

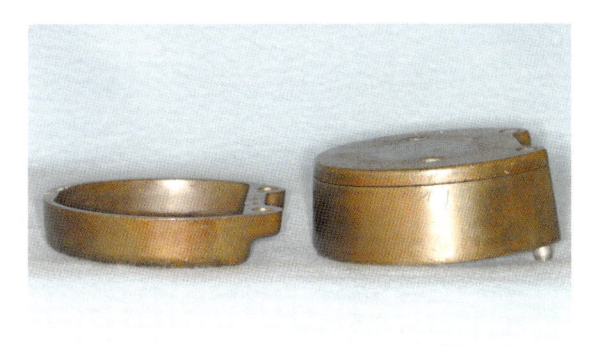

図12-1 上顎用フラスク
　上盆と下盆の接合部は，前方部と後方部の高さが同等

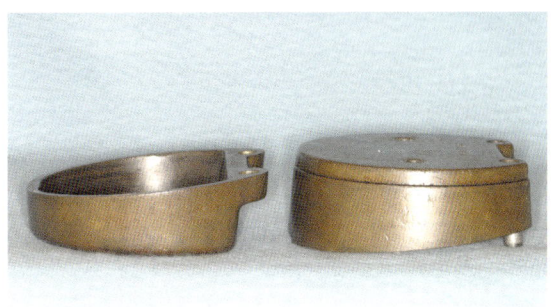

図12-2 下顎用フラスク
　下顎用の特徴は，上盆と下盆の接合部が前方部より後方部が高く，レトロモラーパッドの高さを考慮した設計となっている

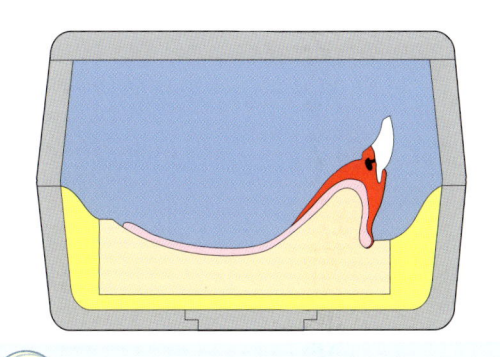

図12-3 倒位埋没法（アメリカ法）による埋没
　填入操作は，正位埋没法に比較して容易であるが，プレスが不十分な場合，重合後に咬合高径が高くなることがある．レジン床の全部床義歯では，本法が用いられる

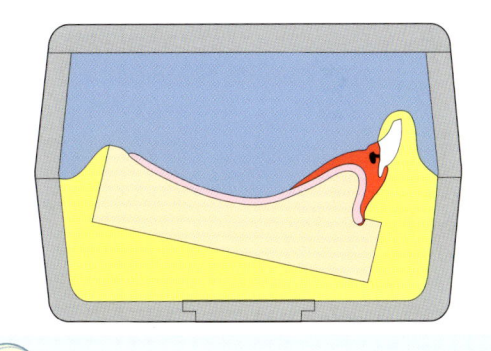

図12-4 正位埋没法（フランス法）による埋没
　填入操作が倒位埋没法に比較して難しいが，重合後に咬合高径の増加が少ないという利点がある．金属床の全部床義歯の場合は，本法が用いられる

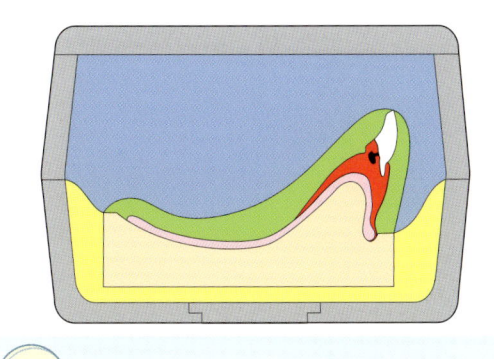

図12-5 二重埋没法
　一次埋没の後，人工歯が軽く被る程度の埋没を行い，掘り出しを容易にする埋没方法

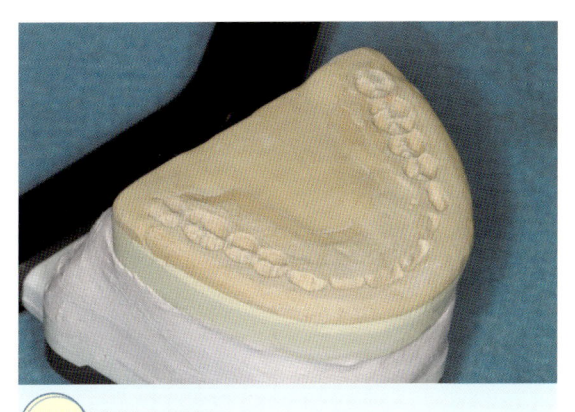

図12-6 テンチの歯型
　重合義歯を咬合器に再装着するための前準備として，上顎の蠟義歯人工歯列の圧痕を記録しておく．この圧痕を，テンチの歯型という

第12章　埋没，重合

埋没法
1. 倒位埋没法（アメリカ法）
2. 正位埋没法（フランス法）
※二重埋没法

1．倒位埋没法（アメリカ法）
人工歯と義歯床部をフラスク上部に埋没し，模型をフラスク下部に埋没する方法（図12-3）．

2．正位埋没法（フランス法）
人工歯，義歯床部，模型のすべてをフラスク下部に埋没する方法（図12-4）．

※二重埋没法
二次埋没を2度に分けて行う方法を「二重埋没法」と呼び，重合義歯の掘り出しを容易かつ安全に行える利点がある（図12-5）．

⑤ 流蠟

流蠟とは，蠟義歯の床部分を床用材料に置き換える前準備として，埋没された蠟型部分のみを熱湯により洗い流す操作のことをいう．

⑥ レジン重合法

各種レジンは，加熱重合法では加熱により，常温重合法では化学重合剤により，またマイクロウェーブ法では電磁波により重合過程が促進し硬化する．

重合
蠟義歯を床用材料に置き換える手順を重合処理といい，レジンのモノマー（液）とポリマー（粉）を混和し，餅状になったレジンを流蠟後のフラスク内の空室に填入して各種方法によりレジンを硬化させる．この時の化学反応は，モノマーがポリマー粒子の表面を溶かしながら一体化されて硬化するが，この反応のことを重合という．

重合法
1. 加熱重合法（湿熱式，乾熱式）
2. 長時間低温重合法
3. マイクロウェーブ重合法
4. 流し込み重合法
5. 射出成型法
6. 光重合法

ヒートショック型レジン
予備重合なしに，最初から100℃に加熱し，約15分で重合が完了するレジン．

1．加熱重合法
加熱重合法には湿熱式と乾熱式があり，特別な装置を必要としないことから湿熱式が一般的に用いられる．湿熱式は，蠟義歯をフラスクに埋没し，流蠟・レジン填入ののち重合槽に水没させ，温湯加熱によりレジン重合を行う．気泡のない均一な重合体を製作するためには，予備重合として65℃で90分，本重合として100℃で60分の重合過程が必要である（図12-7～26）．

2．長時間低温重合法
重合変形を抑え寸法精度の高い重合体を製作するために，70℃で24時間係留する方法．

3．マイクロウェーブ重合法
いわゆる電子レンジにて重合するもので，埋没方法は加熱重合に準ずるが，特別に調製されたレジンと電磁波を通過させる特殊な樹脂製フラスクが必要となる．

4．流し込み法
常温重合法の一手法で，自然重力によりレジンを流入させる方法．な

お，流し込み重合法用レジンは，流入しやすいようにサラサラの液状となるように調合されている（図12-27〜32）．

5．射出成形法

常温重合法の一手法で，機械的に圧力でレジンを流し込む方法．特殊な装置が必要となるが，適合精度は良好である．

6．光重合法

光硬化型のレジンを用い，紫外線や可視光線により重合する方法．蠟堤を用いた排列や埋没操作を行わず，直接パテ状のレジンを築成しながら人工歯排列と歯肉形成を行い光硬化させるため，細かな排列の調整がし難いことや，重合後に研磨面の形態修正を行う必要がある．

混和レジンの状態変化
1. 湿り砂状
2. 糸引き状
3. 餅状
4. ゴム状
5. 硬化

なお，塡入時期は，餅状が最適．

レジン重合のJIS規格
MMAレジンでは，65℃90分の予備重合および100℃60分の本重合を行う．この予備重合操作によりレジンの沸騰が抑えられ，気泡のない重合体ができる．

7 掘り出しと研磨

1．掘り出し

重合操作により蠟義歯が床用材料で置き換えられた義歯は，重合義歯と呼ばれる．重合義歯の掘り出しには石膏分割鉗子が用いられるが，下顎の前歯部やアンダーカットに位置する部分の掘り出しの際には，破折しないよう十分注意を払わなければならない．また掘り出しを容易にするために，空気圧で振動させ石膏を破壊するエアーカッターも用いられるが，破折の注意事項については同様である．細部の掘り出しについては，

● 加熱重合法（湿熱式）

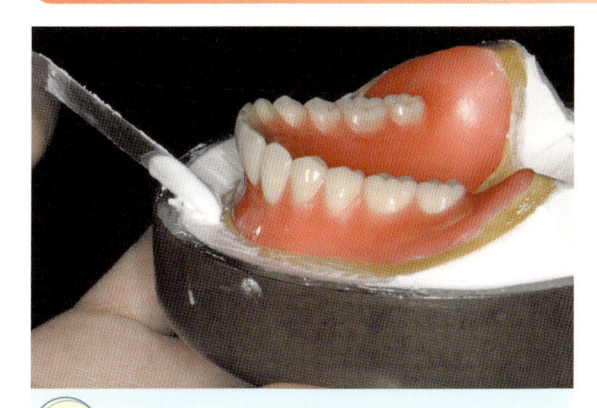

図12-7 一次埋没
アンダーカットが生じないように，蠟義歯床縁部からフラスコ辺縁に向かい直線的に仕上げる．下顎の舌側やレトロモラーパッド部は特にアンダーカットとなりやすいので注意が必要

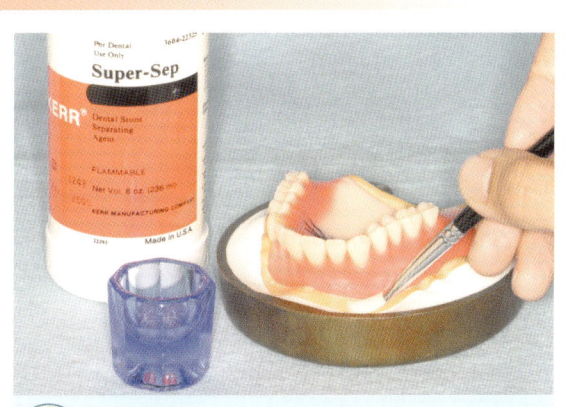

図12-8 分離剤塗布
流蠟・塡入操作時に上盆と下盆を分割する必要があるため，一次埋没が終了後，石膏部分にのみ分離剤を塗布する．この際，人工歯に分離剤が付着すると，人工歯の脱落を引き起こす原因となる

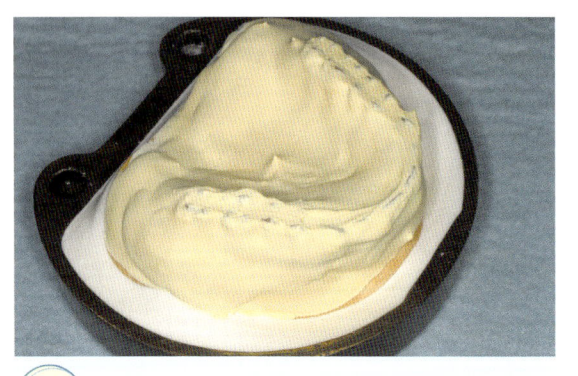

図12-9 二重埋没
二次埋没を2度に分けて行う方法を二重埋没法といい，掘り出しが容易かつ安全に行える

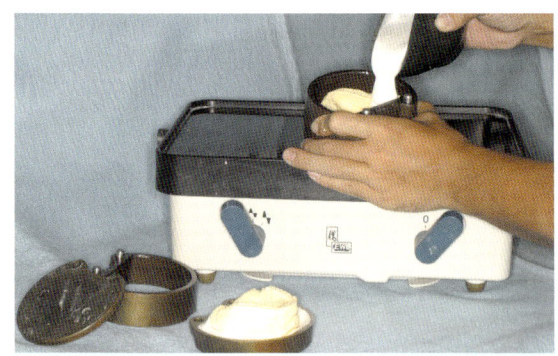

図12-10 二次埋没
はじめ人工歯や口蓋皺襞など，気泡の混入しやすい部位を筆などを用いて注意深く石膏を塗布してから，バイブレータを用いて気泡を逃がすように石膏を注入する．なお，筆からの気泡混入にも注意する

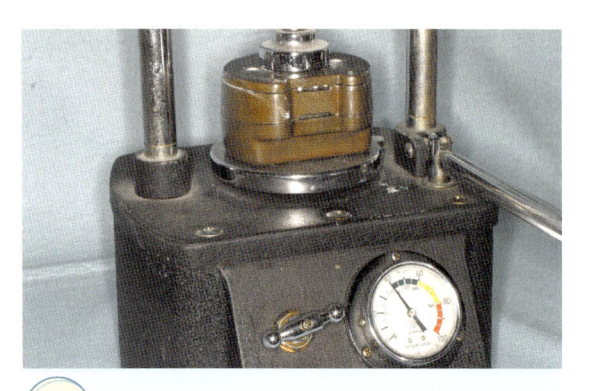

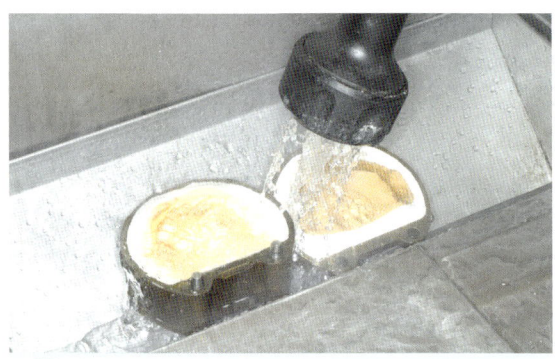

図12-11 油圧プレスにて加圧
二次埋没時には，一床あたり40kg/cm^{2}で加圧し，石膏硬化を待つ．この間，周囲にあふれ出た石膏を除去しておく

図12-12 流蠟
100℃の温水中に3～5分間浸け，蠟型を軟化してフラスコを分割し，中の蠟型を基礎床ごと一塊として除去する．残った蠟を熱湯にて完全に洗い流す

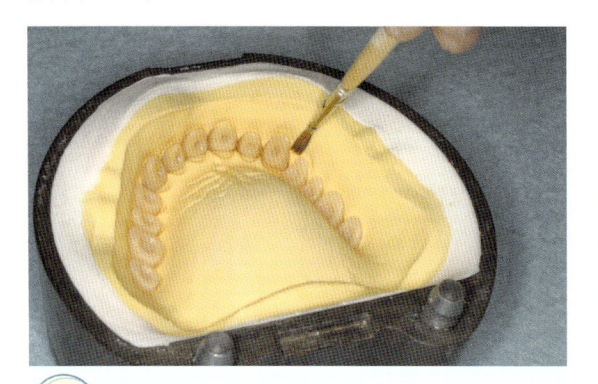

図12-13 分離剤塗布
余熱があるうちに塗布すると，乾燥が早く時間の節約になる．人工歯に塗布すると，人工歯脱落の原因となるので注意が必要

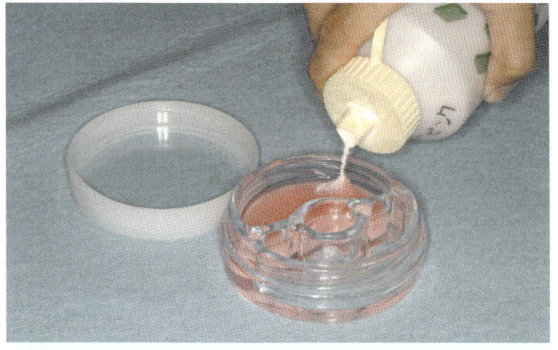

図12-14 レジンの混和
レジンの混和にあたり気泡の混入を防ぐため，混和器にまずモノマー（液）をとり，ポリマー（粉）を少しずつモノマーに馴染ませながら振りかける．レジン量の計測－モノマーとポリマーの容積比1：3，重量比1：2

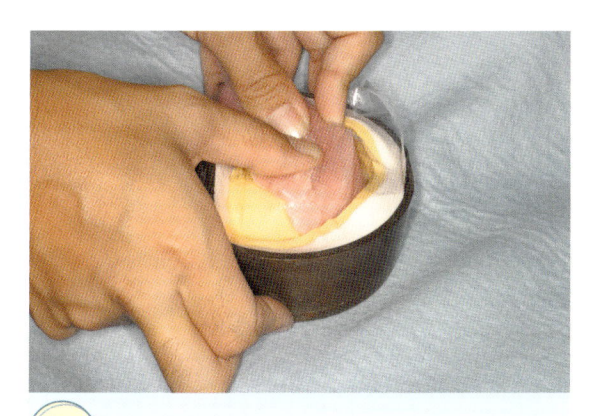

図12-15 餅状レジンの塡入
　レジンが餅状になったところで，塡入を行う．直接指で触れずに，ポリエチレンシートを介して圧接する

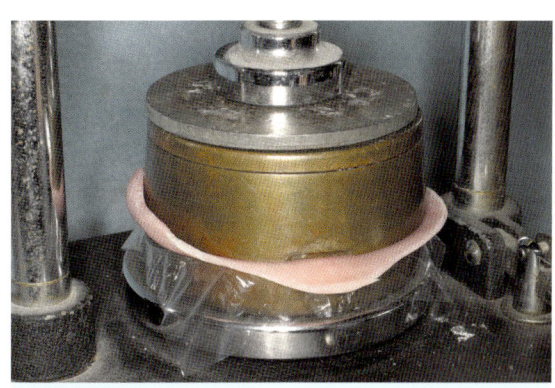

図12-16 塡入レジンの試圧
　試圧のためにポリエチレンシートをのせ，油圧プレスを用いて一床あたり40kg/cm²加圧する

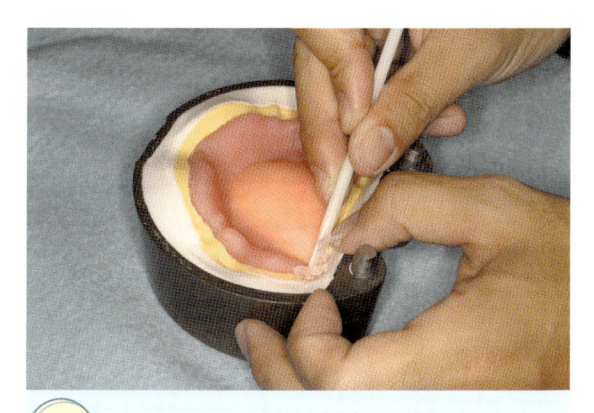

図12-17 余剰レジンの除去
　バリを除去し，再度試圧する．バリがほとんどなくなるまで，数回の試圧を行う．バリがなくなったら，ポリエチレンシートを外して最終加圧を行い，フラスクの上盆と下盆を固定する

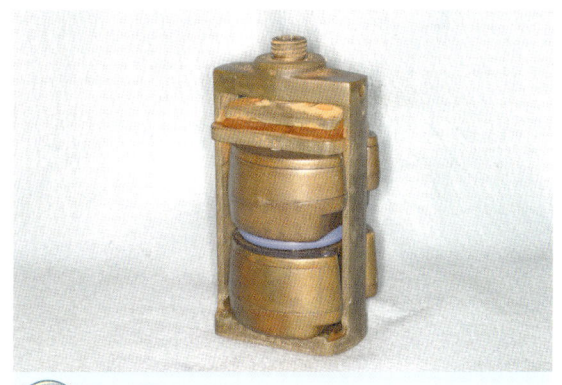

図12-18 最終試圧後，ネジにて固定

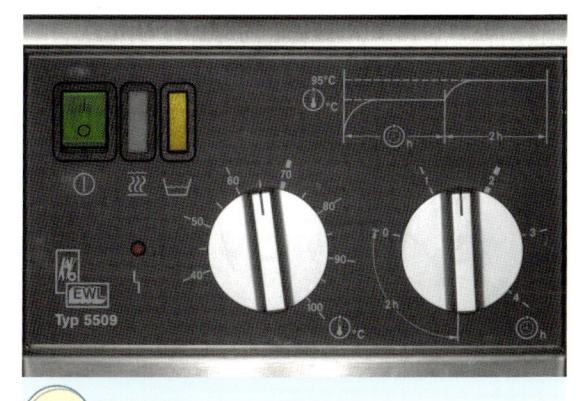

図12-19 予備重合（65℃，90分）

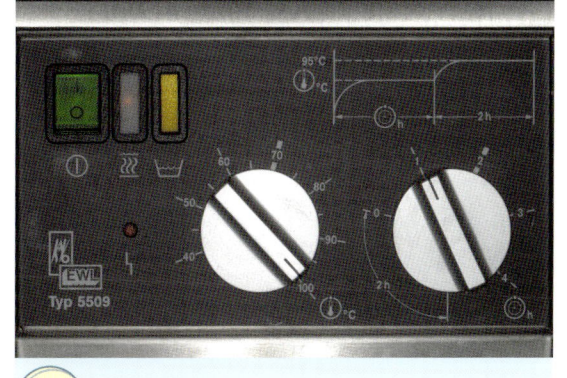

図12-20 本重合（100℃，60分）

第12章　埋没，重合

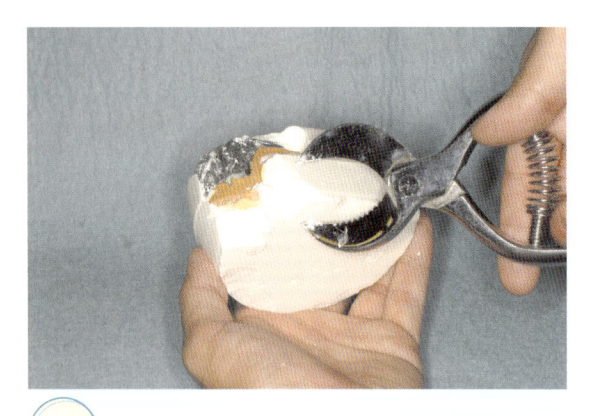

図12-21 掘り出し
　重合終了後，重合槽から取り出し自然冷却ののち，石膏分割鉗子にて重合義歯を掘り出す．義歯の形態と分割鉗子を入れる方向をよく考慮しないと，義歯の破折を招くことになる

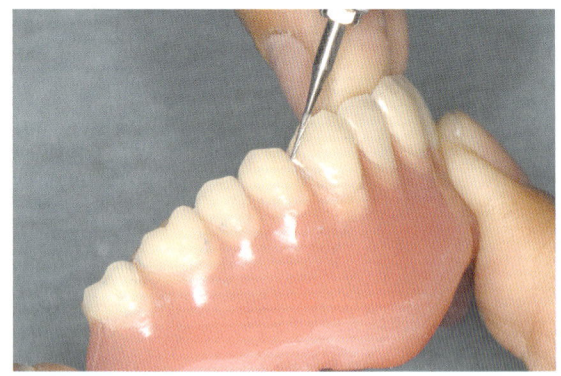

図12-22 回転切削器具にて細部の修正

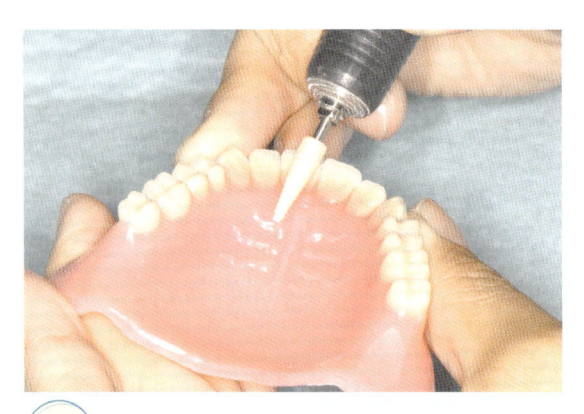

図12-23 ペーパーコーン（粗・中・細）にて粗研磨

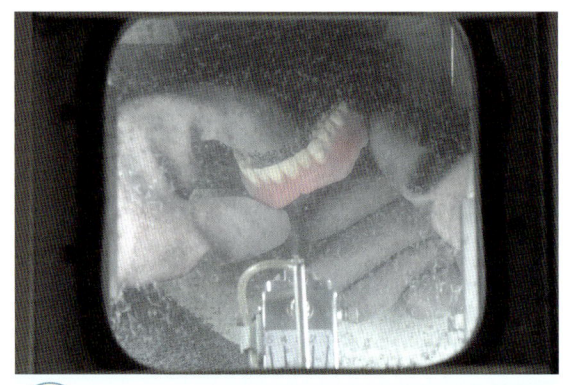

図12-24 グレンスライダー（遠心発射型研磨装置）にて中研磨

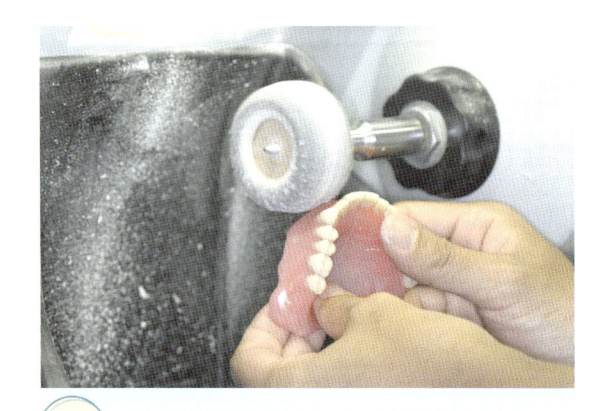

図12-25 レーズ研磨
　レーズにて硬軟ブラシと磨き砂にて最終研磨の後，バフにて仕上げ研磨を行う

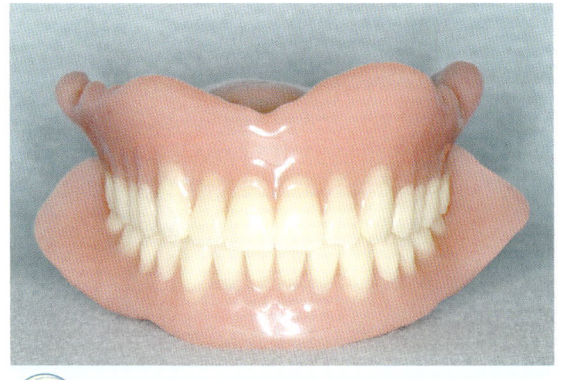

図12-26 完成した上下顎総義歯

● 流し込み重合法

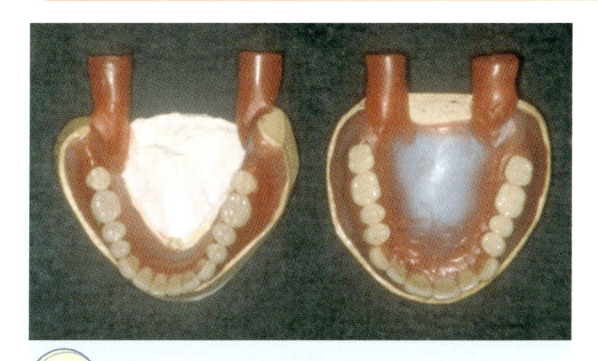

図12-27 注入口および排出口のワックスアップ
埋没に先立ち、蠟義歯にレジンの注入口および排出口を取り付ける

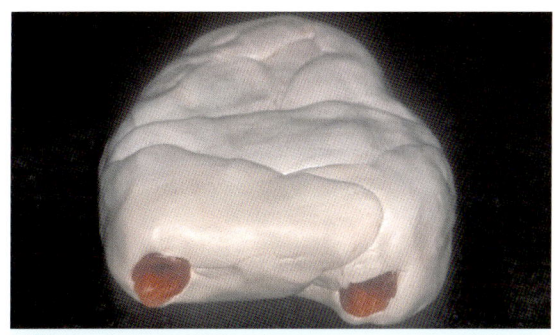

図12-28 埋没操作終了
硬石膏およびシリコンパテにて蠟義歯を埋没する。分割、流蠟の後、瞬間接着剤にて周囲を固定する

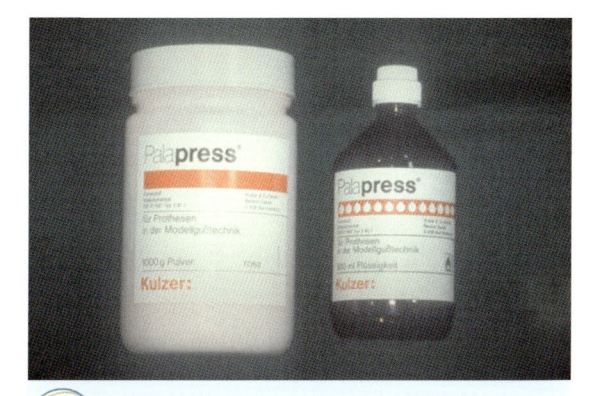

図12-29 流し込み重合法用レジン
注入しやすいように、流動性がよくサラサラの液状に調合されている

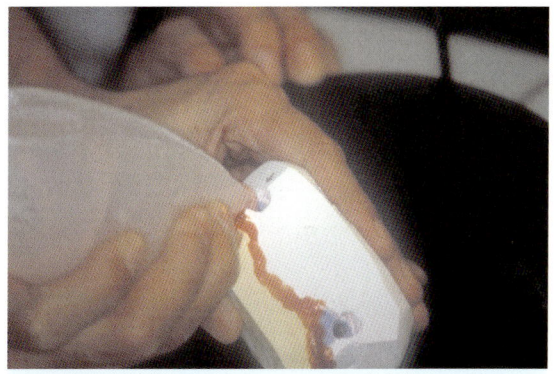

図12-30 レジンの注入
重力を利用するため、注入口を排出口より上にしてレジンを注入。なお、蠟義歯の形態を十分考慮のうえ、流入しやすいように傾きを変えながら操作を行うと失敗が少ない

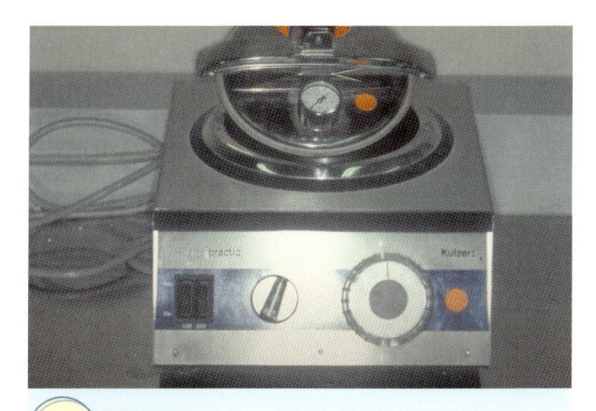

図12-31 加圧重合釜
重合には、気泡が発生しないように、そして硬度を増すために、加圧重合釜を用いる

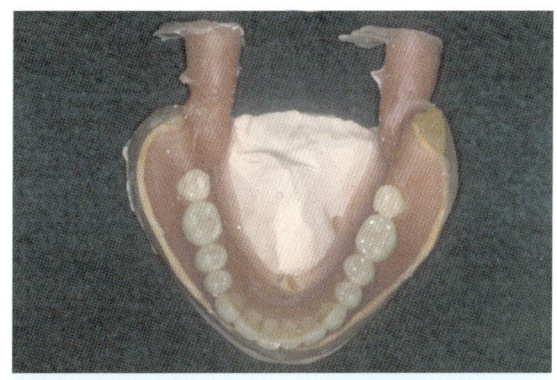

図12-32 重合完了後、掘り出した重合義歯

回転切削器具や彫刻刀などのハンドインスツルメントを用いて丁寧に石膏を除去する必要がある．最後は，石膏溶解液に浸けてきれいにする．

2．研磨
1）研磨の目的
(1) 審美的意義

　　重合義歯にはバリや気泡があり，このままでは柔らかい口腔内粘膜を傷つけてしまううえ，審美的にも不良となるため，滑沢で滑らかな曲面となるように研磨を行う必要がある．

(2) 機能的意義

　　研磨を行うことは，口腔内の感覚を阻害しないため装着感が増し，結果として義歯の慣れを助ける．発音時の空気の流れがスムースになることから，発音機能を助けることにもなる．

(3) 衛生的意義

　　研磨が不十分な場合，食物残渣の停滞，プラークの堆積や歯石の沈着が起こり非衛生的な義歯となるため，滑沢な表面となるよう研磨しなければならない．

2）研磨手順

　研磨に使用する器具は，各種ポイントやバー類，ペーパーコーン，シリコーンポイント類，レーズブラシ，およびバフやチャモイスホイールなどがあるが，粗いものから細かいものへと順番を飛ばさずに，また，細かくなるに従って時間をかけて研磨を行うことが研磨を成功させる秘訣である．

(1) 外形の修正：重合時のバリや気泡の除去および形態修正を，スタンプバー，レジンポイント，カーボランダムポイント，フィッシャーバーなどを用いて除去する．

(2) 粗研磨：ペーパーコーンの粗・中・細を順次用いて行う．

(3) 中研磨：レーズブラシと磨き砂またはグレンスライダー（遠心発射型研磨装置）を用いて行う．

(4) 仕上げ研磨：レーズにバフを取り付け，研磨棒を用いて最終研磨を行う．なお，細部については，マイクロモーターにチャモイスホイールを取り付けて研磨する．

文　　献

1) 豊田　實，他："神奈川歯科大学歯科補綴学実習マニュアル"平成15年度，神奈川歯科大学歯科補綴学講座，2003．
2) 細井紀雄，平井敏博編：無歯顎補綴治療学，医歯薬出版，東京，2004．
3) 小出　馨，他編：歯科技工別冊　クリニカル・コンプリートデンチャー，医歯薬出版，東京，2000．
4) 豊田静夫，他編：標準補綴学総論・コンプリートデンチャー，医学書院，東京，1989．

第13章

咬合器再装着，削合

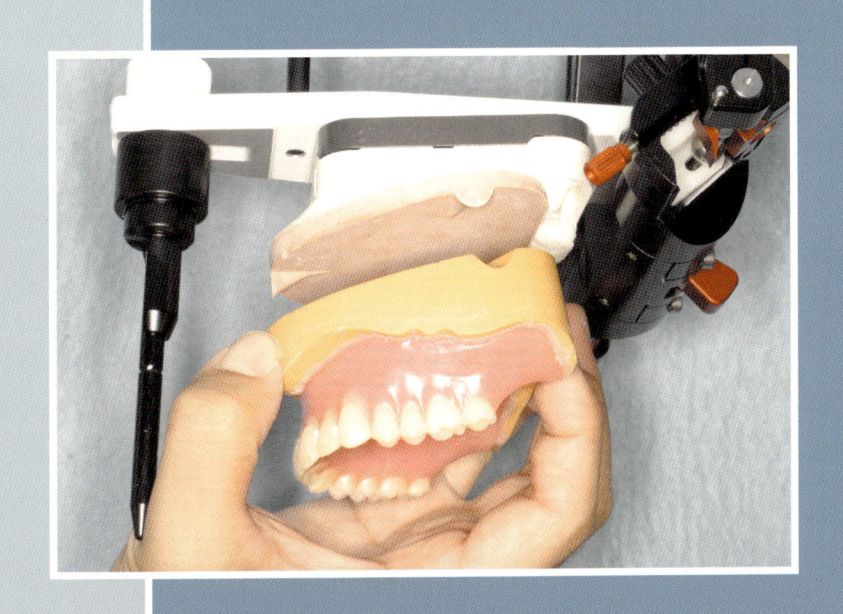

I 再装着方法

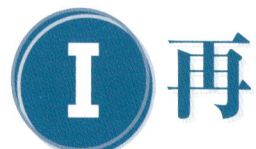

KeyPoint

再装着方法
1. テンチの歯型を用いる方法
2. スプリットキャスト法を用いる方法
3. フェイスボウトランスファーを用いる方法

重合義歯は，レジンの重合収縮や埋没時の人工歯の変位等により蠟義歯に与えられた人工歯排列に誤差が生じた結果，咬合状態が変化する．そのため，人工歯を削合により調整し，咬合平衡を回復させる目的のために重合義歯を咬合器へ再装着（リマウント）する．

咬合器への再装着方法には，テンチの歯型を用いた方法，スプリットキャストを用いた方法，フェイスボウトランスファーを用いた方法などがある．

① テンチの歯型（コア）

テンチの歯型法は，下顎の模型を咬合器から外し，上顎人工歯列の歯型を咬合器の下弓に設けた石膏コアにて保存し，重合後にこのコアに合わせて再付着するものである．なお，下顎義歯の再付着は，試適時に採得されたチェックバイトをもとに行われる．この方法には，重合操作中の人工歯の移動や重合収縮による人工歯の位置変化がある場合，もとの状態に戻らないという欠点がある（図13-1，2）．

② スプリットキャスト法

スプリットキャスト法は，分割された模型を利用して，半調節性咬合器の顆路角の調整に用いられたり，採得された顎位の再現性を調べたりする目的のために使用されるが，重合義歯の咬合器への再付着の目的にも有効に用いられる．

スプリットキャストを応用した咬合器への再付着法では，重合操作に先立ち，掘り出し時に破損しないように錫箔やアルミ箔などにより分割した作業用模型の基底面を保護して埋没し，重合・掘り出し後，重合義歯を模型ごと石膏操作なしにそのまま咬合器に戻すことができる．また，上下顎の重合義歯の再付着には，チェックバイト操作を必要としない．したがって，本法は，再付着後に人工歯排列時の咬合器付着状態を確実に再現できる方法である（図13-3～6）．

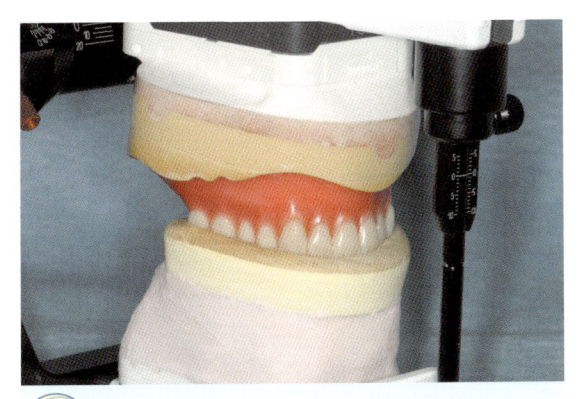

図13-1 テンチの歯型
咬合器の下顎蠟義歯を模型ごと取り外し、下弓に上顎人工歯の陰型を採得する。この歯型をテンチの歯型という

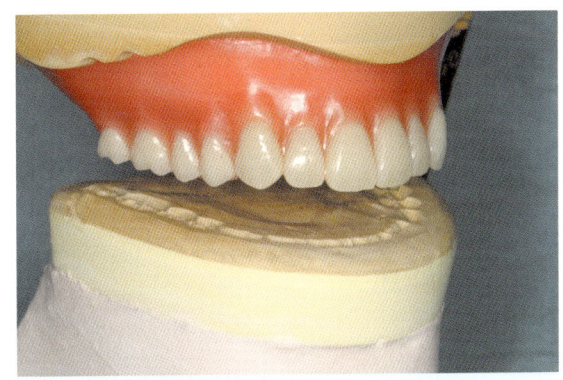

図13-2 人工歯の圧痕
石膏硬化後には、写真のような歯型が採得される。重合、掘り出し後は、このテンチの歯型に重合義歯を戻して咬合器に再付着を行う

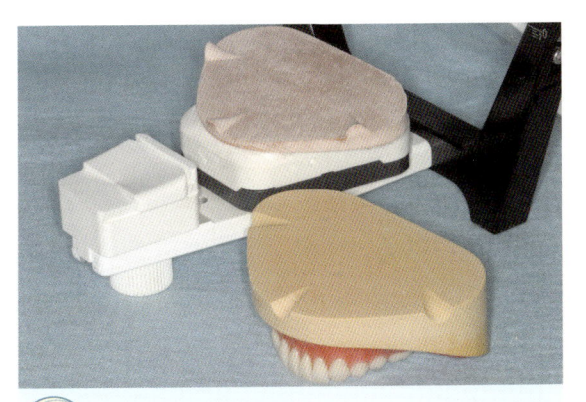

図13-3 分離したスプリットキャスト
スプリットキャストにより、模型を分離させた状態。箔巻きの前には、フラスクに試適して確実に収まるかどうかを確認する必要がある

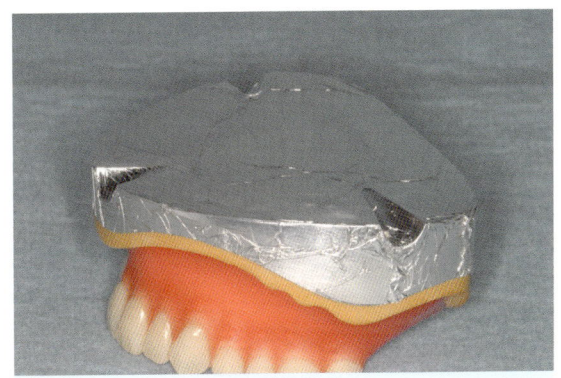

図13-4 スプリットキャストの箔巻き
ワセリンを模型基底面に薄く塗り、模型の保護と掘り出しを容易にするためにアルミ箔を貼る。接着剤などは用いず、ワセリンのみにて圧接する

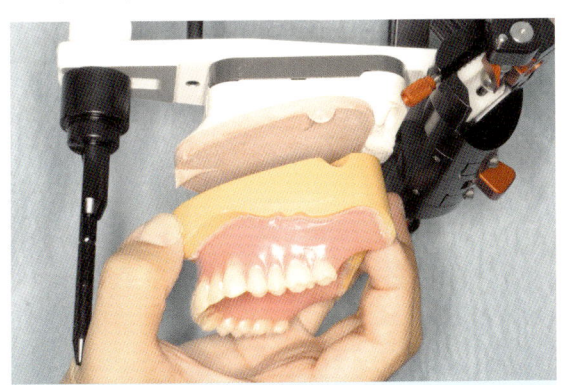

図13-5 分離前の状態への再現
スプリットキャストを用いれば、重合前の状態に確実に戻すことが可能となる

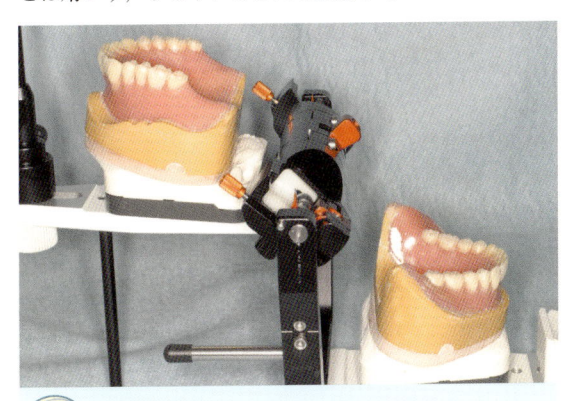

図13-6 咬合器にリマウントされた重合義歯

③ フェイスボウトランスファー

　フェイスボウトランスファーは，口腔内での上顎義歯装着位置と頭蓋との関係を咬合器に移し換えるために，フェイスボウを用いて計測する方法のことをいう．本法は，直接患者の状態を計測できる利点があるが，粘膜上の不安定な義歯をフェイスボウにより採得するには細心の注意が必要となる．また，下顎義歯の咬合器付着には，チェックバイトが用いられる．

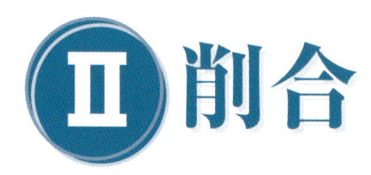

II 削合

削合
1. 選択削合
2. 自動削合

① 目的

　全部床義歯の咬合は，一般的には両側性平衡咬合が付与されるが，レジン重合過程では排列時の咬合関係に狂いが生じるため，咬合関係の修正を行うことが必要となる．削合は，この修正のために行われる．

② 種類

　削合には，接触部位をポイント類で選択的に調整する「選択削合」と，上下顎義歯咬合面間に研磨ペーストを置き，咬合器上で各種偏心運動をさせて行う「自動削合」とがある．

1．選択削合

1) 接触部位と削合の原則

　選択削合の原則としては，機能咬頭の接触を保存し，裂溝部・斜面部・辺縁隆線部の接触を削合する．これは，偏心運動時の咬合平衡を付与する際，上下顎の咬合小面同士が常に擦れ合うような接触関係を保たせるために必要不可欠である．もし機能咬頭を削合してしまうと，偏心運動時に対合歯とのあいだで咬合離開が生じて均衡咬合が崩れたり，咬合高径の低下をきたすおそれがある．前歯については，原則的には上顎口蓋側面を削合する．

2) 咬合小面

咬合小面
1. 前方咬合小面
2. 後方咬合小面
3. 平衡咬合小面

　両側性平衡咬合が確立されると，臼歯部の機能咬頭に3つの小面（前方咬合小面，後方咬合小面，平衡咬合小面）と非機能咬頭に2つの小面

	前方咬合小面
	後方咬合小面
	平衡咬合小面

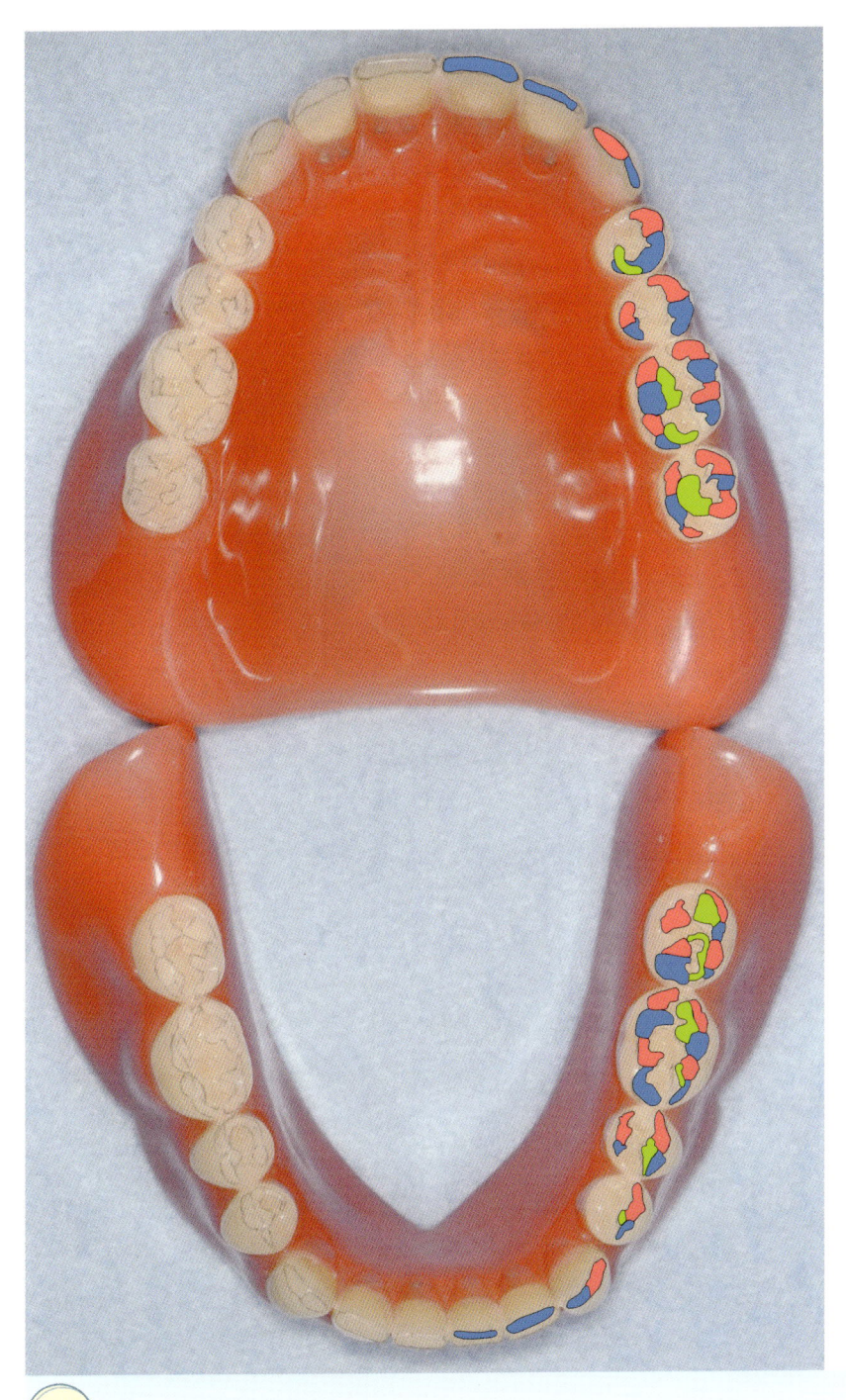

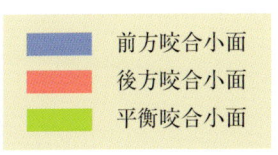

図13-7 削合後に形成された咬合小面
青：前方咬合小面，赤：後方咬合小面，緑：平衡咬合小面

（前方咬合小面，後方咬合小面）が形成される．これは，Gysi の咬合小面学説に準じており，前方運動と側方運動作業側では上下顎の前方咬合小面同士が，側方運動平衡側では上下顎の平衡咬合小面同士が接触滑走する（図 13-7）．

(1) 前方咬合小面

前方咬合小面は，上顎では頬側咬頭の遠心内斜面と口蓋側咬頭の遠心外斜面，下顎では頬側咬頭の近心外斜面と舌側咬頭の近心内斜面に形成される．ただし，上下顎第一小臼歯については，緊密な咬合接触をとれないこともあるため，舌側の小面が消失する場合が多い．また，犬歯の咬合小面については，臼歯の頬側咬頭に準じ，切歯は，前方咬合小面のみが形成される．

(2) 後方咬合小面

後方咬合小面は，上顎では頬側咬頭の近心内斜面と口蓋側咬頭の近心外斜面，下顎では頬側咬頭の遠心外斜面と舌側咬頭の遠心内斜面に形成される．

(3) 平衡咬合小面

平衡咬合小面は，上顎では口蓋側咬頭の内斜面，下顎では頬側咬頭の内斜面に形成される．

3）中心咬合位での削合（赤色の咬合紙を使用し印記，図 13-8，9）

(1) 中心咬合位での削合は，選択削合の原則に従う．このとき，一度にたくさん削らず 1 回に 1 カ所ずつ，径の小さなポイント類を用いて慎重に削合する．

(2) 咬頭内斜面の接触を調整するときには，上顎頬側咬頭内斜面，下顎頬側咬頭内斜面，下顎舌側咬頭内斜面を削合する．

(3) 歯列全体に接触点が分散し，安定した中心咬合が得られるように留意する．

(4) なお，重合収縮や人工歯の変位等で機能咬頭が調節湾曲から突出したような著しい早期接触がある場合で，平衡側運動を行わせてみて同歯のみの干渉が生じているようなときには，例外として中心咬合位での削合に先んじてその機能咬頭を調節湾曲内に納めるように調整する．

4）側方運動時の削合（青色の咬合紙を使用し印記，図 13-10）

(1) 咬合高径が低下しないように，中心咬合位での接触点は削合しない．つまり，側方運動時の印記を行ったのち中心咬合位での印記についても咬合紙の色を変えて同時に行い，中心咬合位での接触を削らないよう注意する．また，側方運動時の早期接触は，急峻な斜面

に干渉して生じるため，斜面が緩やかな面となるように削合して多数歯での咬合平衡を得るようにする．
(2) 作業側の早期接触部では，BULL の法則に準じて削合する．BULL の法則とは，上顎頰側咬頭内斜面（Buccal Upper）および下顎舌側咬頭内斜面（Lingual Lower）の略であり，これらの斜面を削合する．
(3) 平衡側の早期接触は，上顎口蓋側咬頭内斜面と下顎頰側咬頭内斜面との間で起こるが，一般的には下顎頰側咬頭内斜面を削合する．

5）前方運動時の削合（図 13-11 ～ 14）
(1) 中心咬合位での接触点は削合しない．
(2) 前歯では，主に上顎の口蓋面を削合する．
(3) 前方運動時に臼歯が離開していて，咬合平衡がとれるように削合しようとすると上顎前歯の形態が崩れるような場合には，下顎切縁を斜面として削合する．

BULL の法則
下顎側方運動時の作業側咬頭干渉を除去する部位を示す法則．支持咬頭の機能を維持するために，上顎臼歯では頰側咬頭内斜面（Buccal of the Upper）を，下顎臼歯では舌側咬頭内斜面（Lingual of the Lower）を削合する．Schuyler（1935）によって提唱された．

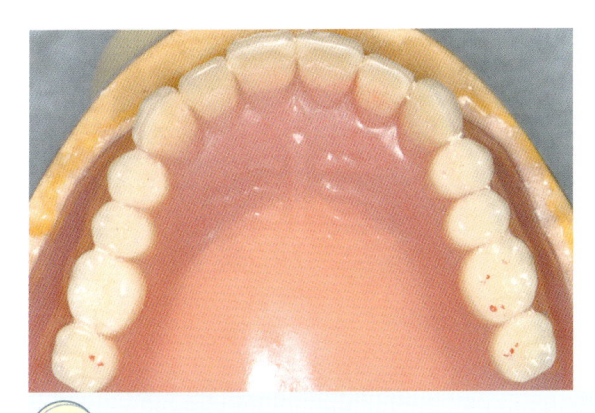

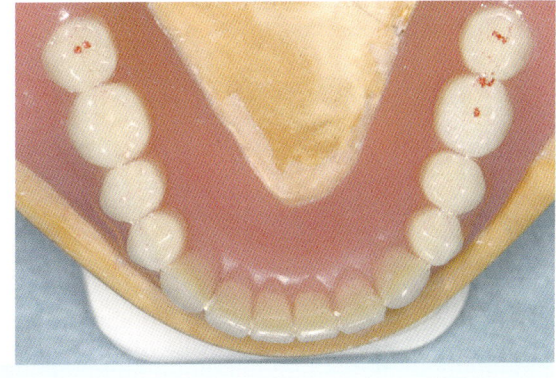

図13-8 再付着直後の中心咬合位接触（左：上顎，右：下顎）

図13-9 中心咬合位での削合

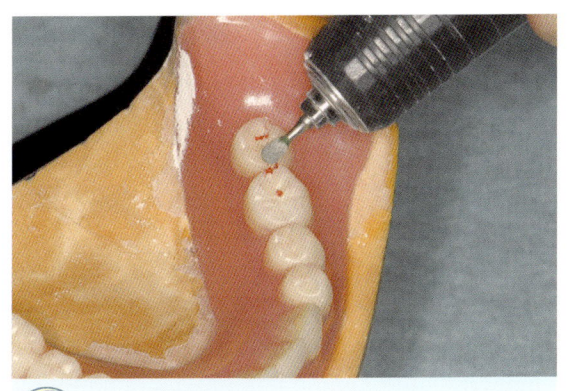

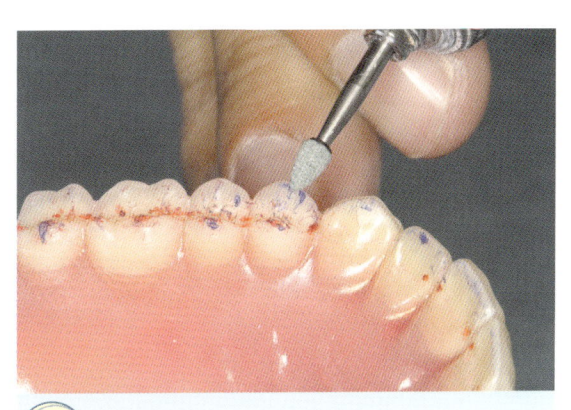

図13-10 側方運動時の削合（後方咬合小面）

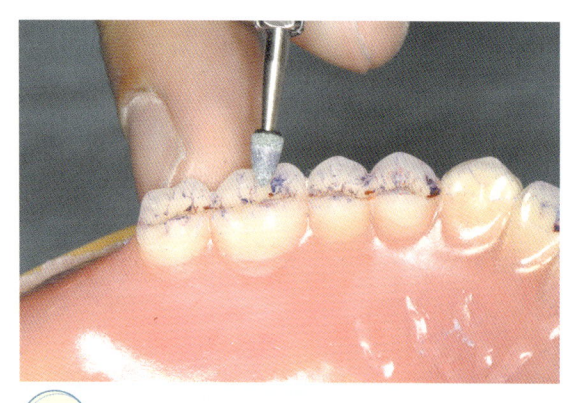

図13-11 前方運動時の削合（前方咬合小面）

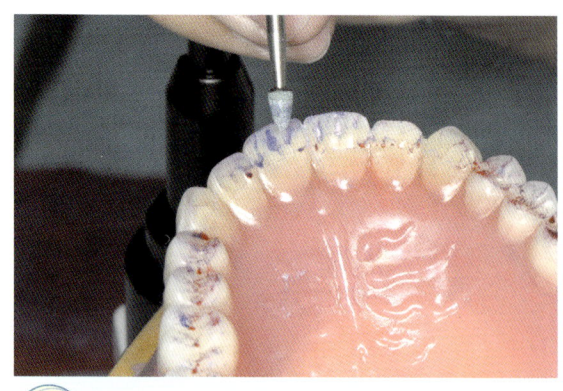

図13-12 前方運動時の削合（上顎前歯舌面）

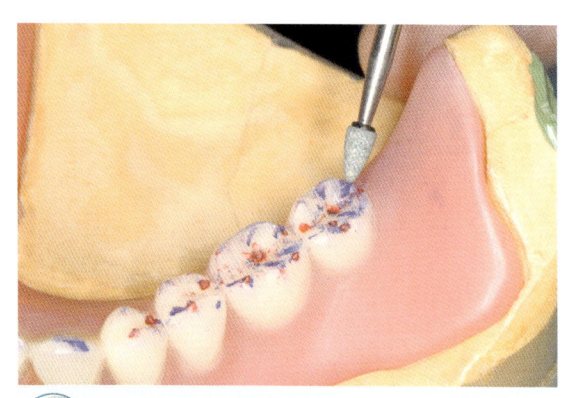

図13-13 平衡側の削合（平衡咬合小面）

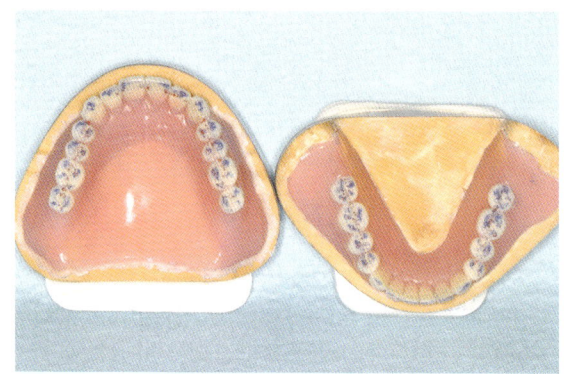

図13-14 選択削合終了

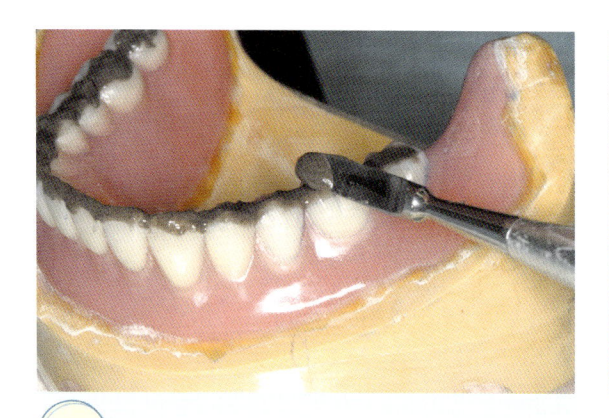

図13-15 自動削合
　カーボランダムグリセリン泥を歯列咬合面に乗せ，咬合器を偏心運動させ自動削合を行う

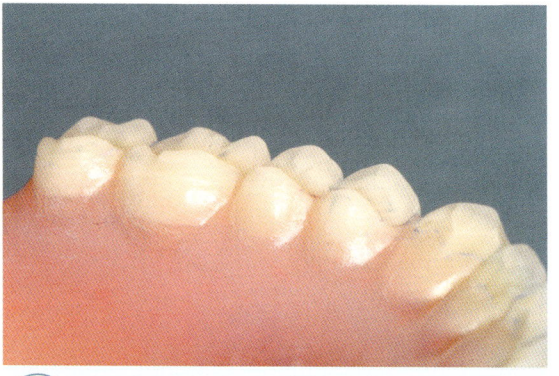

図13-16 自動削合終了後（上顎臼歯部）

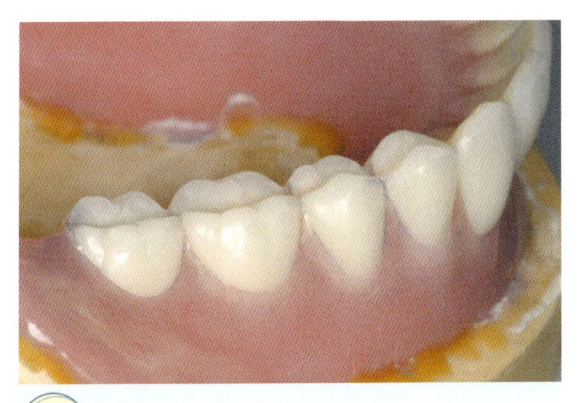

図13-17 自動削合終了後(下顎臼歯部)

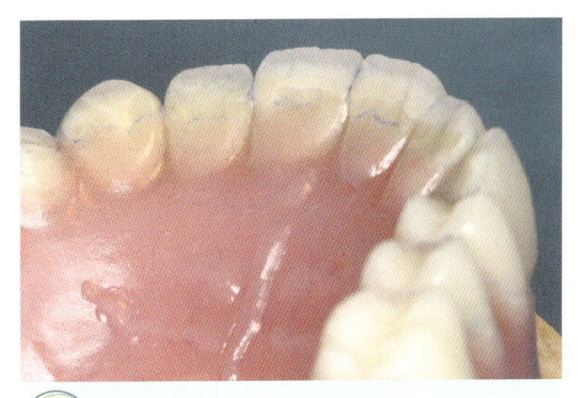

図13-18 自動削合終了後(上顎前歯部)

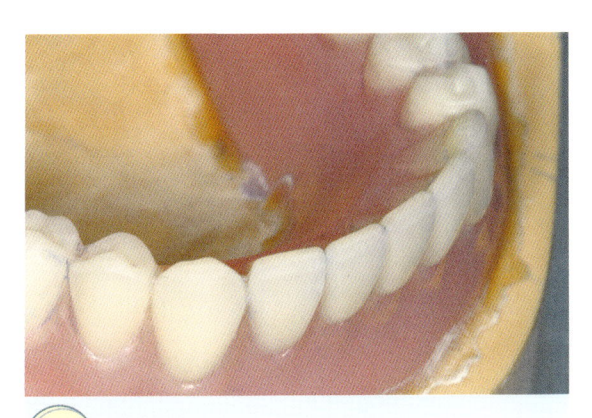

図13-19 自動削合終了後(下顎前歯部)

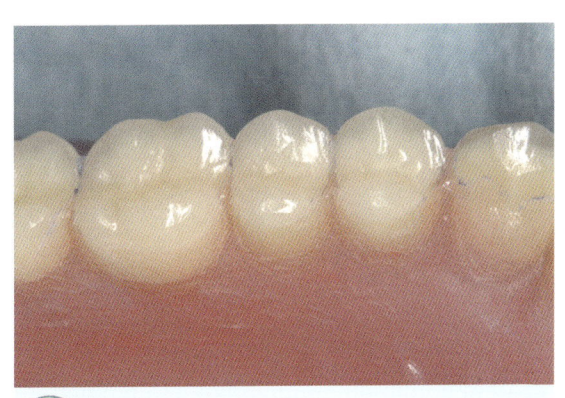

図13-20 咬合小面の研磨

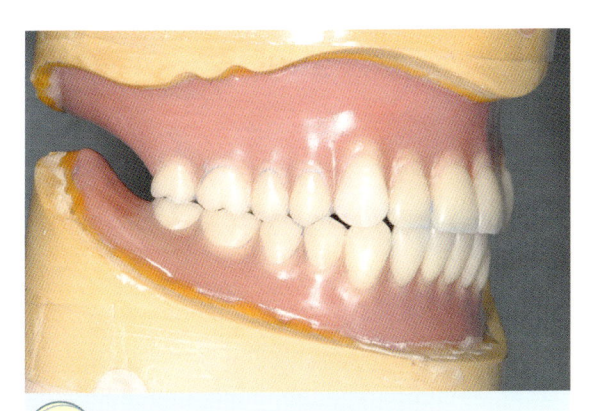

図13-21 削合後,右側方運動時の頬側面観

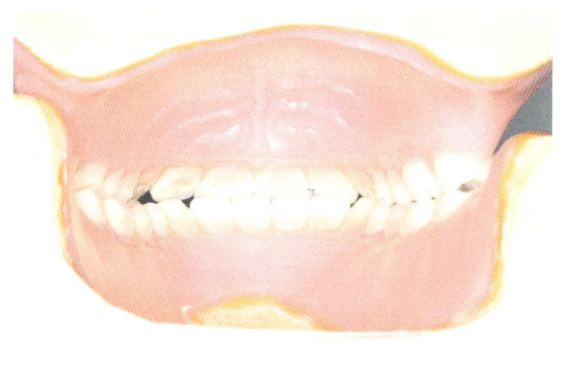

図13-22 削合後,右側方運動時舌側面観

第13章 咬合器再付着,削合

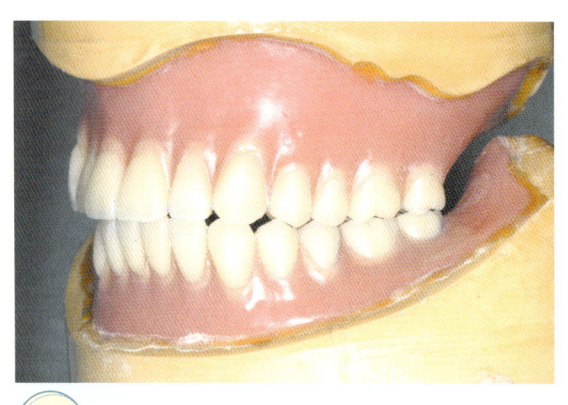

図13-23 削合後，左側方運動時の頬側面観

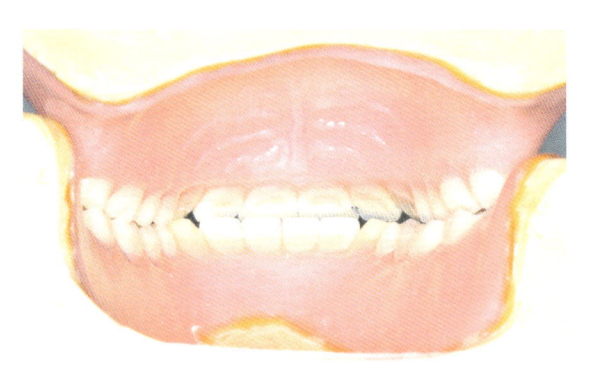

図13-24 削合後，左側方運動時舌側面観

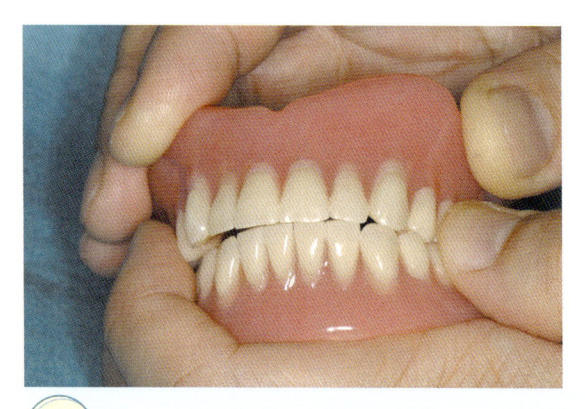

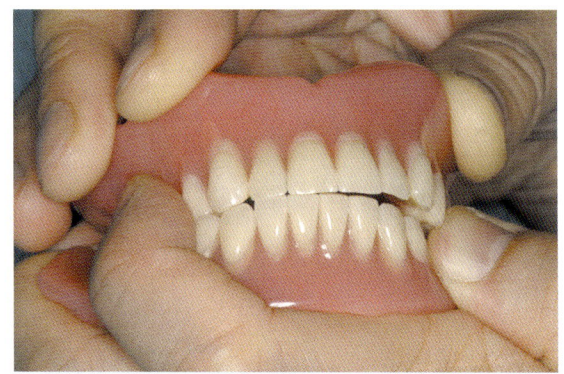

図13-25 a, b　手指による偏心運動のチェック
咬合干渉が取れ，スムースに動かせることをよく確認する．必要によっては，咬合紙を介在させて咬合状態を調べることも有用である

(4) 臼歯部では，前方咬合小面を削合する．なお，前方咬合小面とは，上顎の頬側咬頭の遠心内斜面と口蓋側咬頭の遠心外斜面および下顎の頬側咬頭の近心外斜面と舌側咬頭の近心内斜面のことをいう．

2．自動削合（図13-15〜25）

自動削合は，カーボランダムグリセリン泥を選択削合の終了した咬合面上および切縁上にのせ，咬合器を前後左右に偏心運動させて行う．その結果，選択削合で生じた微細な凸凹が研磨され，咀嚼時に滑らかな滑走運動ができるようになる．

また，表面の性状を整え滑沢にすることによって，食物停滞を防ぎ清掃性を向上させることや，義歯への順応を早めることができるため，試

適が終わった際には，ここでできた咬合小面を滑走運動した際にスムースな動きとなるよう，仕上げ研磨を行う必要がある．なお，研磨終了後，手指によりスムースな動きとなっているかどうか，最終的な確認を行う．

文　献

1) 豊田　實，他："神奈川歯科大学歯科補綴学実習マニュアル"平成15年度，神奈川歯科大学歯科補綴学講座，2003.
2) 細井紀雄，平井敏博編：無歯顎補綴治療学，医歯薬出版，東京，2004.
3) 日本補綴歯科学会編：歯科補綴学専門用語集，医歯薬出版，東京，2001.
4) 豊田静夫，他編：標準補綴学総論・コンプリートデンチャー，医学書院，東京，1989.

第14章

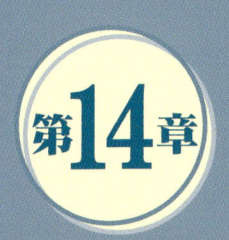

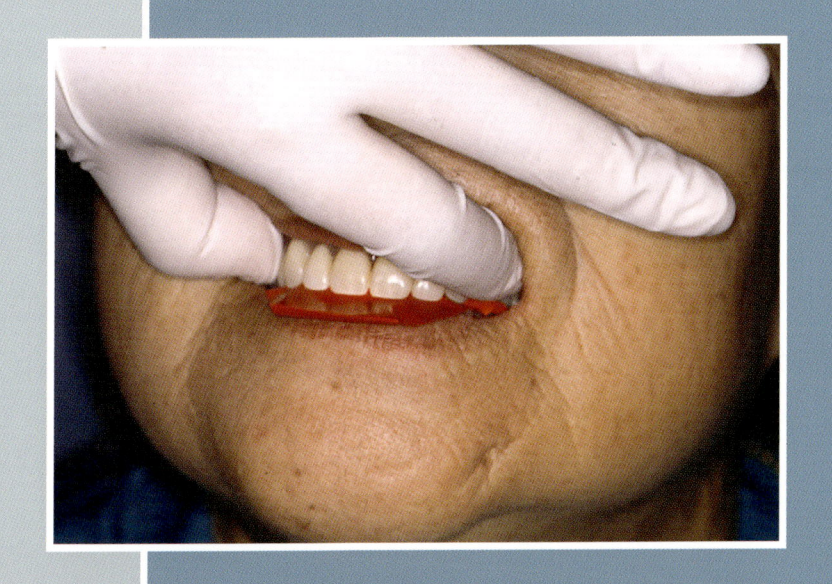

全部床義歯装着，術後教育

I 装着時の調整

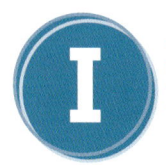

Key Point

装着時の調整の要点
1. 形態と機能に分けて行う．
2. 形態に関する調整を行った後，機能に関する調整を行う．
3. 形態に関する調整は必ず一顎ずつ行う．
4. 新義歯装着直後に咬合させての適合試験は問題点の判定に誤りを生じさせる．

形態に関する調整
1. 適合性に関する検査，調整（義歯床粘膜面，義歯床辺縁，義歯床研磨面）
   適合試験材を使用して，一顎ずつ行う．
2. 維持力の確認
   上下顎義歯を一顎ずつ装着し，義歯の維持力を確認する．

1 形態に関する調整 [1〜8]

1. 装着前の調整

1) 義歯床粘膜面部における鋭利な凸部，小突起の除去

ワッテを用いて義歯床粘膜面を拭えば，鋭利な凸部にワッテが少量残存することから検出される．

2) 装着を妨げるアンダーカット部の調整（図14-1）

上顎結節などで両側性にアンダーカットが存在する場合には，義歯の装着が可能となるまで少量ずつアンダーカット部を削除（両側性にアンダーカットが存在する場合は可及的に片側のみ削除）していく．

2. 義歯床粘膜面の調整（適合試験材の使用）（図14-2, 3）

シリコーンペースト（フィットチェッカー）やPIP（プレッシャーインディケーターペースト）などの適合試験材を用いて，手指圧もしくはロールワッテなどを介在させた咬合圧を負荷して適合性を検査し，調整する．

3. 義歯床辺縁の調整

1) 床後縁の位置

床後縁は筋圧形成によって決定されない部分である．上顎では後振動線（アーライン），下顎ではレトロモラーパッドの1/2〜1/3が基準である．

2) 床辺縁の長さ，厚み（筋圧形成が的確に行われていれば，基本的には不要）

過長，過短，過厚，過薄は義歯離脱の原因となる．咬筋切痕部，小帯部，下顎舌側床辺縁（顎舌骨筋線を越えている領域）などが特に重要である．

4. 義歯床研磨面の調整（図14-4, 5）

デンチャースペース内への上下顎義歯の収納状態，すなわち口腔内諸組織との空間的な調和状態を検査し，調整する．

5. 維持力（吸着力）—適正な形態が義歯に付与されたか否かの確認

上下顎義歯を一顎ずつ装着し，前方もしくは後方へ転覆させるように手指で力を加え，義歯の維持力（吸着力）を確認する．その後，一顎ずつ装着した状態で，開口運動，左右側方運動，発音，嚥下運動などの機能運動を行わせ，義歯が離脱してこないことを確認する．

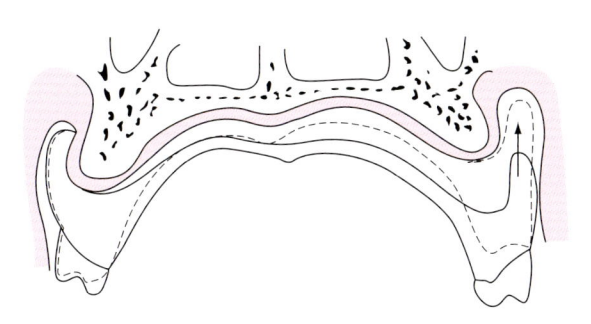

図14-1 装着を妨げるアンダーカット部の調整
　上顎結節などで両側性にアンダーカットが存在する場合には，義歯の装着が可能となるまで可及的に片側のみ削除していく

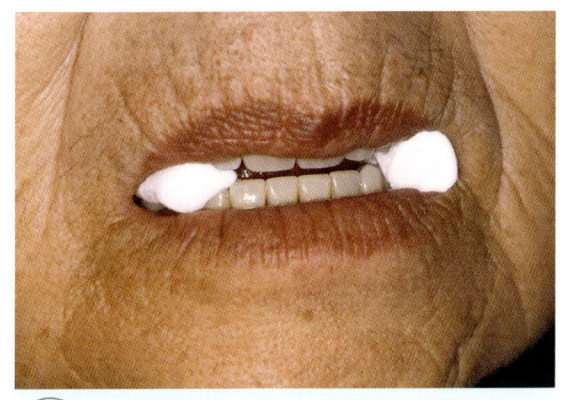

図14-2 義歯床粘膜面の調整（適合試験材の使用）
　適合試験材を用いて，手指圧もしくはロールワッテなどを介在させた咬合圧を負荷して適合性を検査する

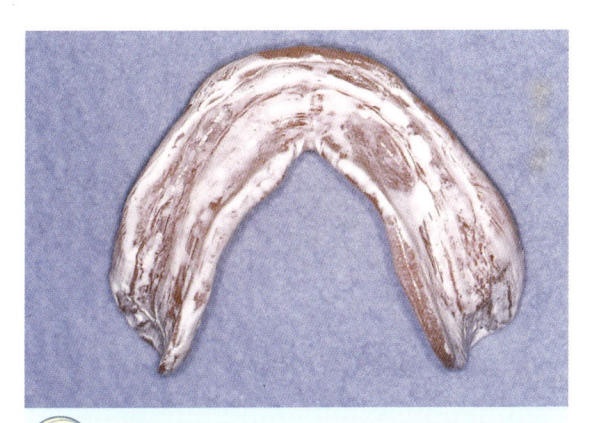

図14-3 義歯床粘膜面の調整―PIPを用いた適合試験の結果
　検出された過圧部（下顎左側小臼歯部の舌側など）を削合，調整する

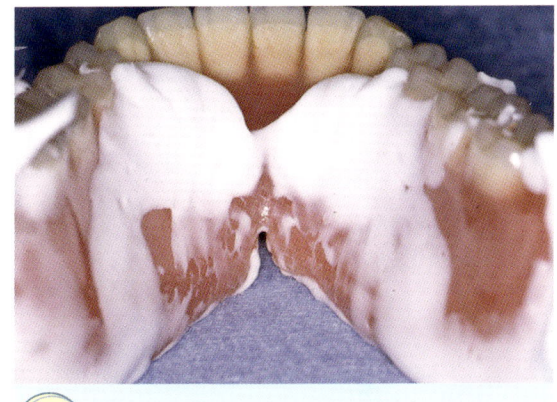

図14-4 義歯床研磨面の調整（適合試験材の使用）
　下顎前歯部舌側の義歯床研磨面がやや過厚である

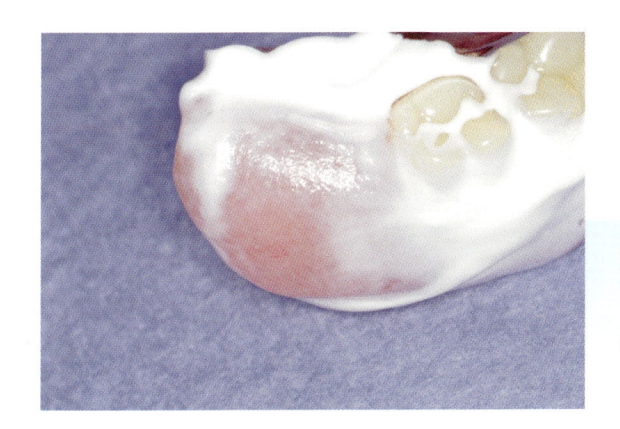

図14-5 義歯床研磨面の調整（適合試験材の使用）
　上顎臼歯部後方の床翼研磨面に関しては，側方運動時における筋突起の運動範囲を干渉しないように特に注意する必要がある

② 機能に関する調整 1〜8)

機能に関する調整
1. 咬合時における義歯の安定性 タッピング運動時および側方運動時の義歯の動揺をチェック．ほとんど動かなくなることを目標に，削合を行う．
2. 発音機能に異常が認められた場合のチェックポイント
   1) 咬合高径
   2) 人工歯の排列位置（唇舌・頰舌的位置，前歯部人工歯の被蓋関係）
   3) 口蓋床の厚み，形態（S字状隆起，口蓋側歯槽部）
   →パラトグラム（ヒ, サ, シ, カ, ッ, タ, ラ）
3. 審美性
   正中，スマイルライン，人工歯（特に前歯部）の大きさ・色・形態，口元の豊隆度など．

1. 設定した中心咬合位の確認（図14-6）

中心咬合位が正確に採得されていることを，まず確認する．上下顎義歯装着後，初回の閉口による咬合接触状態を慎重に観察する．この時，上下顎義歯が偏位した位置からの接触滑走をほとんど認めることなく，かつほとんど動揺することなく上下の人工歯が接触，嵌合することを確認する．

2. 咬合接触状態の検査と調整（図14-7）

咬合紙，咬合検査用ワックス，触診などにより，中心咬合位および側方位における早期接触，咬頭干渉の部位を検出し，削合の基本ルールに従って，咬合調整を行っていく（第13章の削合を参照）．

3. 咬合圧を負荷した状態での適合試験と調整

咬合調整後，適合試験材を用いて，軽く閉口させた状態（人工歯同士が接触した状態）の咬合圧を負荷して適合試験を行い，過圧部を削合調整する．

4. 発音機能（舌房の広さ，形態がポイント）

蠟義歯試適時に確認済みのはずであるが，もし発音機能に異常が認められた場合には，咬合高径，人工歯の排列位置（唇舌・頰舌的位置，前歯部人工歯の被蓋関係），口蓋床の厚み・形態（S字状隆起，口蓋側歯槽部）を再度チェックする．

5. 嚥下運動（図14-8）

水を一口，患者に飲んでもらう．この時の嚥下動作，顔の表情を注意深く観察するとともに，嚥下時の違和感，困難さの有無を聴取する．何らかの異常を認めたり，支障を訴えた場合には，咬合高径や義歯床の形態に問題があることになる．完成義歯には嚥下運動に調和した形態と機能が備わっていなければならない．

6. 各種機能圧が負荷された状態での維持力の確認（図14-9）

タッピング運動，開閉口運動，発音，嚥下運動など，種々の機能圧を負荷した後に，再度維持力（吸着力）を確認する．上下顎義歯単独での維持力が良好な場合においても，機能圧を負荷した場合に維持力が低下した場合には，咬合接触状態や義歯床の形態に問題があることになる．

1) タッピング運動で維持力低下—咬合接触状態の確認，咬合調整
2) 開閉口運動，発音，嚥下運動などで維持力低下—義歯床の形態の調整

7. 審美性の確認—必ず，患者に手鏡を持たせて行う（図14-10, 11）

日常的な対話の距離（1m程度）から，談話時，談笑時における顔全体と義歯との調和を客観的に点検する．

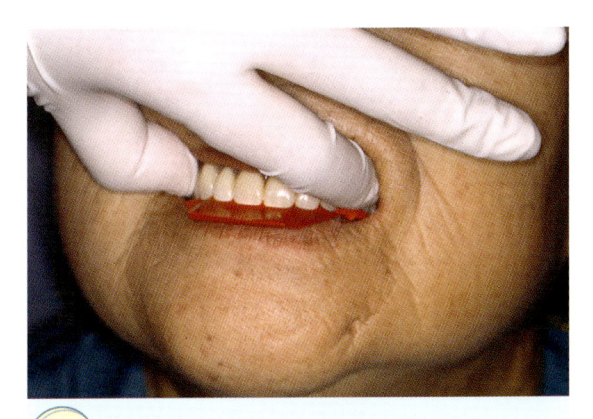

図14-6 設定した中心咬合位の確認 中心咬合位が正確に採得されていることを，まず確認する．閉口時，上下顎義歯がほとんど動揺することなく，上下の人工歯が接触，嵌合することを確認する

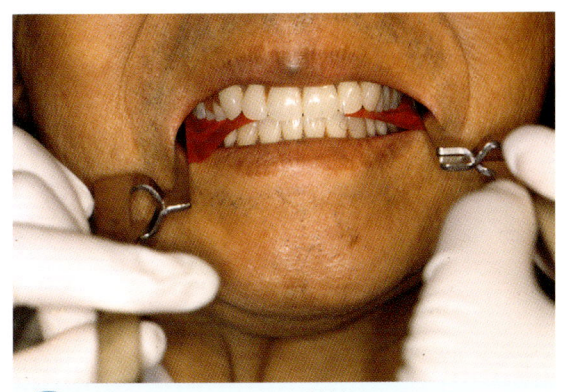

図14-7 咬合接触状態の検査と調整 咬合紙などにより，中心咬合位および側方位における早期接触，咬頭干渉の部位を検出し，咬合調整を行っていく

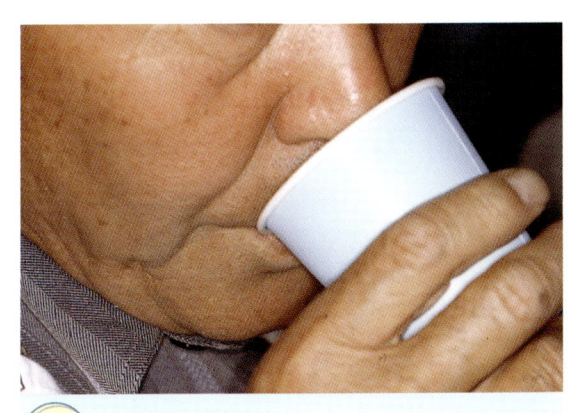

図14-8 嚥下運動 水を一口，患者に飲んでもらう．嚥下運動を行わせることにより，咬合高径や義歯床の形態をチェックする

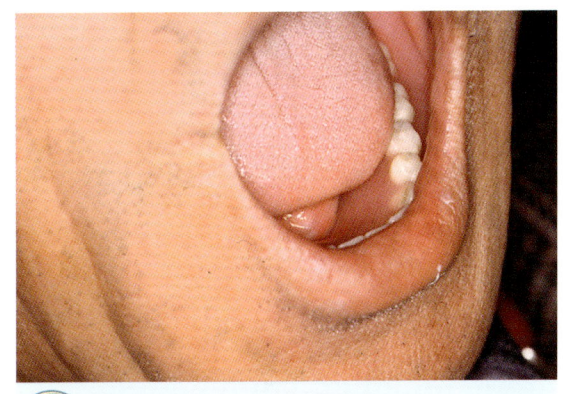

図14-9 各種機能圧が負荷された状態での維持力の確認 タッピング運動，開閉口運動，発音，嚥下運動など，種々の機能圧を負荷した後に，再度維持力（吸着力）を確認する

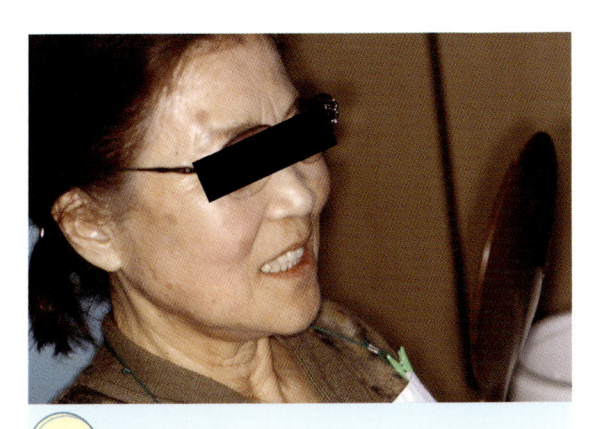

図14-10 審美性の確認 必ず，患者に手鏡を持たせて行う．審美性に関しては，患者の主観的評価がすべてであるといっても過言ではない

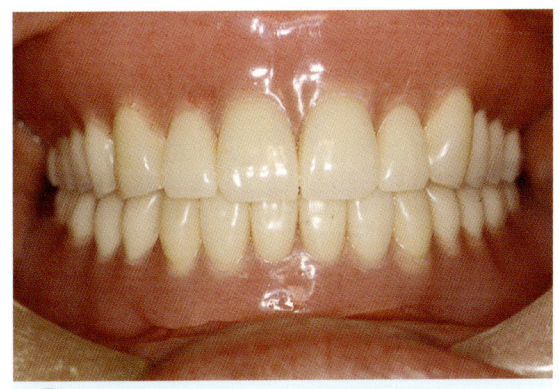

図14-11 口腔内に装着された，調整完了後の上下顎全部床義歯

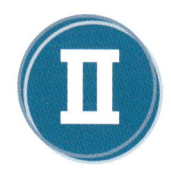

II 術後教育―装着時の患者指導

術後教育
1. 義歯の慣れ
2. 義歯および口腔内の清掃方法
3. 義歯の取り扱い
4. 摂食方法
5. リコール，メンテナンスの重要性

　患者に義歯の取り扱い，摂食方法などについて指導，教育を行うことは，口腔残存組織を保護する上で重要である[1～8]．

1 義歯の慣れ

　義歯装着により，唾液分泌量の一時的な増加，異物感，発音障害，嘔吐反射などの障害を生じることがある．慣れるまである程度の期間が必要である旨，説明しておく必要がある（通常は1～2週間程度）．

2 義歯および口腔内の清掃

1．義歯に対して：機械的清掃（図14-12）と化学的清掃（図14-13，14）の併用

1）機械的清掃：義歯用ブラシを流水下で使用する．ただし，軽く，そして必要最小限度（付着した食渣を取り除く程度）とする．特に義歯粘膜面の歯磨剤を使用してのブラッシングは，床用レジンを摩耗させ，不適合の原因となるため，行わないよう指導する．
2）化学的清掃：義歯洗浄剤を使用する．義歯性口内炎の予防に有用．

2．口腔内に対して

　1）義歯床下粘膜の安静：就寝時，入浴時などは義歯を外しておくよう指導する．
　2）軟毛ブラシ，含嗽剤などによる口腔内の清掃

3 義歯の取り扱い

1）一般的には，睡眠中は義歯を外しておくよう指導する．外した義歯は乾燥による変形を防止する目的で，室温水を入れた容器中に保管する．この時，室温水の代わりに義歯洗浄剤を使用するよう指導してもよい．
2）顎関節症，違和感，老人様顔貌への抵抗感などの理由で，義歯を外して就寝すべきでない症例，もしくは義歯を外して就寝することを希望しない症例では，入浴している間，義歯を外すとともに義歯洗浄剤中に浸漬する間など，昼間に義歯を外す時間を設け，清掃するよう指導する．

④ 摂食方法

1. 食物への配慮
ある程度慣れるまでは，比較的軟らかいものを，小さく切って摂取するよう指導する．

2. 咀嚼方法への配慮
可及的に左右同時に，そして焦らず時間をかけて咬むように指導する．前歯での咬断は，上顎前歯部歯槽骨の吸収や義歯不安定の原因となることから避けるよう指導する．

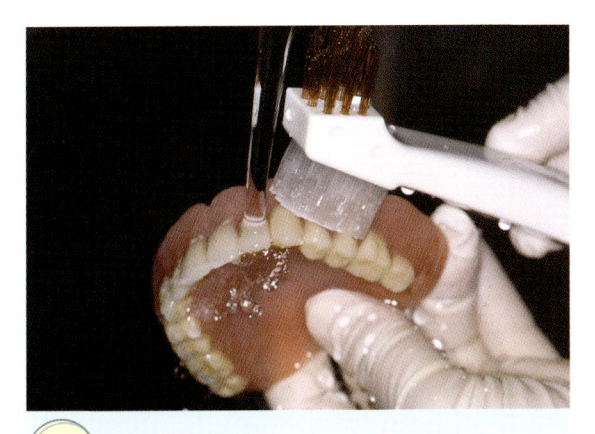

図14-12 義歯の機械的清掃（～14-13）の併用
義歯用ブラシを流水下で使用する．ただし，軽く，そして必要最小限度（付着した食渣を取り除く程度）とする

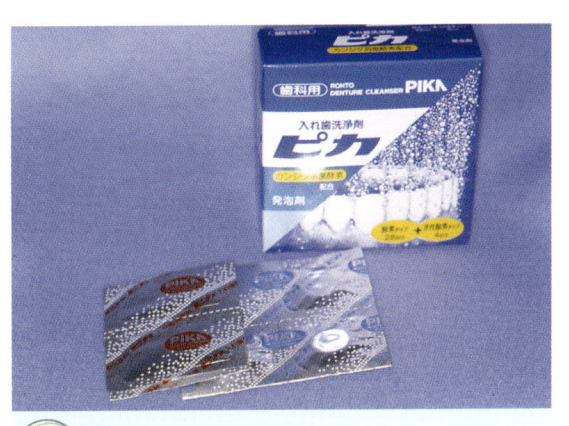

図14-13 義歯の化学的清掃（義歯洗浄剤）
義歯性口内炎を予防する

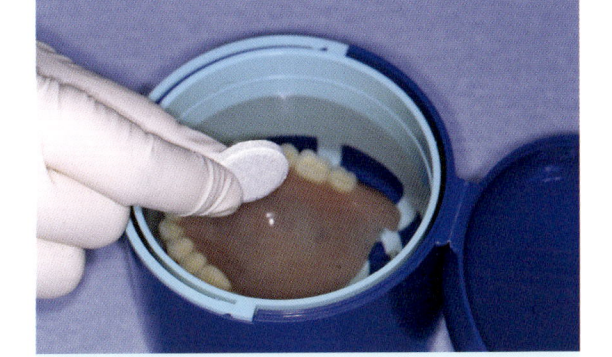

図14-14 義歯の化学的清掃
所定の容器に義歯を入れ，適量の水を注入した後，義歯洗浄剤を入れる

図14-15 リコール用の葉書
リコール，メンテナンスの重要性について説明・指導する

5 リコール，メンテナンスの重要性

顎堤の吸収（生体の変化）や咬耗（義歯の変化）は義歯を使用していく上で，不可避な経時的変化である．これらの経時的変化に伴い，フラビーガム，義歯性線維腫，また義歯の清掃不良から義歯性口内炎などが発症する．しかし，これらの症状は患者が自覚することなく徐々に進行することが多い．したがって，無症状であっても定期的なリコールと調整が必要であることを指導する（図14-15）．

III 装着後の調整

1 調整時期 [1〜8]

義歯装着後の調整時期は，翌日，3日後，1週間後が基本となっている．床下粘膜に大きい傷害が生じる前に，調整することが重要である．

2 咬合調整と義歯床の調整 [1〜8]

装着時と同様に，形態と機能に分けて調整していくのがポイントである．ただし，最終的な微調整となることから，形態（義歯床粘膜面，義歯床研磨面など）あるいは機能（咬合関係など）のいずれに起因するものであるか，的確な判断が要求される．いずれに起因するものかを咬合診査材および適合試験材を用いて診断，調整する．

文　献

1) 日本補綴歯科学会編：歯科補綴学専門用語集，医歯薬出版，東京，2001.
2) 林都志夫編：全部床義歯補綴学，医歯薬出版，東京，2000.
3) 豊田静夫，松本直之，森谷良彦編：標準補綴学総論コンプリートデンチャー，第1版，医学書院，東京，1989.
4) 長尾正憲，森谷良彦編：補綴科（I概説，II全部床義歯），医歯薬出版，東京，1994.
5) 山縣健佑，黒岩昭弘：図説無歯顎補綴学，学建書院，東京，2004.
6) 平沼謙二，奥野善彦，細井紀雄，岸　正孝編：欠損歯列・無歯顎の診断と治療，医歯薬出版，東京，1995.
7) 豊田静夫，守川雅男：コンプリートデンチャーその考え方と臨床，第1版，クインテッセンス出版，東京，1994.
8) 権田悦通編：最新総義歯補綴学，第2版，医歯薬出版，東京，2001.

第15章

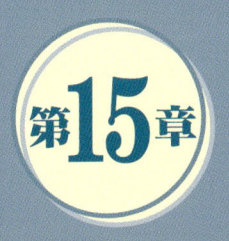

全部床義歯装着後のトラブルとその対応

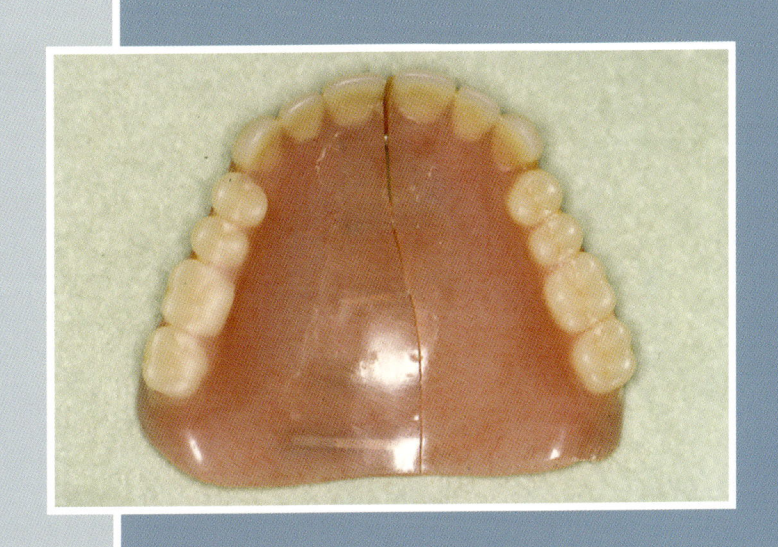

I 全部床義歯装着後におけるトラブルの原因と症状

KeyPoint

到達目標
・可撤性義歯装着後における定期検診の重要性を説明し，指導できる．
・可撤性義歯の調整，リライニング，リベースおよび修理を説明でき，適切に行うことができる．

装着期間からみた原因の把握
義歯装着からトラブル発生までの期間によって，トラブルの原因は異なってくる．
1. 短期間
　○印象採得のエラー
　○咬合採得のエラー
　○技工操作の不備
2. 長期間
　○顎堤の吸収
　　―形態の不調和
　○咬耗
　　―機能の不調和

1 装着期間からみた原因の把握

1. 短期間（数日後から長くとも6カ月以内，図15-1）
顎堤や義歯の変化はほとんどなく，義歯自体に問題がある．すなわち，最終義歯製作時のエラーが原因となる．

2. 長期間（6カ月以上経過，図15-2）
顎堤や義歯に変化がある．

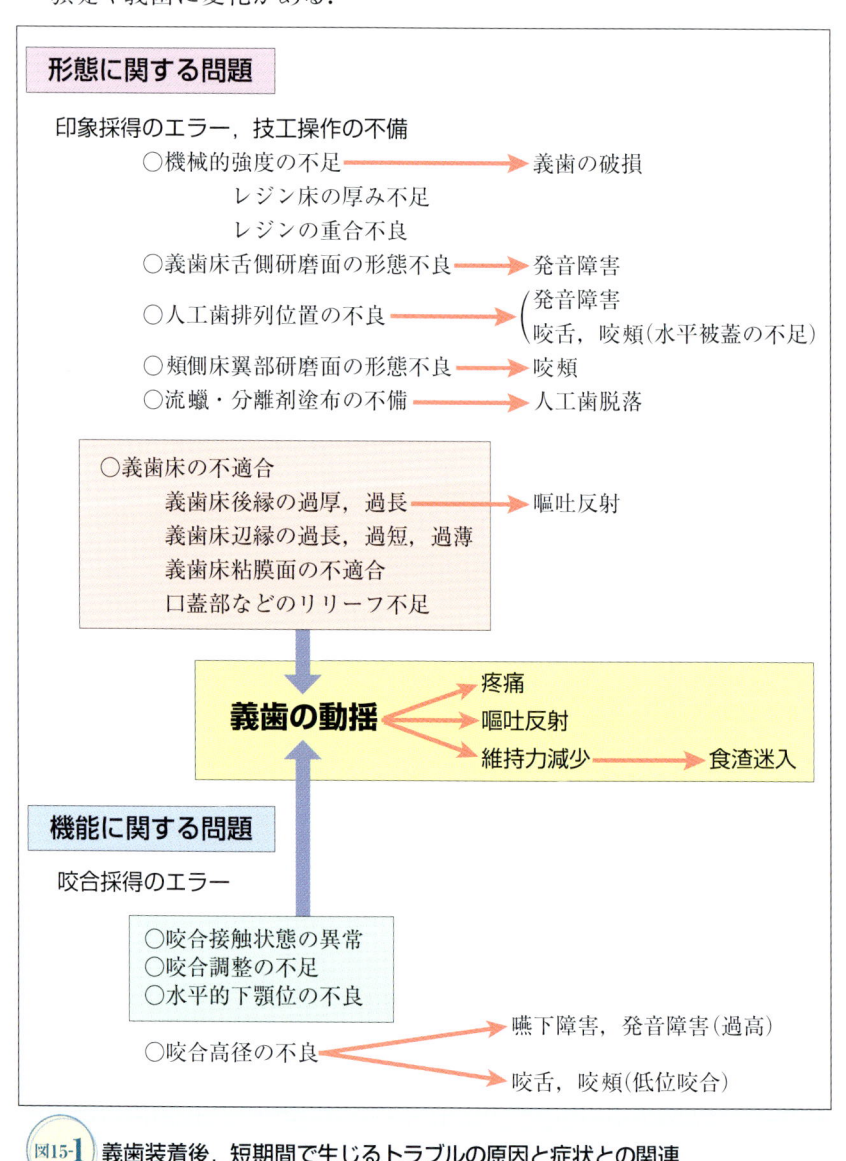

形態に関する問題
印象採得のエラー，技工操作の不備
　○機械的強度の不足 ――→ 義歯の破損
　　　レジン床の厚み不足
　　　レジンの重合不良
　○義歯床舌側研磨面の形態不良 ――→ 発音障害
　○人工歯排列位置の不良 ――→ 発音障害
　　　　　　　　　　　　　　　　咬舌，咬頰（水平被蓋の不足）
　○頰側床翼部研磨面の形態不良 ――→ 咬頰
　○流蠟・分離剤塗布の不備 ――→ 人工歯脱落

　○義歯床の不適合
　　　義歯床後縁の過厚，過長 ――→ 嘔吐反射
　　　義歯床辺縁の過長，過短，過薄
　　　義歯床粘膜面の不適合
　　　口蓋部などのリリーフ不足

→ 義歯の動揺 → 疼痛
　　　　　　　　嘔吐反射
　　　　　　　　維持力減少 ――→ 食渣迷入

機能に関する問題
咬合採得のエラー
　○咬合接触状態の異常
　○咬合調整の不足
　○水平的下顎位の不良
　○咬合高径の不良 ――→ 嚥下障害，発音障害（過高）
　　　　　　　　　　――→ 咬舌，咬頰（低位咬合）

図15-1 義歯装着後，短期間で生じるトラブルの原因と症状との関連

機能の変化

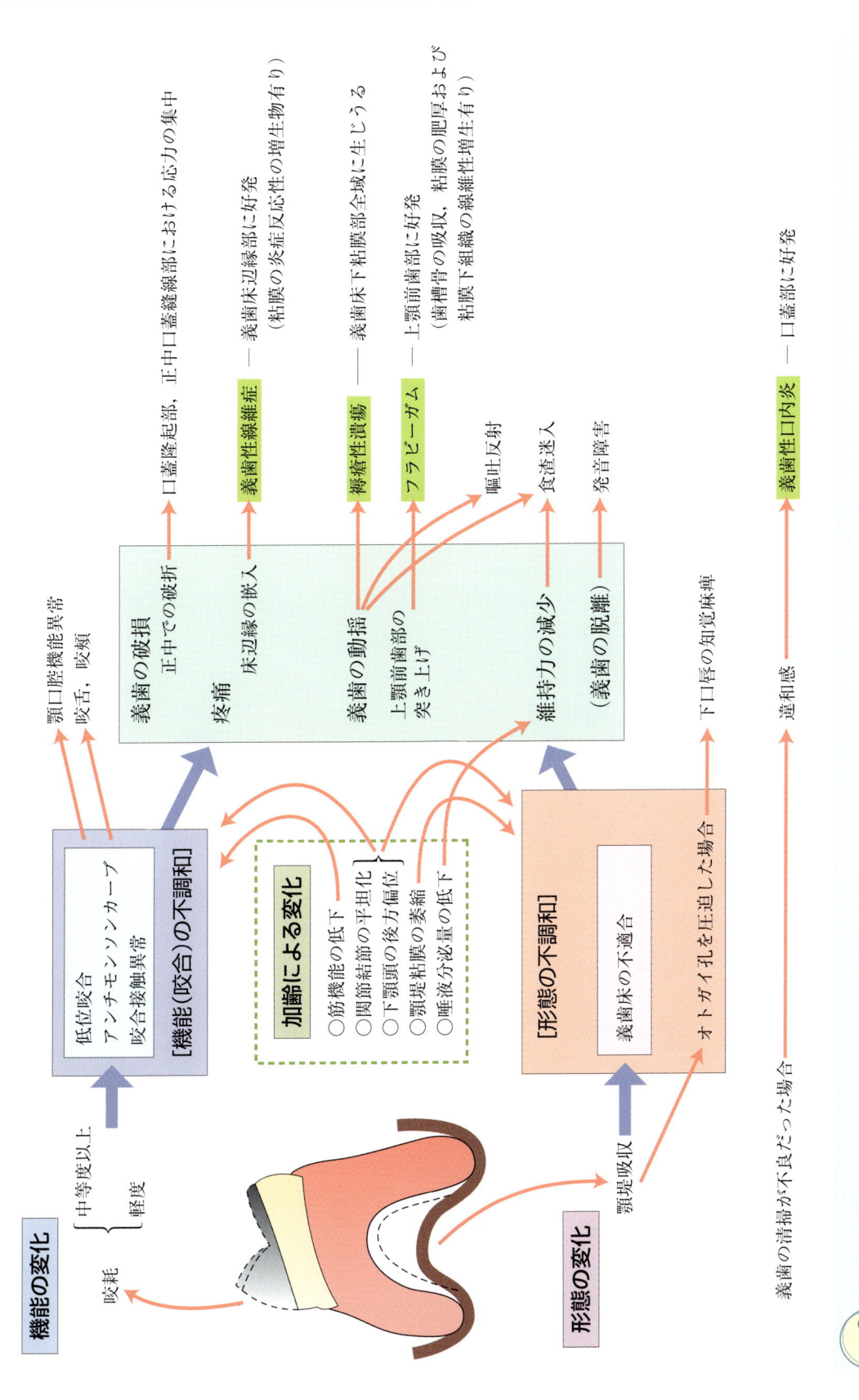

咬耗

中等度以上 ─┐
軽度 ───────┤
            ↓
低位咬合
アンチモンソンカーブ
咬合接触異常

[機能（咬合）の不調和]

→ 顎口腔機能異常
→ 咬舌，咬頬

加齢による変化

- 筋機能の低下
- 関節結節の平坦化
- 下顎頭の後方偏位
- 顎堤粘膜の萎縮
- 唾液分泌量の低下

形態の変化

顎堤吸収

[形態の不調和]

義歯床の不適合

義歯の破損 ─┬─ 正中での破折 ──── 口蓋隆起部，正中口蓋縫線部における応力の集中
            └─ 床辺縁の嵌入 ──── 義歯辺縁部
                                   （粘膜の炎症反応性の増生物有り）
疼痛 ─────────────────────────── 義歯性線維症

                                   褥瘡性潰瘍 ──── 義歯床下粘膜部全域に生じる

義歯の動揺 ─┬─ 上顎前歯部の突き上げ ── フラビーガム ── 上顎前歯部に好発
            │   （歯槽骨の吸収，粘膜の肥厚および
            │   粘膜下組織の線維性増生有り）
            │   嘔吐反射
            └────────────────────── 食渣迷入
                                     発音障害

維持力の減少
（義歯の脱離）

オトガイ孔を圧迫した場合 ── 下口唇の知覚麻痺

義歯の清掃が不良だった場合 ── 義歯性口内炎 ── 口蓋部に好発

違和感

図15-2 長期間の使用で生じるトラブルの原因と症状との関連

第15章　全部床義歯装着後のトラブルとその対応

② トラブルの症状からみた原因の把握

トラブルの症状から原因を把握する診断力は臨床上極めて重要である.
疼痛,食渣迷入,義歯の破損・破折,維持力の減少,嘔吐反射,咬舌,咬頬,発音障害,違和感,審美障害などの症状を,形態的問題と機能的問題に分けて,その原因を究明していく.

形態的問題
○義歯床の不適合(短期間ないし長期間で生じる)
○技工操作の不備(短期間で生じる)
○人工歯排列位置の不良(短期間ないし長期間で生じる)

機能的問題
○咬合の不調和による義歯の動揺(短期間ないし長期間で生じる)

すべての症状において,形態と機能(咬合)のいずれにも原因が存在しうる.適合試験,咬合の検査などにより原因とともに病態を把握する(図15-3).

1. **疼痛**(咀嚼時疼痛,嚥下時の疼痛など,図15-4,5)
   形態の問題―床縁の過長,義歯床粘膜面の不適合,リリーフ不足
   機能の問題―咬合不調和による義歯の動揺

2. **食渣迷入**
   形態の問題―義歯床粘膜面の不適合
   機能の問題―咬合不調和による義歯の動揺

3. **義歯の破損・破折**(図15-6,7)
   形態の問題―義歯床粘膜面の不適合,機械的強度の不足
   機能の問題―咬合不調和による義歯の動揺

4. **維持力の減少**
   形態の問題―過長もしくは短い床縁,不良な床縁形態,リリーフ不足,不十分なポストダム,義歯床粘膜面の不適合
   機能の問題―咬合不調和による義歯の動揺

5. **嘔吐反射**
   形態の問題―過長もしくは過厚な床縁,義歯床粘膜面の不適合および維持力減少による義歯の動揺
   機能の問題―咬合不調和による義歯の動揺

6. **咬舌**
   形態の問題―舌側に偏位した臼歯部人工歯排列,舌背より低い臼歯部人工歯排列,人工歯の水平被蓋の不足
   機能の問題―低すぎる咬合高径

7. **咬頬**
   形態の問題―人工歯の水平被蓋の不足,頬側研磨面の形態不良
   機能の問題―低すぎる咬合高径

8. **発音障害**
   形態の問題―人工歯排列位置の不良,口蓋形態の不良
   機能の問題―高すぎる咬合高径,低すぎる咬合高径

9. **違和感**
   義歯清掃不良による義歯性口内炎

10. **審美障害**
    人工歯の変色,不良な人工歯排列,前歯部人工歯の破損

原因（機能の問題）

- 咬合不調和による義歯の動揺
- 咬合不調和による義歯の動揺
- 低すぎる咬合高径
- 高すぎる咬合高径

- 人工歯、義歯床の変色
  不良な人工歯部人工歯排列
  前歯部人工歯の破損

- 義歯清掃不良による義歯性口内炎

症　状

- 維持力の減少
- 嘔吐反射
- 疼痛
- 食渣迷入
- 義歯の破損・破折
- 咬舌・咬頬
- 発音障害
- 審美障害
- 違和感

原因（形態の問題）

義歯床の不適合
- 義歯床辺縁の過長、過短、過薄
- 義歯床後縁の過厚、過長
- リリーフ不足、アンダーカット部の調整不足
- 義歯床粘膜面の不適合

技工操作の不備
- 機械的強度の不足（レジン床の厚み不足、重合不良）
- 流蠟、分離剤塗布の不備
- 頰側床翼部研磨面の形態不良
- 義歯床舌側研磨面の形態不良

人工歯排列位置の不良
- 舌側に偏位した臼歯部人工歯排列
- 舌背より低い臼歯部人工歯排列
- 人工歯の水平被蓋の不足（咬耗によるものも含む）

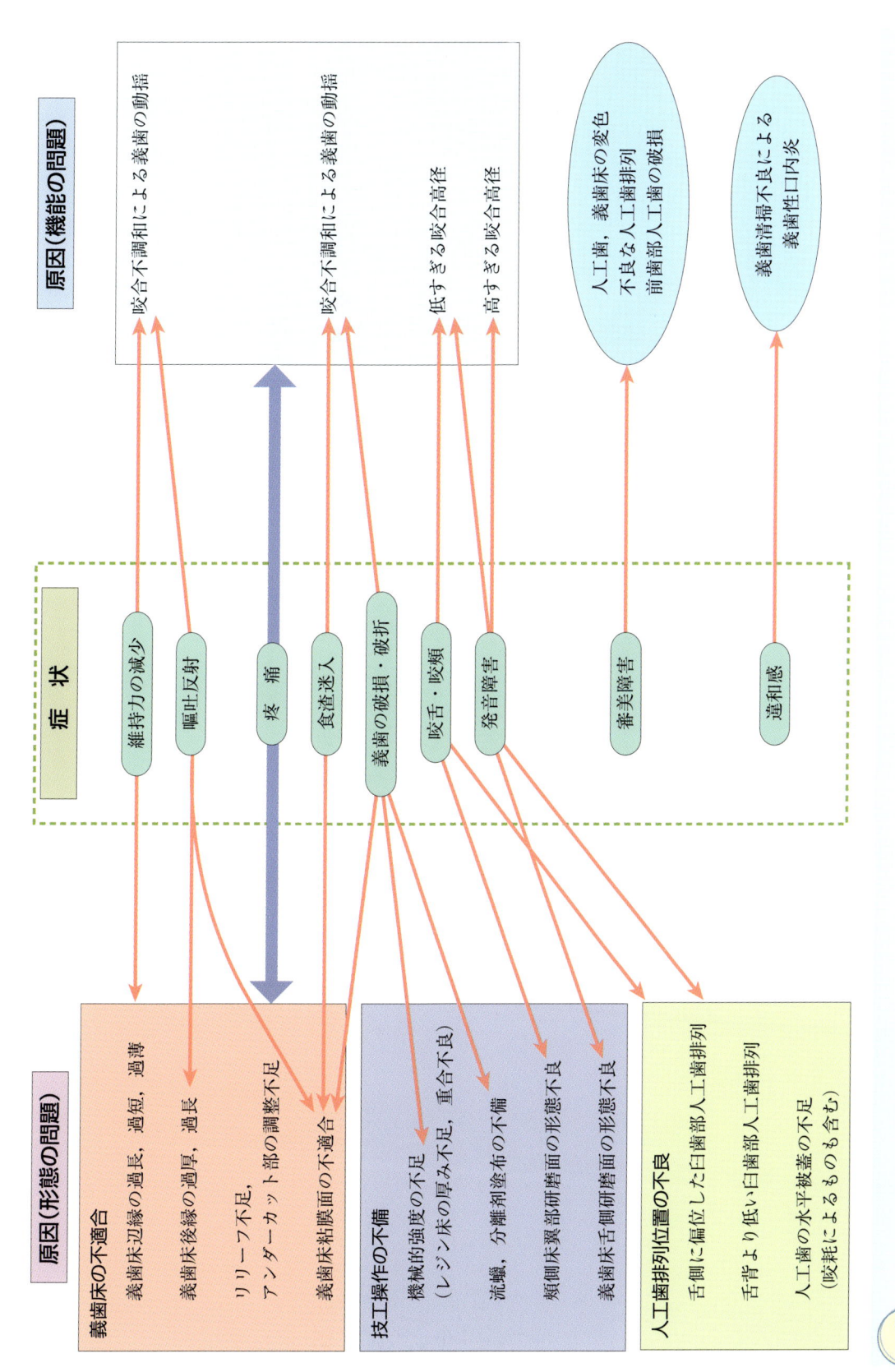

図15-3　トラブルの症状からみた原因の把握

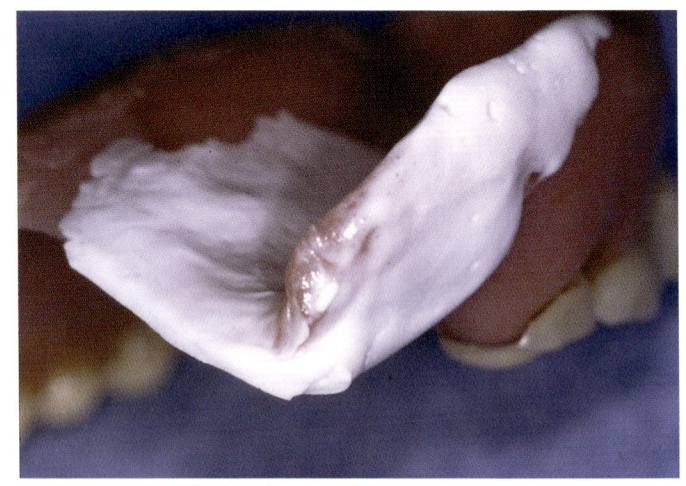

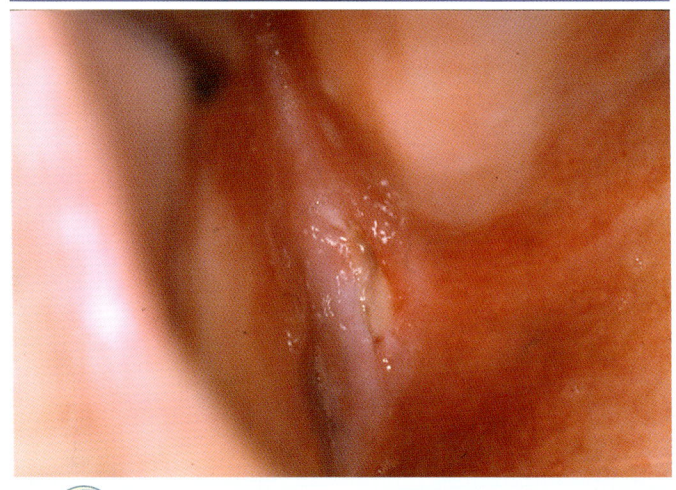

図15-4 症例1―咀嚼時の疼痛を主訴に来院した
　上：適合試験の結果，上顎右側床辺縁（後縁付近）に過長部が認められる
　下：過長部に相当する口腔粘膜部に褥瘡性潰瘍が認められる

図15-5 症例2―咀嚼時の疼痛を主訴に来院した

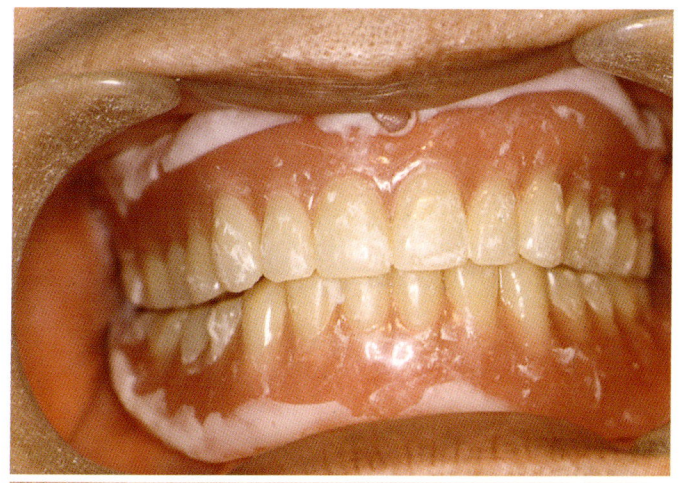

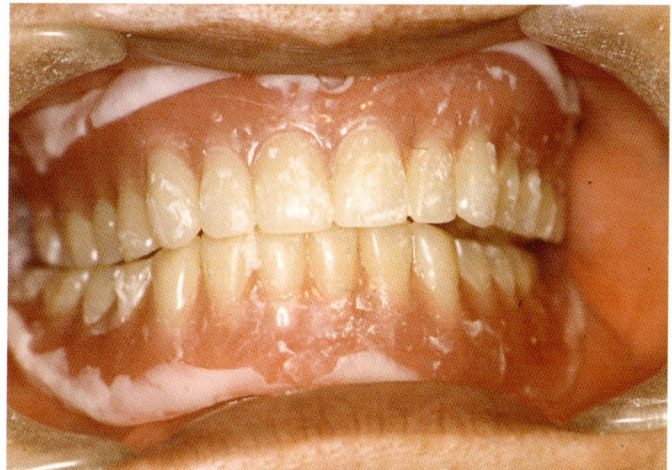

上：咬頭嵌合位
下：下顎安静位からゆっくり閉口し，上下の人工歯が軽く接触した状態
水平的顎間関係に異常が認められる
形態の修正（粘膜調整）を繰り返しても，咀嚼時の疼痛は消失しない．機能（咬合）の修正，すなわち，咬合面再構成が必要な症例である

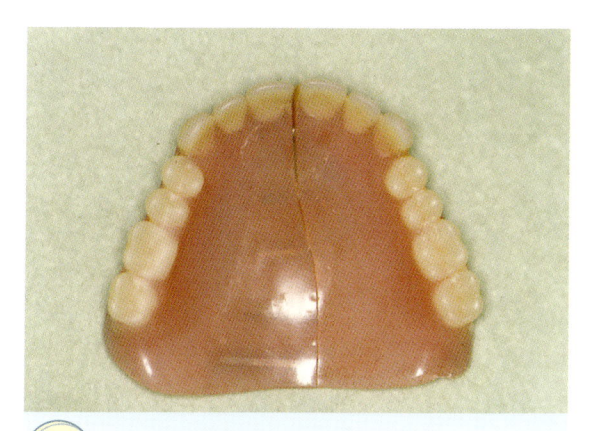

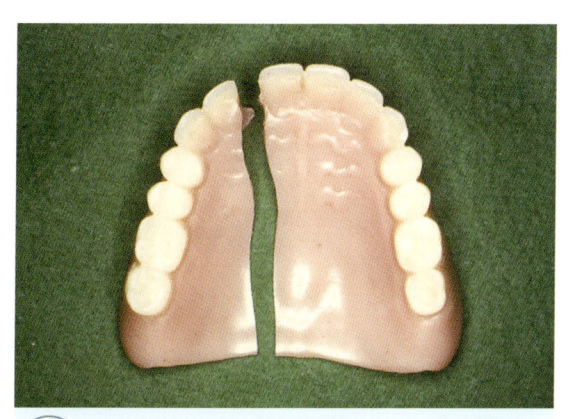

図15-6 症例3―義歯床の破損
上顎義歯の正中に亀裂が認められる．適合試験と咬合の検査が必要

図15-7 症例4―上顎義歯床の破折
適合試験と咬合の検査が必要

II 全部床義歯装着後の長期管理とトラブルへの対応

全部床義歯装着後の長期管理の方法
1. 検査による問題点のチェック
1) 口腔外および口腔内の検査
 顎口腔機能，咬合高径，顎堤（粘膜，骨）における変化の有無
2) 適合試験（形態に関する検査）
3) 咬合の検査（機能に関する検査）
2. トラブルへの対応
1) 義歯への対応
 (1) 形態の改善
  削合・調整，リリーフ，リライニング，リベース，破損部の修理
 (2) 機能の改善
  咬合調整（削合・調整），咬合面再構成，治療用義歯製作
2) 生体への対応
 粘膜調整，外科的切除，レーザー治療，含嗽剤，義歯洗浄剤の使用

① 義歯装着後の検査・評価

定期的なリコールの重要性を患者に指導教育するとともに，義歯の変化および生体の変化を検査・評価し随時対応することにより，長期的に管理していく．

② トラブルへの対応

1. 義歯への対応（図15-8）

1) 形態の改善
(1) 義歯床の不適合—削合・調整，リリーフ（褥瘡性潰瘍などの過圧部の削除）
 リライニング，リベース（不適合部分への床用材料の補充，図15-9，10）
(2) 破損部の修理（床の厚みの付与，補強線の付与，図15-11）
(3) 人工歯排列位置の改善—咬合面再構成，人工歯置換

2) 機能の改善
(1) 咬合接触異常が軽度な場合—咬合調整（削合・調整）
(2) 著しい咬耗など，咬合調整で対応できない場合—咬合面再構成
 即時重合レジンの添加，人工歯置換などにより人工歯咬合面を再構成する．
(3) 下顎位の修正や顎口腔機能異常の治療が必要な場合—治療用義歯製作
 咬合調整や咬合面再構成では対応が困難な場合，下顎位の修正や顎口腔機能異常（顎関節症）の治療を目的に治療用義歯を製作する（図15-12）．

2. 生体への対応（図15-8）

1) 補綴学的治療—粘膜調整
2) 口腔外科的治療—外科的切除（フラビーガム，義歯性線維症，骨鋭縁，骨隆起など），レーザー治療
3) 薬物学的治療—含嗽剤，義歯洗浄剤の使用（義歯性口内炎）

義歯の変化

咬耗による咬合接触異常
（機能の問題）

検査
- ［軽度］咬合調整（削除による対応）
- ［著明］咬合面再構成（補充による対応）
　　　　治療用義歯の製作

顎堤吸収による義歯床不適合
（形態の問題）

検査
- ［軽度］過圧部，過長部の削合（削除による対応）
- ［著明］リライニング、リベース（補充による対応）

生体の変化

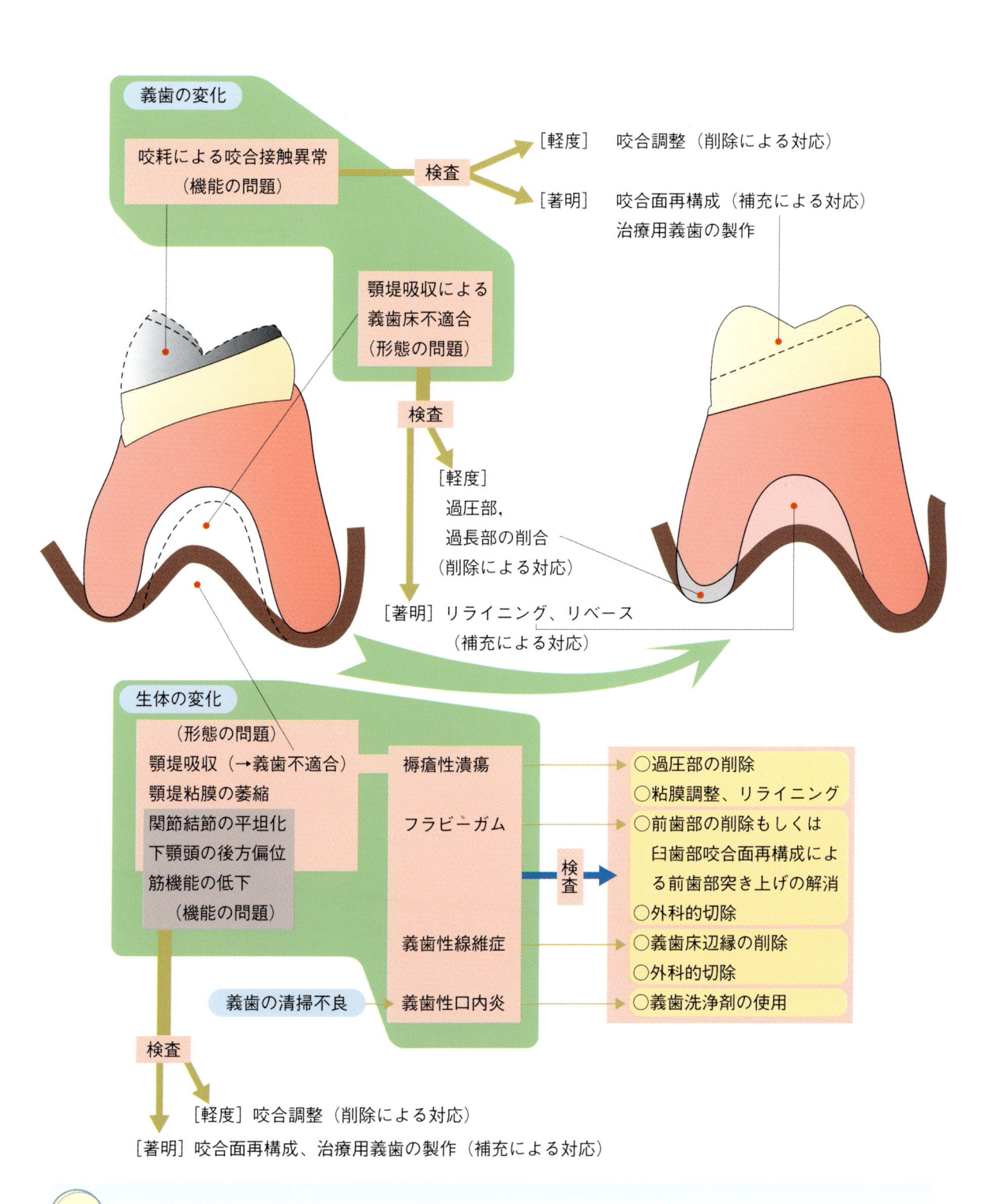

（形態の問題）
- 顎堤吸収（→義歯不適合）
- 顎堤粘膜の萎縮
- 関節結節の平坦化
- 下顎頭の後方偏位
- 筋機能の低下

（機能の問題）

- 褥瘡性潰瘍 → ○過圧部の削除　○粘膜調整、リライニング
- フラビーガム → ○前歯部の削除もしくは臼歯部咬合面再構成による前歯部突き上げの解消　○外科的切除
- 義歯性線維症 → ○義歯床辺縁の削除　○外科的切除

義歯の清掃不良
- 義歯性口内炎 → ○義歯洗浄剤の使用

検査
- ［軽度］咬合調整（削除による対応）
- ［著明］咬合面再構成、治療用義歯の製作（補充による対応）

図15-8 全部床義歯装着後の検査とトラブルへの対応

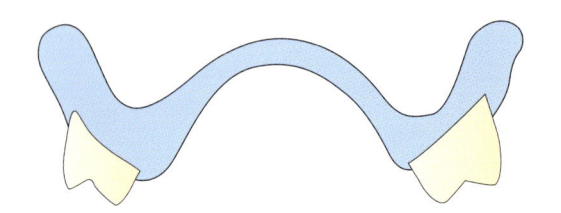

図15-9 リベース
人工歯部以外の義歯床を新しい義歯床用材料に置き換え，義歯床下粘膜との再適合を図る方法である．（▢：新しい義歯床用材料で置換された部分）

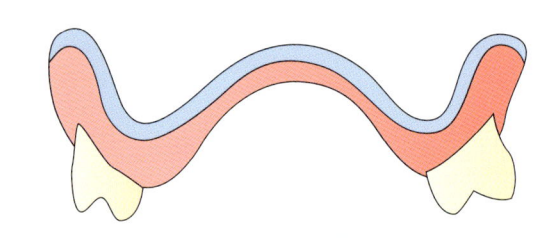

図15-10 リライニング
義歯床粘膜面の1層だけを新しい義歯床用材料に置き換え，義歯床下粘膜との適合を図る方法である．口腔内で行う直接法と，印象採得後技工室サイドで行う間接法がある（▢：新しい義歯床用材料で置換された部分）

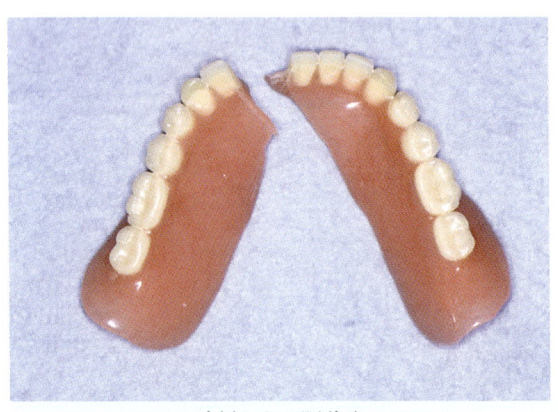

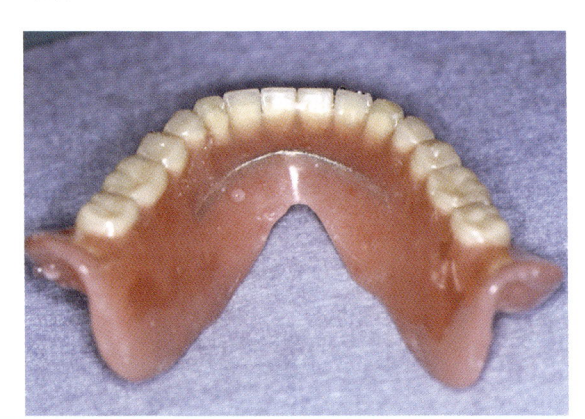

破折した下顎義歯　　　　　　修理が完成した下顎義歯

図15-11 義歯の修理
下顎義歯床の破折に対して，補強線（屈曲用リンガルバー）を付与して修理した

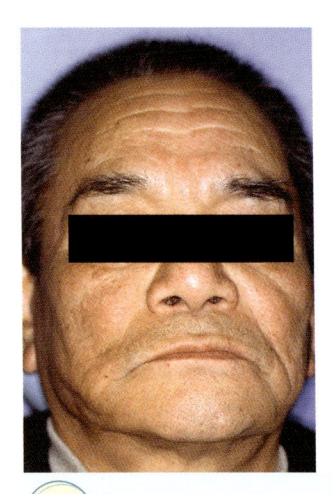

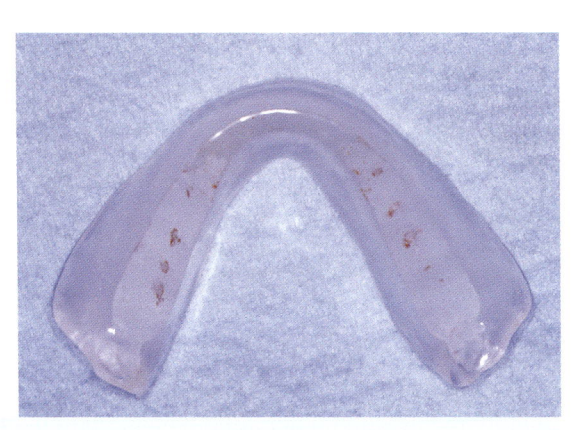

図15-12 治療用義歯の応用（無歯顎用のオクルーザルスプリント）
左：顔貌から低位咬合が疑われる　右：下顎位修正の目的で製作した治療用義歯

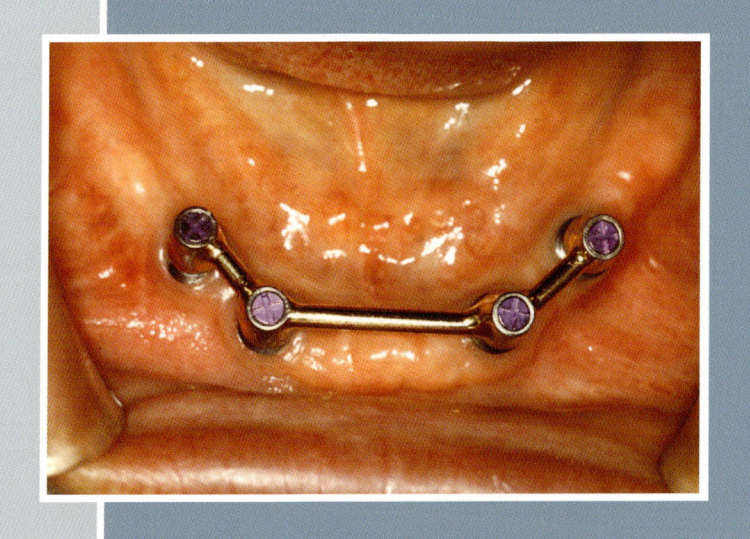

第16章
特殊な全部床義歯

全部床義歯には，これまで述べてきた一般的なレジン床義歯以外に，特殊な（一般的でない）形態や使用材料を用いたもの，あるいは特殊な使用方法などが考案され，臨床上の要求に応じて用いられている．ここでは，それらのうち使用頻度の比較的高いものについて紹介する．

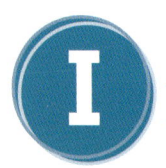

I 金属床義歯

Key Point

金属床義歯は保険給付外？

全部床義歯における金属床の使用は，長い間にわたり日本の健康保険法では保険給付外（すなわち自由診療，100％患者の自己負担）として扱われていた．ところが，法の改正により，それまで，診療の中に保険が適用されないものが含まれると原則としてその診療全体が保険給付外とされていたのを改めて，新しい医療技術の出現や患者のニーズの多様化等に対応し特別のサービス等について保険給付との調整を図るために特定療養費制度が創設された．

全部床金属義歯には，この特定療養費制度の適用が1994年から認められている．特定療養費の基本的考え方は，特に定められた特別のサービス（アメニティ部分）や高度医療を含んだ療養については，療養全体にかかる費用のうち基礎的部分については保険給付をし，特別サービス部分を自費負担とすること（いわゆる混合診療）によって患者の選択の幅を広げようとするものであり，療養費すべてが保険給付の対象とされるわけではない．

全部床義歯は，義歯床部の構造からレジン床義歯と金属床義歯に大別される．金属床義歯は，その名の通り，義歯床部を金属を用いて製作したものであるが，義歯床すべてを金属で製作するわけではなく，上顎では口蓋粘膜部，下顎では大臼歯部より前方の舌側部のみに金属を露出させ，それ以外の部分は金属フレームをレジン床内に埋め込んで維持するような設計が多い（図16-1～3）．

1 意義と役割

金属床を使用する意義と役割は，主に次の4つがあげられる．

1. レジン床に比べ，床の厚みを薄くすることができる

一般にMMA系レジン床義歯の口蓋部の床の厚みは約2～2.5mm程度あるが，同一症例ではコバルトクロム製の金属床であれば口蓋部の厚みは約0.4～0.5mm程度まで薄くすることが可能になる．すなわち金属床であれば，床の厚みをレジン床の1/4から1/6まで薄くできるため，違和感のない義歯が製作できる（図16-4）．

2. レジン床に比べ，温度を伝えやすくすることができる

金属はレジンに比べて，格段に熱伝導率が高く温度感覚を遮断しにくい．金属床は，食べ物の温かさや冷たさが口蓋粘膜に伝わりやすいため，自然な感覚を保ったまま食事ができる．

3. レジン床に比べ，高い寸法精度と強度を保つことができる

金属は，レジンに比べ強度が高いため，変形や破折が起こりにくい．金属床を用いることにより，義歯製作時のレジンの重合収縮による変形を阻止することができるため，高い適合精度を保つことができる．また，極端に咬合圧の強い症例では，レジン床はたわみを生じて変形し，咬合に狂いが生じたり床の破折が頻繁に起こることがあるが，金属床ではそのような機械的トラブルを抑止できる．

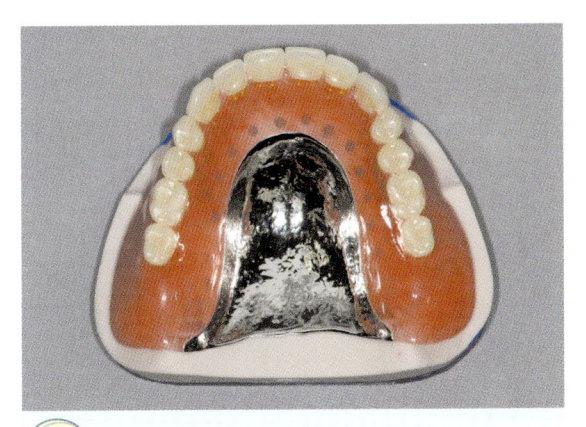

図16-1 上顎金属床
口蓋部の床がレジンから金属に置き替わっている

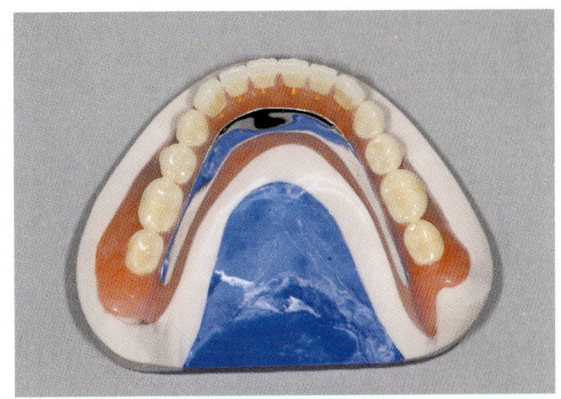

図16-2 下顎金属床
舌側の床がレジンから金属に置き替わっている．この症例では，装着後の調整を容易にするため床縁部はレジンになっている

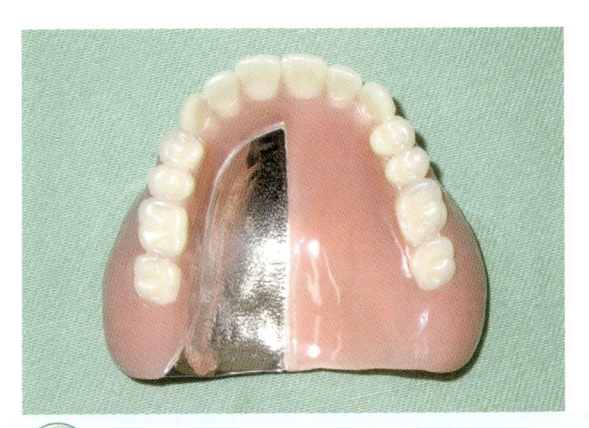

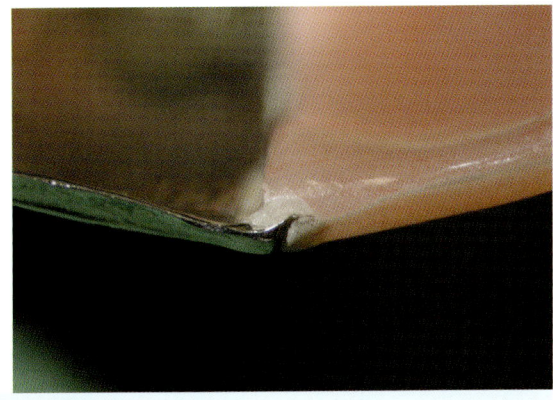

図16-3 金属床とレジン床
金属床は，レジン床より薄く熱伝導も良いため装着時の違和感が少ない（和田精密歯研(株)製の比較模型）

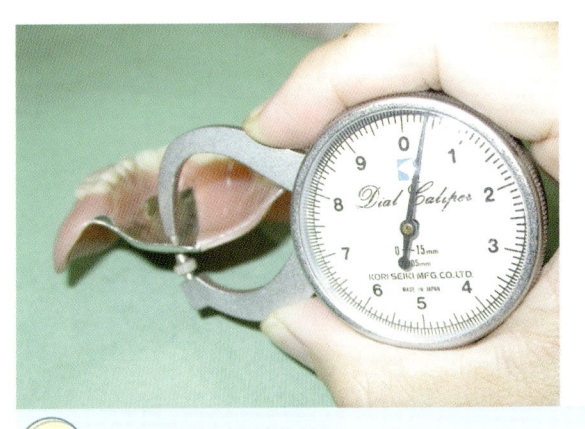

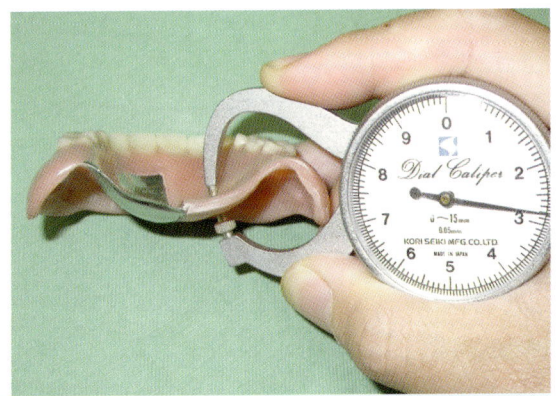

図16-4 金属床とレジン床の違い
コバルトクローム合金を用いた金属床（左）では，レジン床（右）の1/4から1/6の厚みで十分な強度を有する

4. レジン床に比べ，吸水性がなくプラークが付着しにくいものになる

　金属はレジンのように吸水性がなく，プラークが付着しにくいため，特に床面積が広い上顎の全部床義歯では，金属床の方が清潔で快適な使用感を保つことができる．

　しかし，金属床にも欠点はある．

1. 金属床が露出した部分の修正や修理が困難

　レジン床であれば，比較的簡単に削合調整や修理が可能であるが，金属床では容易ではない．上顎においては，床後縁部の封鎖を図るためのポストダム等の付与が難しく，装着後の修正が容易ではない．また，金属床のリライニングは，金属接着性モノマーを使用することにより可能ではあるが，いったんリライニングすると，金属がレジンの層で囲まれることになるため，金属床が持つ利点の多くが失われてしまうことになる．

2. 技工における製作工程が複雑になり，患者が負担する医療費が高価となる．

　使用する金属にもよるが，金属加工に要する特殊な設備が必要となる場合があり，義歯製作過程も複雑になる．また，日本においては健康保険の給付対象となっていない（特定療養費制度が適用されている）ため，どうしても患者が負担する医療費がレジン床に比べ一般的に高額になる．

　以上のポイントを考慮し，個々の症例における問題点や患者の治療に対する希望や価値観，経済的状況なども考慮しつつ，金属床を適用するかどうかが決定されることになる．

② 使用材料の種類

　金属床に用いる金属材料としての所要条件は，強度が大きく生体親和性が高いことに加え，加工がしやすいことが望ましい．この条件を満たすものとして，主にコバルトクロム合金が用いられているが，金合金（ADA規格によるタイプⅣに準じた高強度の白金加金）も選択される場合がある．極めて軽量で生体親和性が高いチタン（純チタン，チタン合金）は鋳造・研磨などの加工が難しく臨床への本格的使用を妨げていたが，最近では加工方法が改良されて急速に普及しつつある（図16-5〜8）．

　金属床の製作方法には，主に鋳造法と圧印法がある．鋳造法は，耐火模型上でワックスパターンを製作して埋没し，高温で焼却後に加圧鋳造して金属に置換する方法で，適合性に優れ，自由な形態を細部に渡って付与できるため，一般的に広く用いられている方法である．一方，圧印法は薄い板状の金属を強い圧力でプレス加工して成形する方法である

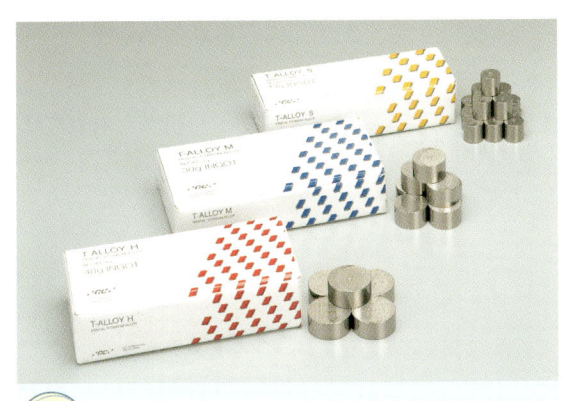

図16-5 歯科鋳造用チタン
　生体親和性が良く，軽量なチタンは，加工が難しいことを除けば金属床材料に最適である．最近は，鋳造システムも改良され使用頻度が高まりつつある（ジーシー社カタログより）

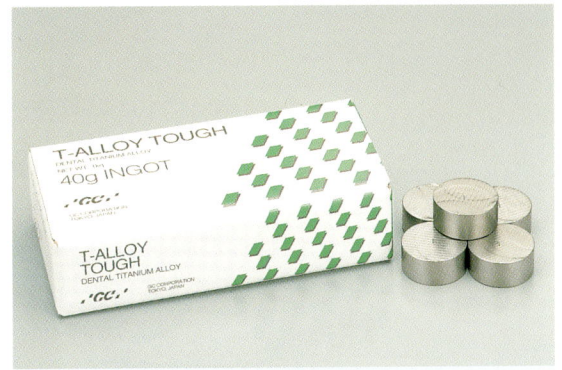

図16-6 歯科鋳造用チタン合金
　チタンにコバルトクロム合金に匹敵する強度を持たせたニオブ系チタン合金．ニオブが7％，アルミが6％含まれている（ジーシー社カタログより）

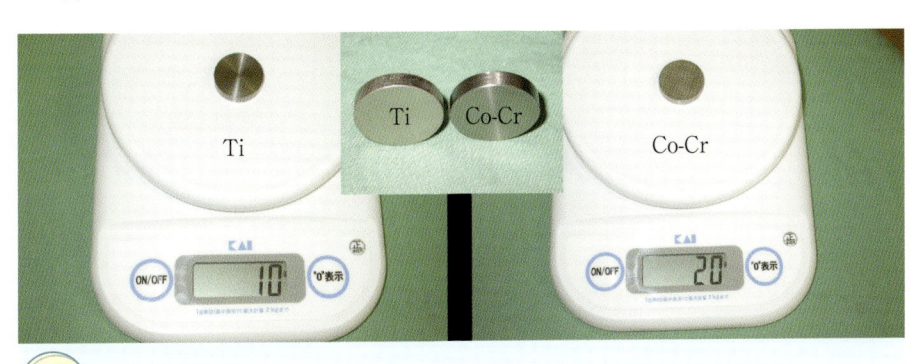

図16-7 チタンの重さ
　チタン（左）の重さは，コバルトクロム合金（右）のほぼ半分，金合金のほぼ1/4である

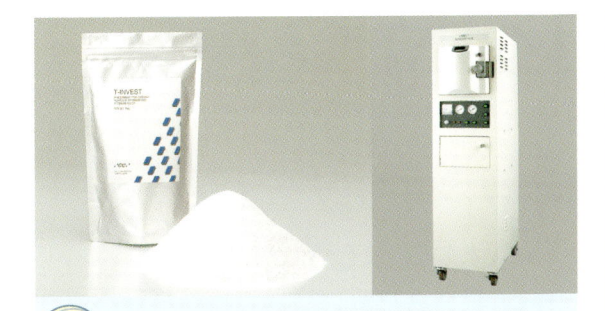

図16-8 チタン専用リン酸塩系埋没材とチタン鋳造機
　埋没材や鋳造機などの改良により，チタンの鋳造は非常に信頼性の高いものとなった．生体親和性が高くアレルギーがほとんどないことから，チタンは金属床用材料として広く用いられ始めている（ジーシー社カタログより）

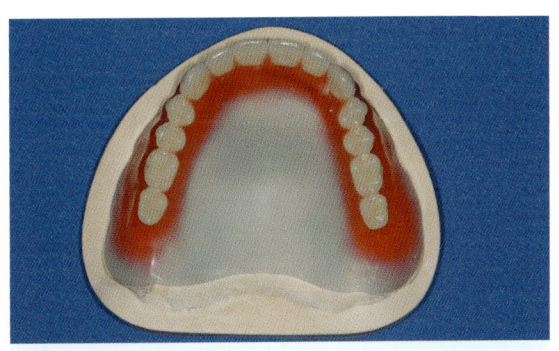

図16-9 金属床の製作1
　ここから図16-15までは，図16-1の金属床義歯の製作過程を示す．まず，人工歯を排列したろう義歯をレジン床と全く同じ方法で製作する．先に金属床部分を製作する方法もある（図16-9～15技工担当：デントワークス（広島市））

第16章　特殊な全部床義歯

が，鋳造法に比べ細部の加工精度が劣り，加工できる形態に制限があるため，あまり用いられなくなっている．しかし，鋳造欠陥が生じる可能性がないため機械的強度に優れ，床が薄くできるなどの利点も有しており，現在も一部で改良が続けられている．

③ 金属床の設計

　金属床義歯とレジン床義歯の外形は同じであるため，義歯全体としての設計は同一である．金属床特有の設計の要点は，簡単にいうと，どこまでを金属にするかということになる．金属とレジンとの境界（接合部）には，レジンの重合収縮を補い剥離を予防するためにフィニッシュラインと呼ばれる金属に厚みを持たせた断面形状を与える．金属床設計においては，このフィニッシュラインの位置設定が問題になる．特に上顎義歯の場合，できるだけ広い面積にわたり金属で薄い義歯床を製作し，金属床の良さをできるだけ出したいが，人工歯舌側の歯肉形態との関係において，フィニッシングラインの位置設定は制約を受ける．

　また，金属床のレジン維持部は，顎堤の頂部を僅かに越えた部分まで設定されるのが好ましいと考えられているが，その設計も，排列される人工歯の位置や歯槽部の床の厚さなどにより制約を受けることがある．したがって，厳密にいうと，フィニッシングラインやレジン維持部の最適な位置・形状の設定は，人工歯排列の後，歯肉形成が完了した時点で行うべきである（図 16-9 〜 15）．

II 特殊な目的を持つ義歯

到達目標
1. 即時義歯の目的と意義を説明できる．
2. 治療用義歯の目的と意義を説明できる．

治療用義歯と暫間義歯
治療用義歯と暫間義歯の明確な区別はないし，両者を分類してもあまり意味はない．ほとんどの場合，治療用義歯も最終的な義歯に至るまでの暫間的なものであるため，治療用義歯はすべて暫間義歯であるといっても差し

① 暫間義歯（テンポラリーデンチャー）

　新義歯を製作することを前提として，咬合関係や審美性の保持，新しい義歯の試行や患者の理解と口腔環境の適応を図るために，比較的短期間だけ使用する目的で装着する義歯のことを指す．

　臨床においては，抜歯後，抜歯窩が治癒して顎堤形態が安定するまで使用される場合が多く，抜歯窩をリリーフした状態で新たに義歯を製作して暫間義歯とするか，旧義歯の維持装置を除去して増歯するなどの大幅な修正を加えて暫間義歯とする場合もある．顎堤の変化に応じてリベースを繰り返しながら，一定期間経過後に新義歯（本義歯）へ移行させる．

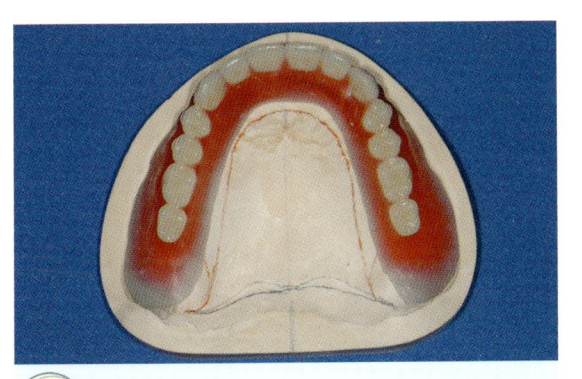

図16-10 金属床の製作2
フィニッシングラインを設定し，基礎床の口蓋部をくり抜いて，作業模型にマーキングする．先にレジン床と同様の蠟義歯を製作しておくと，金属床とレジンとの境界（フィニッシングライン）の最適な位置設定が可能になる

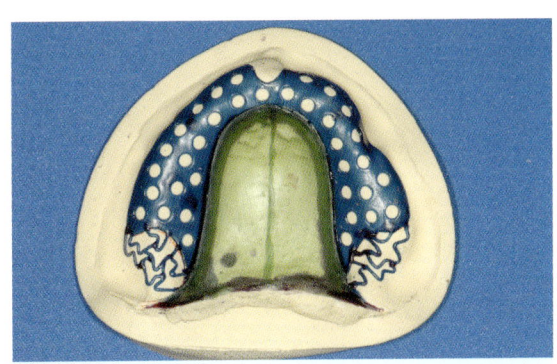

図16-11 金属床の製作3
作業模型をリリーフした後，印象をとって耐火模型（耐火埋没材で作った模型）を製作し金属床部分のワックスアップを行う

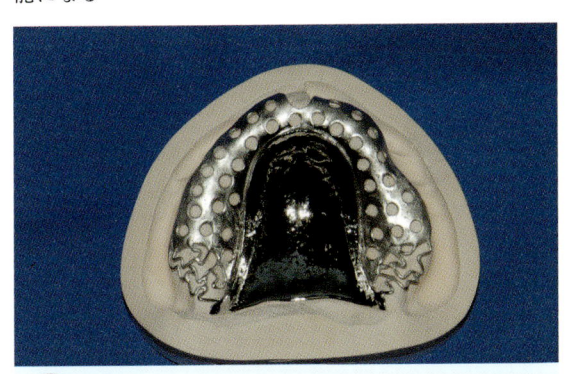

図16-12 金属床の製作4
ワックスアップした耐火模型を埋没して鋳造し研磨した金属床．コバルトクロム合金を使用した

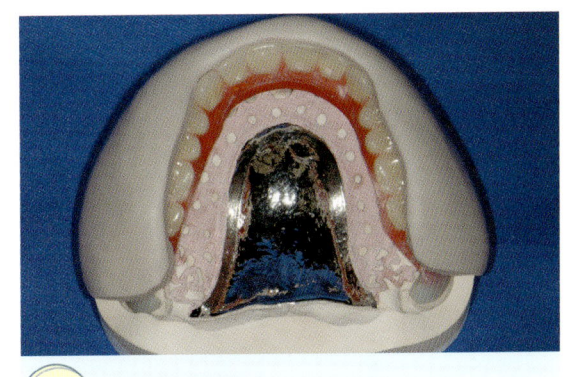

図16-13 金属床の製作5
ろう義歯の唇側面コアを用いて人工歯を元の位置に戻す

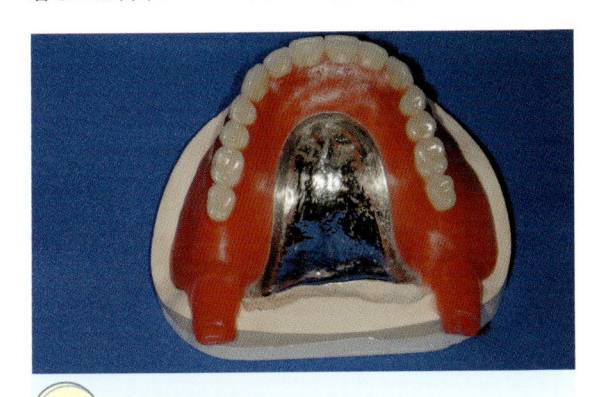

図16-14 金属床の製作6
金属床を取り込んだ蠟義歯の完成．臼歯最後方部に流し込みレジンの流入孔を設置している

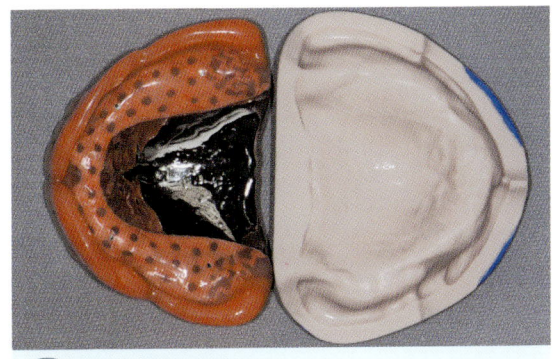

図16-15 金属床の製作7
金属床の完成

支えない．

現状においては，たとえ義歯を複製して治療用義歯として用いても，あるいは新たに暫間義歯を製作したとしても，短期間用いる特殊な義歯としては保険請求はできない．療養担当規則には，保険診療で製作された義歯はすべて最終的なものであり6カ月間は再製できないことが定められている．

② 治療用義歯（トリートメントデンチャー）

本義歯の製作に至るまでに，習慣性咬合位が定まらない症例における咬合の安定化を図ったり，口腔習癖の改善や義歯使用の習慣づけなどを目的として装着する義歯のことを指す．積極的に口腔機能の改善を図る目的を持った暫間義歯と捉えることもできる．旧義歯や旧義歯の複製義歯を用いて，さまざまな修正を加えたものを治療用義歯として用いることが多い．義歯を実際に使用しながら調整を繰り返し，理想的な完成義歯の形態や咬合の付与を探るための治療用義歯を診断用義歯，あるいはパイロットデンチャーやテンタティブデンチャーなどと呼ぶ場合もある（図16-16，17）．

③ 即時義歯

患者の審美的要求と，有歯顎時の咬合関係をできるだけ保持する目的で，抜歯後直ちに装着できるように抜歯手術前に予め製作しておく義歯のことを指す（図16-18〜23）．

この場合，抜歯前の周到な準備が必要となる．製作の手順は，抜歯前の状態で印象採得し，そのまま咬合採得して咬合器へ装着する．その後，作業模型上で抜歯予定歯の部位を調整し抜歯後の顎堤を予測した模型に改変する．基礎床を製作し人工歯排列，歯肉形成して（通常は試適は不可能なため），そのまま完成させる．抜歯手術後，止血確認の後，用意した即時義歯を装着する．その際，適合診査材で適合の確認を行って義歯床を調整し，必要に応じて直接リベースを行う．術後1，2週間は顎堤の形状が大きく変化するので，短期間で直接リベースを繰り返す必要がある．通常，即時義歯は，暫間義歯として使用され，6カ月程度経過した後に新義歯（本義歯）を新たに製作し移行させることが多い．

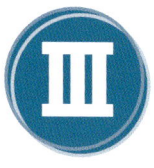

III オーバーデンチャー

即時義歯の印象
即時義歯の印象採得には注意を要する．特に，歯周病が原因で抜歯予定の場合，『抜け落ちそうな』グラグラの歯であることが多く，抜歯前に印象採得しようとすると印象材の弾性に負けて『抜歯』されてしまう危険性がある．印象採得の際は，口腔内の残存歯に対しユーティリティワックスなどでブロックアウトを行い，アルジネートなどの軟らかい印象材でトレーの撤去方向に十分注意しながら行う．しかし，いかに注意しても印象時に『抜歯』されてしまうこともあるので，動揺が大きな残存歯の場合には事前に十分な説明をし，印象採得で歯を失う可能性について同意を得ておいた方が良い．

インプラントオーバーデンチャーの現状
最近発表された論文（Carlsson,et al. 2003)によると，2002年度の調査で西欧先進国の無歯顎患者におけるインプラントオーバーデ

少数の残存天然歯の歯根に根面板などの修復処置を行い，その上から通常の全部床義歯と同様の方法で義歯を製作し補綴処置を行うことがある．このように，義歯床下に意図的に天然歯根を残して製作した有床義歯をオーバーデンチャー（あるいはオーバーレイデンチャー）と呼んでい

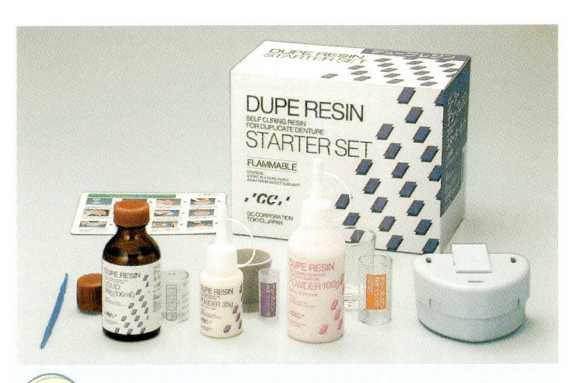

図16-16 治療義歯製作のための義歯複製システム
アルジネート印象材と専用フラスコにて義歯の印象をとり，流し込み即時重合レジンで複製義歯を製作することができる（デュープレジン，ジーシー社カタログより）

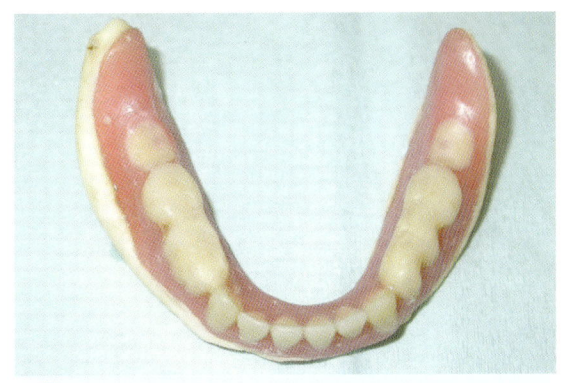

図16-17 治療用義歯
複製義歯を用いて治療用義歯として粘膜調整，咬合調整を行うことにより，旧義歯が温存できる

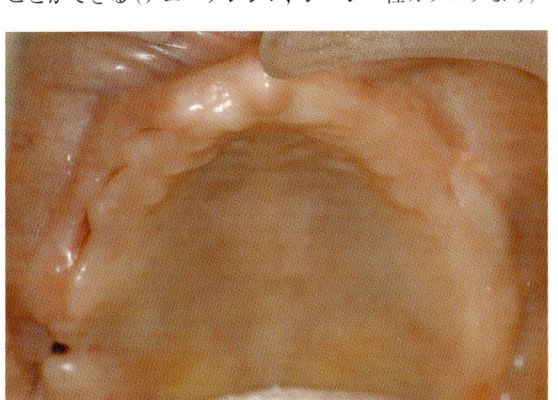

図16-18 即時義歯1
上顎右側の臼歯部ブリッジが重度の歯周病で脱落した．この症例では，部分床義歯を改変して追補し，即時義歯とした

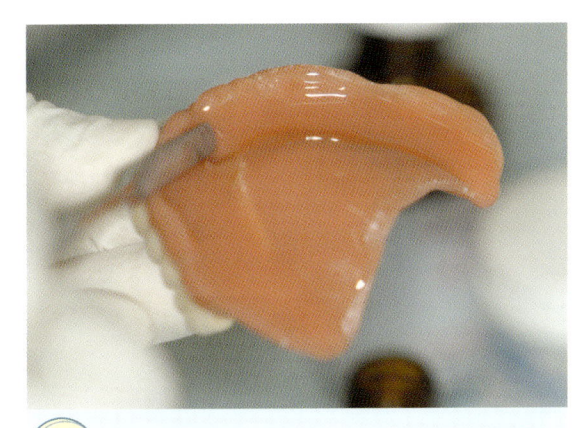

図16-19 即時義歯2
義歯床内面に直接リベース材（即時重合MMA系レジン）を盛り上げる

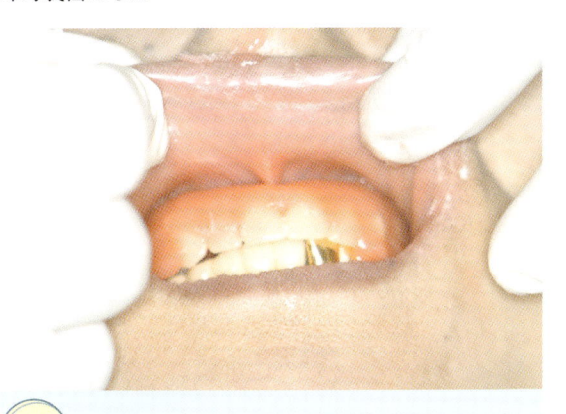

図16-20 即時義歯3
口腔内に装着し，機能運動させて床辺縁の形態を整える

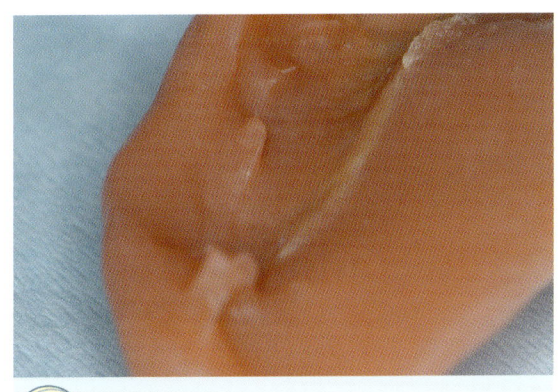

図16-21 即時義歯4
抜歯窩に侵入したレジン．これを完全にリリーフしなければならない

第16章　特殊な全部床義歯

ンチャーの占める割合が，従来型の総義歯との比較においてすでに20％近くかそれ以上に及んでいることが明らかになっている．すなわち，無歯顎患者の5分の1が従来型総義歯ではなくインプラント義歯を選択していることになる．

同じ論文の共著者である福岡歯科大学・佐藤博信教授らによって行われた，日本における大学附属病院などの調査結果ではインプラント義歯選択率は7％となっているが，西欧との比較において，今後は増える傾向にあると思われる．少なくとも，解剖学的な総義歯難症例において少数のインプラントによって確実に維持安定の改善が図れることが実証された現在，患者へのインフォームド・コンセントには，治療の選択肢としてのインプラント義歯の説明は必要であろう．

る．広義のオーバーデンチャーには，多数の天然歯にテレスコープ内冠を装着し義歯側のテレスコープ外冠で維持するテレスコープデンチャーなども含まれるが，ここでは，あくまで粘膜維持を前提とした少数歯残存症例における適用について述べる．

一般的な根面板は，根管にポスト孔を形成し歯肉縁から1〜2mmの高さの金属製コーピングを製作して合着しポストで維持する設計が多いが，そのコーピングにボールアタッチメントやマグネットアタッチメントなどを応用して積極的に義歯の維持安定を図る場合もある．また，下顎の両側犬歯などを連結してドルダーバーアタッチメントなどを用いる場合もある．オーバーデンチャーの問題点としては，予想外に残存歯への負担が増して早期に保存不可能になったり，残存歯根の支持が強過ぎて根面板を支点として応力が集中し義歯床の破折が頻繁に起こったり，あるいは，残存歯根と修復装置のプラークコントロールが難しいことなどがあげられる．また，安易に歯根を残すと，その周囲（特に唇頬側）の歯槽部に義歯の着脱方向に対してアンダーカットが残り，適切な辺縁封鎖が得られずかえって全部床義歯の維持が低下してしまう場合があるため，オーバーデンチャーの適用にあたっては，術前の十分な診査と先を見越した治療計画が必須である．

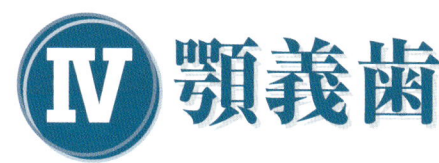

IV 顎義歯

外科手術によって腫瘍などを切除された後に生じた顎顔面の実質欠損に対して，補綴を行う義歯を顎義歯（あるいは顎補綴装置）と呼んでいる（図16-24）．

通常，下顎骨の場合は再建が可能な場合が多いが，上顎骨に関しては硬口蓋や上顎洞を含む広い範囲の実質欠損となる場合が多い．上顎骨の場合，外科的に再建するのは非常に困難であり，義歯の一部に欠損部分を加えて実質欠損部を補綴する必要がある．このような顎義歯を用いて，上顎に生じた空洞状の実質欠損部を封鎖することにより，鼻腔と口腔との交通を遮断し，発音，咀嚼，嚥下などの機能障害や審美障害を改善することができる．実質欠損部を封鎖する部分を特に栓塞子（オブチュレータ）と呼ぶ．栓塞子の材料には，義歯と同じ床用レジンを用いることが多いが，シリコーン系の弾性材料を用いることもある．また，設計には，実質型（栓塞子全体を均一な材料で製作するもの），中空型（内部をくり貫いた栓塞子を分割して製作し，後から結合して中空にするもの），

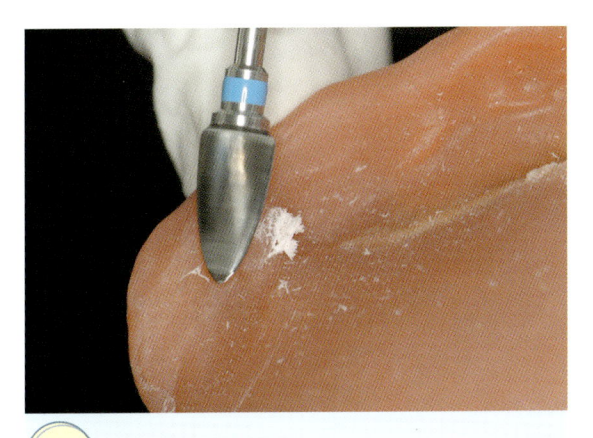

図16-22 即時義歯5
　床粘膜面の削合調整．抜歯窩とその周囲を慎重に削合調整する

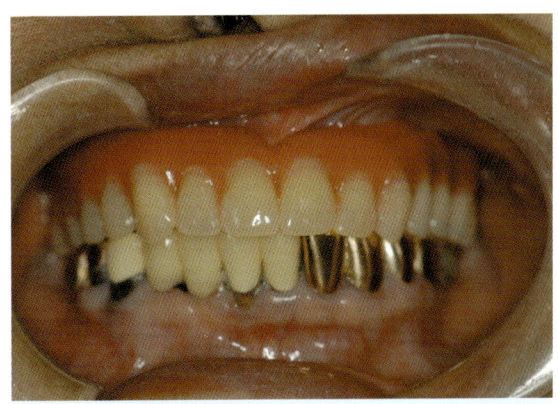

図16-23 即時義歯6
　口腔内装着．抜歯窩周囲組織は抜歯後数週間は大きく形態が変化するため，頻繁な調整と数回の再裏装が必要になることがある

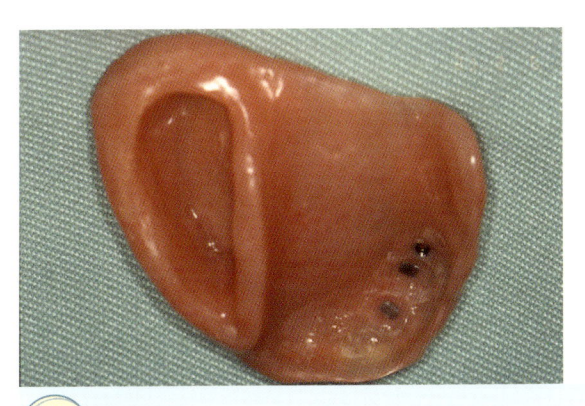

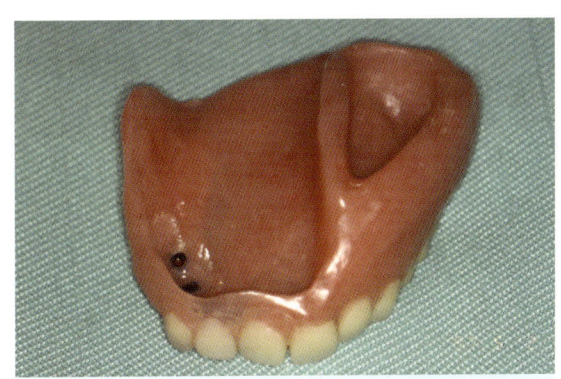

図16-24 顎義歯
　オーバーデンチャータイプの顎義歯．栓塞部は解放型で，残存歯にマグネットアタッチメントを適用することで維持を求めている

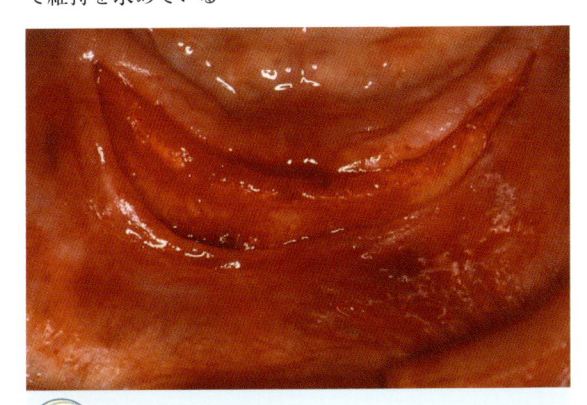

図16-25 インプラント義歯1
　下顎無歯顎におけるインプラントオーバーデンチャーの症例．下顎の歯槽頂上に切開を入れ，粘膜骨膜弁を剥離する

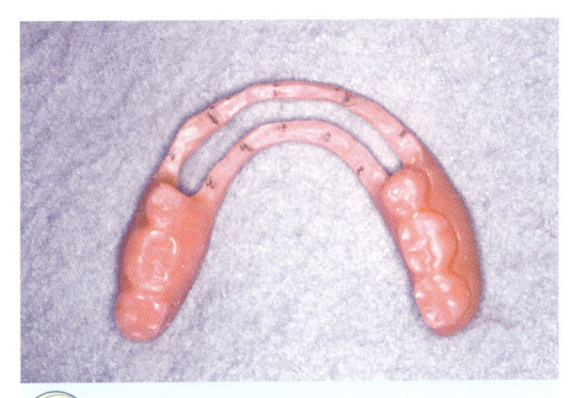

図16-26 インプラント義歯2
　手術用サージカルガイド

第16章　特殊な全部床義歯

開放型（栓塞子の上部を開放し，実質欠損部の辺縁封鎖を狙うもの）の3種類がある．実質型は小さな栓塞子や残存歯の維持が強固な部分床顎義歯には向いているが，大きくなると重量が増して維持が難しくなる．中空型は，重量は軽く全部床顎義歯に向いているが，封鎖が不完全であったり，レジンの吸水性により，長期間使用していると内部に水分が貯留してしまうことがある．開放型は，開放した栓塞子の内部に粘液が貯留して不潔になりやすいものの，軽くて清掃性も良いため，定期的な義歯洗浄など使用法さえ誤らなければ全部床顎義歯に向いている設計といえる．ただし，全部床顎義歯は義歯の支持領域が減少しており，周囲の筋組織からの維持もあまり期待できず，実質欠損部周囲組織の手術創の治癒によっては瘢痕収縮などをきたしており，インプラント等を利用した積極的維持を図らない限り，完全な機能回復は難しい場合が多い．

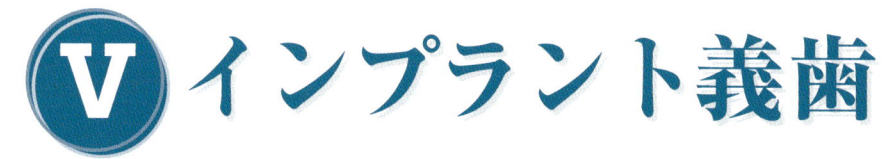

Ⅴ インプラント義歯

インプラントオーバーデンチャーに用いられるアタッチメント

インプラント支持のオーバーデンチャーにおいては，図16-31，32で紹介しているバーで連結してクリップで維持するバークリップアタッチメント以外に，ボールアタッチメント（インプラント上部に球状のメールアタッチメント，義歯床粘膜面にカップ状のフィメールアタッチメントを装着し，嵌合させるもので，スタッドアタッチメントとも呼ばれる）や，磁石を応用したマグネットアタッチメントなどで総義歯を支持し維持することができる．インプラント義歯を成功させるためには，インプラント埋入の外科処置だけでなく，これらのアタッチメントの適切な選択も重要なポイントとなる．

1960年代後半，スウェーデンのブローネマルク（P-I Brånemark）は多くの動物実験を重ねた後，チタンが骨組織と強固に結合することを発見した．彼は，この強固に結合した状態をオッセオインテグレーション（osseointegration）と名付けた．70年代に入ってから，ブローネマルクらは，純チタンで製作したネジ状構造のインプラントをヒトの無歯顎の下顎前歯部に埋入し，オッセオインテグレーションを獲得した後に，上部構造（ブリッジ）をスクリューで固定する術式の臨床治験を始め，極めて高い成功率を示した．これ以降，チタンを素材としたシリンダー形状を持つ多くのインプラントシステムが広く臨床に普及している．

現在，総義歯治療におけるインプラントの適用は，オーバーデンチャーと固定性ブリッジに分かれるが，インプラントを支台とした固定性ブリッジは，もはや総義歯（全部床義歯）の範疇から外れるため，ここでは，従来型総義歯の延長線上にあるインプラントオーバーデンチャーについて紹介する（図16-25～32）．インプラントオーバーデンチャーは，通常2～4本のインプラントを前歯部，あるいは前歯部と臼歯部に埋入し，従来型の総義歯を粘膜面から支持するものである．インプラントオーバーデンチャーにより，いわゆる総義歯難症例における患者の咀嚼機能が劇的な改善をみることが，欧米における多くの臨床研究により立証されており，今後は，日本においても，その適用が急激に増加する可能性があることを知っておく必要がある．

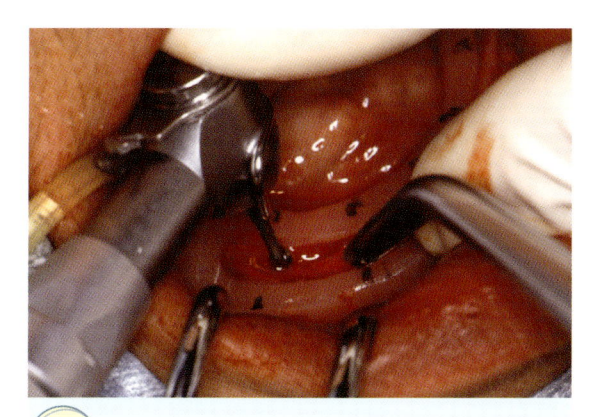

図16-27 インプラント義歯3
手術用サージカルガイドに従ってインプラントを埋入する

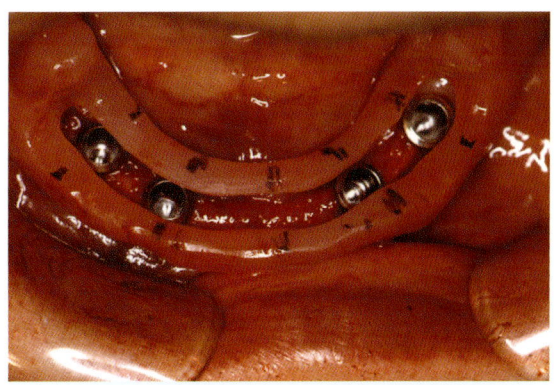

図16-28 インプラント義歯4
予定通りの位置にインプラント（ITIインプラント）が4本埋入された

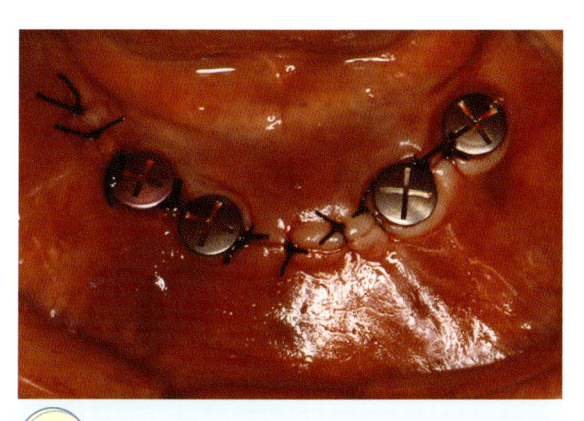

図16-29 インプラント義歯5
粘膜骨膜弁を丁寧に縫合して，手術が終了

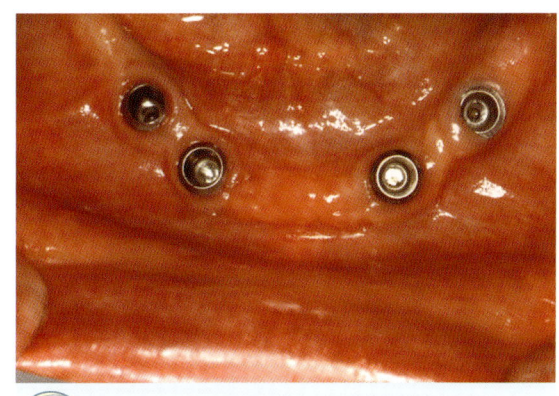

図16-30 インプラント義歯6
術後3カ月が経過した口腔内．インプラント周囲の粘膜の状態も良好である

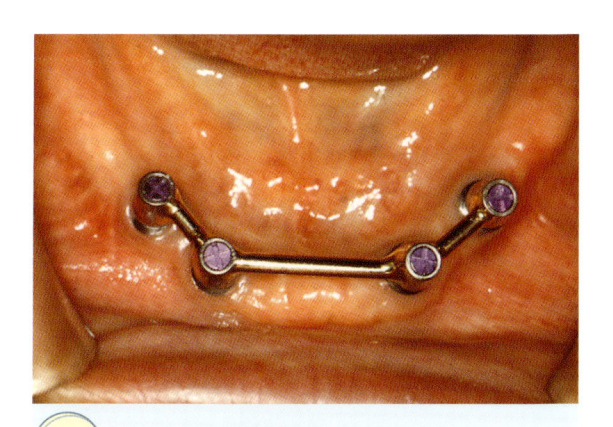

図16-31 インプラント義歯7
4本のインプラントをバーアタッチメントで連結する

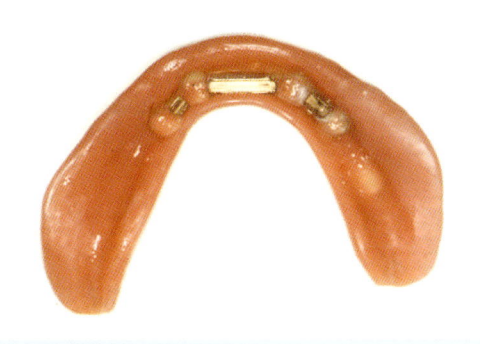

図16-32 インプラント義歯8
義歯床内面に設置されたクリップ．これで口腔内のバーアタッチメントを把持することにより，義歯を強固に維持することができる

第16章　特殊な全部床義歯

索　　引

＜あ＞

アーライン　34
圧印法　202
アルコン型咬合器　104
アルジネート印象材　52
安静空隙　90
アンダーカット部の調整　183
アンチモンソンカーブ　10, 13, 191
安定　6

維持　4, 6
維持力　182, 184, 185
維持力の減少　191, 192, 193
一次埋没　160, 163
医療面接　26
違和感　192, 193
印象圧　72
印象採得のエラー　190
インフォームドコンセント　39, 40
インプラント　210
インプラントオーバーデンチャー　210
インプレッションコンパウンド　52

内側翼突筋　19

エアーカッター　163
嚥下運動　184, 185
嚥下運動利用法　96

嘔吐反射　58, 190, 192, 193
オーバーデンチャー　206
オーバーレイデンチャー　206
オクルーザルスプリント　198

オッセオインテグレーション　210
オトガイ孔　36
オブチュレータ　208

＜か＞

加圧印象法　56
加圧重合釜　167
カーボランダムグリセリン泥　178
概形印象　21, 54
開口運動　18
外骨症　17
外側翼突筋　19
解剖学的人工歯　124
解剖的維持力　4
解剖的印象　56
解剖的印象法　56
解剖的ランドマーク　8
下顎安静位　90
下顎位修正　198
化学的清掃　186, 187
下顎頭触診法　96
下顎用フラスク　161
下顎隆起　8, 36
顎間関係　80
顎関節の変化　10, 12
顎義歯　208
顎舌骨筋　19
顎舌骨筋線　16, 36
顎舌骨筋線後方窩　8
顎堤吸収　191
顎堤の変化　10, 11
顎補綴装置　208
下唇小帯　8
下唇線　98
仮想咬合平面　86
仮想咬合平面の設定　22

片側性咬合平衡　112
過長部　195
加熱重合法　162
カルテ　40
加齢　10
加齢による変化　191
感覚機能　11
緩衝腔　84
完成義歯　23
顔貌　30
顔貌の変化　10, 12
顔面計測法　88

機械的清掃　186, 187
技工操作の不備　190
義歯床　2
義歯床研磨面　2, 3
義歯床研磨面の形態　182
義歯床粘膜面　2, 3
義歯床粘膜面の調整　182, 183
義歯床の調整　188
義歯床の破折　194
義歯床の破損　194
義歯床の不適合　190, 191
義歯床辺縁の調整　182
義歯床辺縁部　2
義歯床翼部　2
義歯性口内炎　15, 48, 187
義歯性線維腫　14, 44
義歯性線維症　14
義歯洗浄剤　15, 48, 186, 187
義歯の修理　198
義歯の動揺　190, 191
義歯の取り扱い　186
義歯の破損　191, 192, 193
義歯への対応　196
基礎床　82
機能印象　58
機能印象材　54

機能的人工歯 124
機能の改善 196
旧義歯の検査 20
旧義歯の修理 20
吸着力 6
頬小帯 8
頬棚（バッカルシェルフ）8, 35
局所的診査 30
筋圧 6
筋圧形成 68
筋触診法 96
金属アレルギー 15
金属歯 124
金属床義歯 200
金属床の製作方法 202
金属床の設計 204
金属床のリライニング 202
金属接着性モノマー 202
金属フレーム 200
筋疲労法 96

クリステンセン現象 106, 110
グレンスライダー（遠心発射型研磨装置）166

形態的決定法 88
形態の改善 196
原因の把握 190, 192
研究用模型 39, 64
研究用模型検査 38
研究用模型の製作 21
犬歯の3原則 134
研磨 168

口蓋小窩 8, 32
口蓋床後縁 154
口蓋床部 2
口蓋皺襞（口蓋ヒダ）8, 146
口蓋縫線 32
口蓋隆起 32
口角線 96, 120
口角部の陥入 154
咬頬 192, 193
咬筋 19
咬筋切痕部 8

口腔外診査 29, 30
口腔カンジダ症 48
口腔外科的前処置 42
口腔前庭拡張術 44
口腔内診査 32
口腔内装着 23
口腔内に装着 185
口腔内の清掃 186
咬合5辺形 112
咬合圧 184
咬合圧印象 72
咬合圧印象法 56
咬合器再装着 23
咬合器装着 22
咬合器の調節 23
咬合記録 22
咬合採得 22, 80
咬合採得のエラー 190
咬合紙 184, 185
咬合床 82
咬合床の製作 22
咬合小面 114, 172
咬合診査材 188
咬合接触異常 191
咬合接触状態 184, 185
咬合調整 188, 196
咬合堤 82
咬合の緊密性 152, 153
咬合の検査 194
咬合の変化 13
咬合平衡 110
咬合面再構成 196
咬合力 4, 6
交叉咬合 116, 142
交叉咬合排列 142
硬質レジン歯 118
後振動線 8, 11
口唇閉鎖線 98
咬舌 192, 193
後提法 76
咬頭傾斜 124, 125
後方運動 18
後方咬合小面 174
咬耗 10, 13, 191
ゴシックアーチトレーサーの装着 23

ゴシックアーチ描記法 23, 92
個人トレー 21
個人トレーの製作 21
骨鋭縁 42
骨隆起 17, 42
コバルトクロム合金 202
コバルトクロム製の金属床 200
コルベン状形態 146
コルベン状の形態 147
コンダイラー型咬合器 104
コンニャク状顎堤 14
コンニャク状歯肉 44
根面板 206, 208
混和レジンの状態変化 163

〈さ〉

最終研磨 166
最小発音スペース 156
彩度 122
再付着方法 170
作業用模型 74
削合 172
削合の原則 172
左右対称性 154
酸化亜鉛ユージノール印象材 54
暫間義歯 204, 206
残根 42
残存歯根 17
3点均衡接触咬合 139

仕上げ研磨 166
試圧 165
シェードガイド 122
色相 122
軸学説 114
歯型採得 160
支持 4, 6
矢状クリステンセン現象 110
矢状調節湾曲 141
歯槽骨鋭縁 17
歯槽頂間線 112
歯槽頂間線法則 112
歯槽頂線 76

歯槽堤のアンダーカット　16
自動削合　172, 178
歯肉形成　146
歯肉ライン　148
歯面露出度　153
射出成形法　163
手圧印象法　56
周縁の処理　148
重合義歯　160
重合操作　160
手指圧　183
術後教育　186
準解剖学的人工歯　124
純チタン　202
床縁封鎖　146
上顎結節　16, 32, 183
上顎洞底　16
上顎用フラスコ　161
床研磨面　146
上唇小帯　8
上唇小帯高位付着　15
上唇線　98
笑線　98, 122
小帯　32, 36
小帯切除　44
小帯の異常　15
食渣迷入　192, 193
褥瘡性潰瘍　48, 195
褥瘡性潰瘍（Dul）　15
植立方向　154
初診時診査　20
シリコーンラバー印象材　52
人工歯　2
人工歯選択　23
人工歯排列　23
人工唾液　30
診断　20
審美障害　193
審美性　184, 185
シンプルボウ　104
診療録　40

垂直的顎間関係　88
垂直被蓋　132
水平的顎間関係　92, 194
水平な傾き　153

水平被蓋　132
スプリットキャスト　74, 170
スペーサー　66
スペース　64
スマイリングライン　134
スマイルライン　86, 122, 123
スロット型咬合器　102

正位埋没法（フランス法）
　　161, 162
生体への対応　196
正中口蓋皺襞　148
正中口蓋縫線　8
正中線　96
正中線との一致度　153
正中へ復帰　18
静的付着力　4
精密（最終）印象　21
精密印象　56, 68
生理的・機能的決定法　90
舌　36
石膏印象材　52
舌骨下筋群　19
舌骨上筋群　19
切歯窩　149
切歯乳頭　8, 32, 148, 149
舌小帯　8
舌小帯部の床縁　155
接触皮膚炎　48
摂食方法　187
舌側化咬合　114
絶対的顎堤形成術　44
舌房　146, 147, 149
尖形　120
尖形顎堤弓の排列　136
前後的咬合平衡　110
前歯部の被蓋　132
前処置　20, 42
前振動線　8, 11
栓塞子　208
選択削合　172
選択的加圧印象法　56
全調節性咬合器　102
全部床義歯　2, 200
前方運動　18
前方運動時の削合　175

前方咬合小面　174
相対的顎堤形成術　44
装着後の調整　188
装着時の調整　182
装着前の調整　182
即時義歯　206
側頭筋中部筋束　19
側頭筋後部筋束　19
側方運動　18
側方運動時の削合　174
側方クリステンセン現象　112
粗研磨　166
咀嚼時の疼痛　194, 195
咀嚼方法　187
咀嚼力　6

<た>

ダイナミック印象　72
ダイナミック印象法　56
第一横口蓋皺襞　148, 149
第三横口蓋皺襞　148, 149
第二横口蓋皺壁　148, 149
唾液　4
唾液検査　37, 40
唾液分泌機能　11
単一印象　58
チェックバイト採得法　23
チェックバイト法　94, 106
チタン　202
チタン合金　202
チューイン法　94
中研磨　166
中心咬合位　184, 185
中心咬合位での削合　174
中心性咬合平衡　110
鋳造欠陥　204
鋳造法　202
注入口　167
長期管理　196
長時間低温重合法　162
調節湾曲　110
蝶番咬合器　101
治療用義歯　206

治療計画　26, 39
治療手順　20
治療用義歯　46, 206
治療用義歯の応用　198

低位咬合　198
ティッシュコンディショニング
　　46
適合試験　183, 184, 194, 195
適合試験材　182, 183, 188
デキサメタゾン　46
テレスコープデンチャー　208
テンタティブデンチャー　206
テンチの歯型　160, 170
デンチャースペース　50, 88
デンチャープラーク　48
塡入　160, 165
テンパリング　68
転覆試験　152, 153
テンポラリーデンチャー　204

倒位埋没法（アメリカ法）
　　161, 162
瞳孔線　86
陶歯　118
疼痛　190, 191, 192, 193
動的付着力　4
頭部後傾法　96
ドライマウス（口腔乾燥症）
　　29
トラブルの原因　190
トラブルへの対応　196
トリートメントデンチャー
　　206
トレー　64

<な>

内斜線　16
流し込み法　162

二次埋没　160, 164
二重埋没　164
二重埋没法　161
乳頭過形成　14
ニュートラルゾーン　74, 112

粘膜静態印象法　56
粘膜調整　20, 46, 196
粘膜治療剤　46

<は>

排出口　167
パイロットデンチャー　206
バウンドライン　140
発音機能　184
発音障害　192, 193
歯の喪失　10
歯の捻転　134
パノラマX線検査　37
ハミュラーノッチ　34
歯面露出度　155
パラトグラム　156, 184
バランシングランプ　126, 142
半調節性咬合器　102
パントグラフ法　94
反復咬合法　94

被圧変位性　50
ヒートショック型レジン　163
非解剖学的人工歯　126
光重合法　163
引き抜き試験　152, 153
鼻腔閉鎖法　11
鼻聴道線（Camper線）　86
標示線　96
鼻翼幅線　98, 120
ヒンジボウ　104

フィニッシングライン　204
フェイスボウ　104
フェイスボウトランスファー
　　22, 105, 170, 172
深い鼻唇溝　154
付着力　4
物理的維持力　4
フラビーガム　14, 34, 44
フルバランスド・オクルージョ
　　ン　114, 136
フレンジテクニック　72
ブローネマルク　210
ブロックアウト　66, 84

プロブレム　42
プロブレムリスト　38
分離剤塗布　163, 164
平均値咬合器　102
閉口運動　18
平衡咬合小面　174
ヘリマウント　170
辺縁封鎖　6, 146
ベント　64

方形　120
方形顎堤弓の排列　136
ボクシング　74
ボックス型咬合器　102
補綴学的前処置　20, 44
ポリエチレンシート　165
ポリサルファイドラバー印象材
　　52
掘り出し　163, 166
本重合　162

<ま>

マイクロウェーブ重合法　162
埋伏歯　17
埋没　160
埋没法　162

無圧印象法　56
無咬頭歯の排列　142

明度　122
メンテナンス　187, 188

モールド　30
モールドガイド　120
モディオラス　31, 70
餅状レジン　165
モノプレーン・オクルージョン
　　116, 142
問診　26

<や>

油圧プレス　164

215　　索　引

翼突下顎ヒダ　34
翼突上顎切痕（ハミュラーノッチ）　8
余剰レジンの除去　165
予備重合　162

<ら>

卵円形　120
卵円形顎提弓の排列　136

リコール　187, 188
リベース　196, 198
流蠟　160, 162, 164

両側性咬合平衡　112
両側性平衡咬合　114
リライニング　196, 198
リリーフ　16, 17, 66, 84, 196
リンガライズド・オクルージョン　114, 140
リンガライズド人工歯　140

レーズ研磨　166
レジンアレルギー　15, 48
レジン歯　118
レジン重合のJIS規格　163
レジン床　200
レジン床義歯　200

レジンの混和　164
レジンの注入　167
レトロモラーパッド　8, 34, 35
連合印象　58
連続性　154

蠟義歯　152
蠟義歯試適　23
老人様顔貌　10

<わ>

ワックス系印象材　52

英文索引

<A>

ABC コンタクト　139

<B>

Bruno 法　88
BULL の法則　175

<C>

Candida albicans　15

<D>

Dry-wet line　156

<G>

Gysi の咬合小面学説　174
Gysi 法　142

<H>

Hanau の公式　108
High-Low-High の関係　146

<M>

McGee 法　88
MMA 系レジン床義歯　200
Müller 法　142

<O>

overbite　132
overjet　132

<P>

PIP　183
POMR　26, 38
POS　26
Pound's line　114

<S>

SOAP　26
SPA 要素　120
S 字状隆起　146, 147

<W>

Walkhoff 小球法　94
Williams の 3 基本形　120
Willis 法　88

著者一覧

祇園白　信仁
日本大学大学院歯学研究科終了
日本大学歯学部補綴学教室総義歯補綴学講座　教授

大川　周治
広島大学歯学部　卒業
明海大学歯学部歯科補綴学講座　教授

小正　裕
大阪歯科大学　卒業
大阪歯科大学高齢者歯科学講座　教授

豊田　實
神奈川歯科大学大学院歯学研究科　修了
神奈川歯科大学顎口腔機能修復科学講座　歯科補綴学分野　前教授

細川　隆司
九州歯科大学大学院　修了
九州歯科大学口腔機能再建学講座　口腔再建リハビリテーション学分野　教授

〈共同著者〉
飯沼　利光（日本大学歯学部補綴学教室総義歯補綴学講座　講師）
瀧澤　朋章（日本大学歯学部補綴学教室総義歯補綴学講座　兼任講師）
土田　桂（日本大学歯学部補綴学教室総義歯補綴学講座　兼任講師）
岡崎　定司（大阪歯科大学欠損歯列補綴咬合学講座　教授）
伊﨑　克弥（大阪歯科大学高齢者歯科学講座　講師）
柿本　和俊（大阪歯科大学高齢者歯科学講座　講師）
小野　圭昭（大阪歯科大学高齢者歯科学講座　講師）
髙橋　一也（大阪歯科大学高齢者歯科学講座　准教授）
菊田　大士（神奈川歯科大学顎口腔機能修復科学講座　歯科補綴学分野　講師）

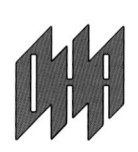

無歯顎補綴治療の基本

2005年3月15日　第1版・第1刷発行
2014年2月20日　第1版・第4刷発行

編著　祇園白信仁／大川周治

　　　小正　裕／豊田　實／細川隆司

発行　一般財団法人　口腔保健協会

〒170-0003　東京都豊島区駒込1-43-9
振替 00130-6-9297　Tel. 03-3947-8301(代)
　　　　　　　　　　Fax. 03-3947-8073
　　　　　　　http://www.kokuhoken.or.jp/

乱丁・落丁の際はお取り換えいたします．　　　印刷・製本／壮光舎
© Nobuhito Gionhaku, et al. 2005. Printed in Japan（検印廃止）
ISBN978-4-89605-204-6 C3047

本書の内容を無断で複写・複製・転載すると，著作権・
出版権の侵害となることがありますのでご注意ください．

JCOPY 〈(社)出版者著作権管理機構 委託出版物〉
本書の無断複写は著作権法上での例外を除き禁じられています．複写される場合
は，そのつど事前に，(社)出版者著作権管理機構（電話 03-3513-6969, FAX 03-
3513-6979, e-mail：info@jcopy.or.jp）の許諾を得てください．